中医骨伤常见病证辨证思路与方法

主　　审　施杞

主　　编　莫文

副主编　马俊明　邬学群　叶　洁　张　霆

编　　委（按姓氏笔画为序）

万宏波　马俊明　王　晨　王　晶

王　韬　王国栋　叶　洁　朱　栋

邬学群　许金海　严寅杰　李晓锋

沈琪幸　张　霆　陈　妮　陈　雯

封彦齐　侯　炜　俞志兴　姚若愚

莫　文　徐　华　童正一

编写秘书　许金海　李晓锋　姚若愚

人民卫生出版社

图书在版编目（CIP）数据

中医骨伤常见病证辨证思路与方法 / 莫文主编 . ——
北京：人民卫生出版社，2020

ISBN 978-7-117-29978-7

Ⅰ.①中… Ⅱ.①莫… Ⅲ.①中医伤科学 – 常见病 –
辨证论治 Ⅳ.①R274

中国版本图书馆 CIP 数据核字（2020）第 076757 号

人卫智网	**www.ipmph.com**	医学教育、学术、考试、健康，购书智慧智能综合服务平台
人卫官网	**www.pmph.com**	人卫官方资讯发布平台

版权所有，侵权必究！

中医骨伤常见病证辨证思路与方法

主　　编：莫　文
出版发行：人民卫生出版社（中继线 010-59780011）
地　　址：北京市朝阳区潘家园南里 19 号
邮　　编：100021
E - mail：pmph @ pmph.com
购书热线：010-59787592　010-59787584　010-65264830
印　　刷：河北新华第一印刷有限责任公司
经　　销：新华书店
开　　本：710×1000　1/16　　印张：24.5
字　　数：414 千字
版　　次：2020 年 6 月第 1 版　2023 年 11 月第 1 版第 2 次印刷
标准书号：ISBN 978-7-117-29978-7
定　　价：74.00 元

打击盗版举报电话：010-59787491　E-mail：WQ @ pmph.com
质量问题联系电话：010-59787234　E-mail：zhiliang @ pmph.com

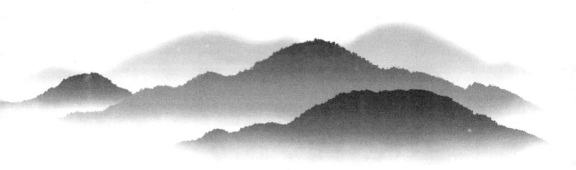

《中医常见病证辨证思路与方法丛书》编委会

顾　　问：刘嘉湘　施杞　陆德铭　陈湘君　唐汉钧　王大增　朱培庭
　　　　　郑　锦　陆金根　吴银根
主　　任：肖臻　刘胜
副 主 任：刘萍　高炬　陈昕琳　郑培永　黄家祥　张兵
编　　委：吴晓莉　顾晔斌　李佳　沈亮　李估董亮周洁
　　　　　陈豪　王倩蕾　黄景山　田雨
学术秘书：耿赟

序一

中医学是中华民族文化瑰宝中一颗耀眼的明珠,不仅承载着中国古代人民同疾病做斗争的经验和理论知识,同时也充满了中国优秀的传统哲学思想。这种医哲交融现象是许多学科都不具备的。中医辨证思路是中医学的核心理论之一,是中医临床的灵魂,是每个优秀中医临床医师必须掌握的临床技能。如何用最有效的方法使学习者掌握中医辨证思路是现代中医教育一直探索的课题。

为更好地引导学生掌握中医辨证思路,为学生构建系统的中医知识结构,指导中医基础知识灵活应用于中医临床,上海中医药大学附属龙华医院启动了《中医常见病证辨证思路与方法丛书》编写工作,该丛书集合了在中医领域成绩卓著、享有盛名的学者大家,艺精而道明,如杏林大家陈湘君教授、唐汉钧教授,以及龙华医院知名中医专家胡鸿毅教授、肖臻教授、刘胜教授、徐莲薇教授、姜之炎教授、莫文教授、裴建教授亲自负责编写工作。丛书内容涵盖中医内科、中医外科、中医妇科、中医儿科、中医骨伤、针灸等学科,着眼于中医学生临证思路与方法的培养,在常规教材关于疾病概念、病因病机、辨证施治等论述的基础上,系统整合各学科常见病证的知识体系,通过辨证思路图归纳总结诊治流程,通过病例思维程序示范提供诊疗范例。所用医案均经过精心挑选,力求通过名医名家的临证经历为学习者提供更广阔的诊疗思路,医案后辅以作者精心编撰的按语,对学习者在理论与临床实践结合基础上提高中医临床思辨能力大有裨益。全书渊源澄澈,见病知源,寓教于行间,可知其康济之怀。

风雨砥砺六十载,辉煌铸就一甲子,恰逢上海中医药大学附属龙华医院60华诞。多年来,医院始终坚持"质量第一、病人至上、继承创新、追求卓越"的使命,秉承"严谨、仁爱、继承、创新"的精神,已成为中医特色鲜明、学科底蕴深厚、岐黄人才辈出,集医疗、教学、科研为一体的现代化的著名综合性中医医院。值《中医常见病证辨证思路与方法丛书》即将付梓,综纪各科,膏泽后学,谨以为序,并祝龙华医院精医卓越,再绘新篇。

徐建光

2020 年 4 月 28 日

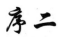

序二

中医药学是中华民族原创的医学科学,辨证论治是中医教育的核心。为引导学生建立初步的中医辨证思维,2002 年至 2007 年间,上海市名中医陈湘君教授、唐汉钧教授先后领衔编写了《中医内科常见病证辨证思路与方法》和《中医外科常见病证辨证思路与方法》两部教学参考书,为本套丛书的编写奠定了坚实的基础。

薪火相承,随着上海中医药大学附属龙华医院近 20 年的学科发展,以胡鸿毅、肖臻、刘胜、徐莲薇、姜之炎、莫文、裴建为代表的各学科青年名医迅速成长,内、外、妇、儿、骨伤、针灸六个学科团队,结合丰富的临床经验和先进的教学理念,高质量地完成了《中医常见病证辨证思路与方法丛书》的编写工作。这既是上海中医药大学附属龙华医院 60 年教育教学成果的展示,也是其 60 年学科建设经验的总结。纵观全书具有以下显著特色:

编写体例严格遵循中医思维的建构规律。围绕辨证思路与方法,全书以"概述、病因病机"言简意丰以助回顾基本知识,以"辨证注意点和辨证思路"提纲挈领引导学生建构中医思维方法,以"病例思维程序示范"带领学生模拟实践中医思维建构过程,寓妙用于流程导图,寄活变于典型医案,青年医师之辨证思路,至此始明。渐进式的编写设计,符合学生认知规律,有利于其提高学习效率,可谓创中医教育新范本。

编写内容诠释了传承与创新并重的内涵。病证选择上,衔接中医执业医师资格考试大纲、中医住院医师规范化培训和专科医师规范化培训细则等最新人才培养要求,补充完善各科常见病证范围;编写内容组织上,既继承总结前人临证经验,又及时融汇编者临证体会,同时还适当引入学科最新进展;编写形式设计上,贯穿全书的思维导图实为本套教参的点睛之笔,而一幅幅充满学科特色的配图更是增强了全书的直观性和形象性。

现今医书可谓汗牛充栋,诸青年医师诚难遍阅,值此 60 周年院庆,《中医常见病证辨证思路与方法丛书》即将付梓出版,厚不盈尺,而于各科常见病证揭要提纲,搜辑略备,使读之可遵道得路,开门即见山,堪为中医教育之宝筏也。

经过几代中医人的励精图治,上海中医药大学附属龙华医院已发展成为集医疗、教学、科研为一体,中医特色鲜明和中医优势突出的全国著名中医医院,努力实践着"在继承中创新发展,在发展中服务人民"的理念。作为一名龙医人,适逢甲子之年,展阅书稿,凡辨证论候,别具新裁,尤感于怀,及其命序,不辞而书,以寄龙华医院卫生济民之业,培育后学之功!

刘嘉湘

2020 年 4 月 28 日

前言

中医骨伤科学是研究和防治人体皮肉、筋骨、气血、脏腑、经络等外伤或其他原因所致伤害和疾病的学科，是中医药学的重要组成部分，历史悠久，具有深厚的文化底蕴。经过长期临床实践，中医骨伤科学在理论、治法、方技等方面内容更加丰富，并逐步形成了具有中医特色的理论体系。

编写此书的目的在于让读者在已有的基本理论知识基础上，更好地掌握中医骨伤科常见病证的临床思路，提高中医骨伤临床思维能力。本书从概述、主要病因病机、辨证注意点、辨证思路、病例思维程序示范、医案、外治法、经验方及常用中成药等方面介绍中医骨伤常见病证 60 种，包括骨折病 27 种，脱位病 7 种，筋伤病 21 种，骨病 5 种。从疾病的诊断要点、鉴别诊断、辨证论治三个方面重点论述了疾病的中医辨证思路，并且配备辨证思路示意图，结合病例思维程序示范详细介绍各疾病的思辨过程，旨在提高医师的中医骨伤科临床思辨能力。本书中病例思维程序示范提供的病例均来自编者团队在临床诊疗过程中的真实病例，各病证还选用古今名家医案、引用文献报道医案或编者自拟典型医案加以示范与指导，收集常见经验方及中成药以供临证参考。内容贴近临床、临床实用性强，是本书的一大特色。

中医骨伤科在整体观念、辨证论治以及中药、手法、针灸等理论与技术方面具有自身优势和特色，但随着现代医学的发展，对疾病的认识和治疗理念不断更新，合理地吸收现代科学的研究方法和成果，有利于促进中医骨伤科学的现代化和可持续发展。本书对部分病证骨折脱位特殊分类、病理分型、现代诊断技术和治疗方法进展亦做了相关介绍，旨在让读者更全面掌握和了解疾病，中医骨伤特色与优势的继承与现代诊疗技术的创新不可偏废，在临床实践过程中应做到合理选择，根据需要综合应用，最终提高临床疗效。

本书在编写过程中得到了上海中医药大学龙华临床医学院的大力支持。但由于时间仓促，且编写水平有限，书中疏漏在所难免，恳请读者指正。

编者

2019 年 11 月

目录

第一章 骨折…………………… 1

第一节 骨折总论…………………… 1
第二节 上肢骨折…………………… 10
锁骨骨折…………………… 10
肱骨近端骨折…………………… 17
肱骨干骨折…………………… 25
肱骨髁上骨折…………………… 31
肱骨髁间骨折…………………… 35
尺骨鹰嘴骨折…………………… 40
桡骨头骨折…………………… 44
孟氏骨折…………………… 49
尺桡骨双骨折…………………… 56
盖氏骨折…………………… 60
桡骨远端骨折…………………… 64
腕舟状骨骨折…………………… 71
掌指骨骨折…………………… 77
第三节 下肢骨折…………………… 83
股骨颈骨折…………………… 83
股骨粗隆间骨折…………………… 88
股骨干骨折…………………… 92
股骨髁间骨折…………………… 98
髌骨骨折…………………… 103
胫骨平台骨折…………………… 107
胫腓骨干双骨折…………… 113
踝部骨折…………………… 118
距骨骨折…………………… 126

跟骨骨折…………………… 131
距骨骨折…………………… 137
第四节 躯干骨折…………………… 145
肋骨骨折…………………… 145
脊柱骨折…………………… 150
骨盆骨折…………………… 159

第二章 脱位………………… 167

第一节 脱位总论…………………… 167
第二节 颞颌关节脱位…………………… 177
第三节 肩关节脱位…………………… 181
第四节 肘关节脱位…………………… 188
第五节 小儿桡骨头半脱位…… 195
第六节 掌指关节脱位与指间
关节脱位…………………… 197
第七节 髋关节脱位…………………… 202
第八节 趾间关节脱位…………………… 209

第三章 筋伤………………… 212

第一节 上肢筋伤…………………… 212
肩周炎…………………… 212
肩袖损伤…………………… 222
肱二头肌长头肌
腱炎…………………… 228
肱骨外上髁炎…………………… 232

桡骨茎突腱鞘炎⋯⋯⋯ 239

腕三角软骨损伤⋯⋯⋯ 244

屈指肌腱腱鞘炎⋯⋯⋯ 249

第二节　下肢筋伤⋯⋯⋯ 253

髋关节滑膜炎⋯⋯⋯⋯ 253

膝骨关节炎⋯⋯⋯⋯⋯ 257

膝关节创伤性滑

膜炎⋯⋯⋯⋯⋯ 262

膝关节侧副韧带

损伤⋯⋯⋯⋯⋯ 266

膝关节半月板损伤⋯⋯ 269

膝关节交叉韧带

损伤⋯⋯⋯⋯⋯ 273

踝部扭伤⋯⋯⋯⋯⋯⋯ 278

跟痛症⋯⋯⋯⋯⋯⋯⋯ 282

第三节　脊柱筋伤⋯⋯⋯⋯ 287

落枕⋯⋯⋯⋯⋯⋯⋯⋯ 287

颈椎病⋯⋯⋯⋯⋯⋯⋯ 292

急性腰扭伤⋯⋯⋯⋯⋯ 304

腰肌劳损⋯⋯⋯⋯⋯⋯ 308

腰椎间盘突出症⋯⋯⋯ 313

腰椎椎管狭窄症⋯⋯⋯ 324

第四章　骨病⋯⋯⋯⋯⋯⋯ 334

第一节　强直性脊柱炎⋯⋯⋯ 334

第二节　股骨头缺血性坏死⋯⋯ 343

第三节　骨质疏松症⋯⋯⋯⋯ 350

第四节　骨关节感染⋯⋯⋯⋯ 359

第五节　骨肿瘤⋯⋯⋯⋯⋯⋯ 367

第一章 骨折

第一节 骨折总论

【概述】

骨的完整性或连续性遭到破坏称为骨折。常伴有肌肉、神经、血管等软组织或内脏的损伤,故对骨折患者需要进行全面的检查,以免漏诊或误诊。

【主要病因病机】

一、外因

1. 直接暴力　骨折发生在暴力直接作用的部位,常引起横形、粉碎性和开放性骨折,骨折周围软组织损伤较严重。

2. 间接暴力　骨折发生在远离暴力作用的部位。间接暴力包括传达暴力、扭转暴力和压缩暴力等。骨折一般发生在骨力学结构的薄弱处,造成斜形、螺旋形骨折,骨折处软组织损伤较轻。

3. 肌肉牵拉　由于肌肉的强力收缩,导致肌肉起止点周围骨折。

4. 持续劳损　由于反复的应力刺激,使骨骼的强度下降而产生骨折。

二、内因

1. 年龄和健康状况　年轻力壮者不易骨折;年老体弱、缺乏锻炼或长期失用者容易发生骨折。

2. 骨骼的解剖结构特点　骨骼力学结构薄弱处是骨折的好发部位,如小儿的骨骺分离、肱骨髁上骨折,老年人的桡骨远端骨折和股骨粗隆间骨折。

3. 骨骼本身的病变　骨代谢异常、骨的感染性疾病和骨肿瘤等容易导致病理性骨折。

4. 先天因素　骨折的发生与先天禀赋不足也有密切关系。如先天性脆骨病、先天性骨关节畸形都可造成骨骼脆弱,易发生骨折。

【辨证注意点】

一、明确骨折诊断依据

通常骨折有明显的外伤史。了解暴力的大小、方向、性质、形式及其作用部位。损伤后,可明显肿胀、疼痛、功能障碍。查体时可发现局部压痛、纵轴叩击痛,畸形、骨擦音或骨擦感及异常活动,这些是骨折特有的体征。

二、判断骨折类型及移位程度

临床上根据骨折损伤的部位对骨折进行定位,并可以通过辅助检查帮助诊断及分清骨折类型和移位程度。X线检查是诊断骨折最基本的方法,需注意投照范围、体位的选择,对小儿往往需要加照健侧对比。复杂骨折,尤其是关节内骨折、脊柱骨折、骨盆骨折、跟骨骨折等多需行CT扫描及重建来详细了解骨折移位情况,伴有血管、神经损伤的患者还需要根据具体情况选择血管彩超、数字减影、磁共振及肌电图等检查。磁共振还可显示骨挫伤、骨折周围软组织情况以及创伤后骨坏死等并发症。影像学检查有助于术者进行整复或制订手术计划。

三、判断骨折是否存在合并伤及并发症

1. 合并伤　骨折的同时合并有血管、神经和内脏损伤者称之为合并伤。合并伤最常见的是脑、脊髓和肺部损伤,其次为周围神经损伤(图1-1~图1-3)、泌尿系损伤、血管损伤和腹腔内脏损伤。其中一部分是由骨折直接造成的损伤,另一部分是与骨折同时发生的损伤。

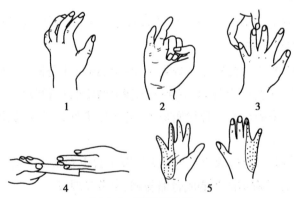

图1-1　尺神经损伤

1. 爪形手;2. 第4、5指屈曲不全;3. 第4、5指不能外展和内收;4. 第4、5指屈曲不能夹紧纸片;5. 感觉障碍区

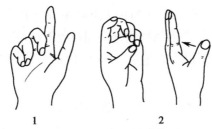

图 1-2 正中神经损伤

1. 第 1、2 指不能屈曲,第 3 指屈曲不全;2. 拇指不能对掌,不能掌侧运动

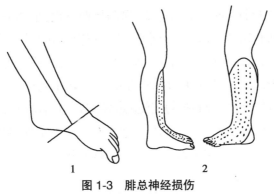

图 1-3 腓总神经损伤

1. 足下垂;2. 感觉障碍区

2. 并发症　骨折后引发的机体病理性反应称之为并发症。并发症有早期和晚期之分,早期的并发症有创伤性休克、感染、脂肪或血管栓塞、成人呼吸窘迫综合征、多脏器衰竭等。晚期的并发症有褥疮、坠积性肺炎、尿路感染、骨化性肌炎、创伤性关节炎、缺血性骨坏死、迟发性畸形和关节僵硬等。

四、骨 - 筋膜室综合征

骨 - 筋膜室综合征是各种原因造成骨筋膜室内组织压力急剧增高,使血管受压,血液循环障碍,肌肉和神经组织血供不足,出现缺血坏死等一系列症状、体征。多发生在小腿、前臂、手掌、中前足等具有多个筋膜间室的肢体部位,多见胫腓骨骨折、尺桡骨骨折。由于损伤后,间室内肌肉出血、肿胀,使间室内容物体积增加,但受限于骨筋膜管的约束,不能向周围扩张,增加间室内淋巴、静脉回流的阻力,静脉压增高,使毛细血管内压力增高,渗出增加,使间室内压力进一步升高,形成恶性循环,压迫肌肉神经,导致肌肉坏死、神经麻痹。

1. 临床表现　患肢深部出现广泛而剧烈的进行性灼痛,局部组织张力增高,轻轻触碰即会产生疼痛、被动牵拉痛,受累区域感觉过敏或迟钝;晚期因神经功能丧失而无疼痛。两点分辨觉消失和轻触觉异常出现较早，早期脉搏和毛细血管充盈一般正常，肌内压持续升高超过收缩压后可致无脉。但临床中，血压正常的患者肌内压很少能超过收缩压，因此即使发生骨 - 筋膜室综合征也依然能触及脉搏。

2. 诊断依据　结合外伤病史，若患者出现五"P"症时，尤其需要注意该病的可能。五"P"症指：疼痛（pain）或由疼痛转为无痛（painless）、皮肤苍白（pallor）、感觉异常（paresthesia）、麻痹（paralysis）和无脉（pulselessness）。并可通过测量组织内压来辅助诊断。

3. 治疗　治疗骨 - 筋膜室综合征，强调早期发现，早期治疗。一旦确诊，需要进行早期彻底切开，直达受损间室，使间室内迅速减压，毛细血管达到再灌注，从而改善局部血液循环，防止肌肉和神经出现坏死。切开后，切口保持开放状态，延迟闭合。后期可通过减张缝合或植皮闭合伤口，创面需要预防破伤风和气性坏疽的产生。同时运用抗生素预防感染，联合甘露醇、呋塞米、维生素 C 及地塞米松等药物治疗。高压氧也可作为一种辅助治疗方法。如出现肢体坏死，可考虑清除局部坏死组织，必要时行截肢术。

五、开放性骨折处理原则

骨折发生后不可避免地产生软组织损伤，尤其是开放性骨折。对软组织损伤精确分型能通过预防而避免错误的治疗和减少并发症的发生，对改善预后也有一定的价值。最常用的软组织损伤分型是 Gustilo-Anderson 分型。

1. Gustilo-Anderson 分型　Gustilo 和 Anderson 在对 1 025 例开放性骨折的回顾性和前瞻性分析的基础上提出开放性骨折的分型（表 1-1），而后 Mendoza 和 Williams 又对该分型系统进行延伸，将严重损伤（Ⅲ型）分成 A、B、C 三个亚型。

表 1-1　开放性骨折的 Gustilo-Anderson 分型

分型	伤口长度（cm）	污染程度	软组织损伤	骨损伤
Ⅰ	<1	清洁	轻微	简单骨折，轻度粉碎
Ⅱ	1~10	中度	中度，伴部分肌肉损伤	中度粉碎
ⅢA	>10	重度	严重，伴挤压伤	中度，有软组织覆盖
ⅢB	>10	重度	严重，覆盖缺失	需重建手术
ⅢC	>10	重度	严重，伴需要修补的血管损伤	需重建手术

2. 治疗目标　开放性骨折的基本治疗原则包含以下几个方面：

（1）初始急诊治疗：骨折的临时夹板固定，伤口包扎，抗生素治疗，破伤风免疫。

（2）一期手术治疗：清创、冲洗和稳定骨折。

（3）二期手术治疗：伤口关闭/适当时间的伤口覆盖。

（4）功能康复和随访。

3. 开放性骨折的处理

（1）清创和冲洗：初次手术治疗应由有经验的外科医生来进行，不充分的初次清创可导致开放性骨折治疗结果欠佳。清创和冲洗的目的是去除所有异物、失去活性的软组织和游离骨片，并减少细菌数量。清创和冲洗完成后，应再次评估损伤，提高开放性骨折分型的准确性。对于无法区分的 Gustilo ⅢA 型和ⅢB 型损伤，可以再 24~48 小时后进行第二次或第三次清创。

（2）骨折固定：清创的同时，对于骨折的复位和固定是必须的，稳定的骨折可以防止软组织进一步损伤，方便伤口的护理和患者的行动。根据损伤范围、骨折类型、部位以及患者全身情况选择临时固定或是最终固定。Gustilo Ⅰ型可按照闭合性骨折的治疗原则进行处理。Ⅱ型和Ⅲ型则通常需要手术固定。恢复患侧肢体的力线、长度和旋转。固定方式包括钢板、髓内钉、外固定。

（3）伤口覆盖：对于开放伤口，应一期闭合开放伤口的手术延长切口，但保持开放伤口敞开。这样可以防止伤口的厌氧环境，利于引流及第二次清创。一般应在 2~7 天后完成伤口的延期闭合或覆盖。

六、把握治疗原则及确定治疗方案

中医骨伤科对于骨折的治疗遵循动静结合、内外兼治、筋骨并重和医患合作的指导原则。骨折的治疗具体包括复位、固定、药物、练功四个方面的内容。

1. 复位　复位是将移位的骨折恢复到正常或近乎正常的解剖关系。在全身情况许可下，应尽早复位。复位的方法分闭合复位和切开复位。闭合复位又可分为手法复位和持续牵引。持续牵引既有复位作用，又有固定作用。

（1）复位手法：分为拔伸牵引、旋转屈伸、端提挤按、夹挤分骨、折顶回旋、摇摆触碰等方法。整复时要求稳、准、巧、不增加损伤，力争一次整复成功。

（2）复位标准

解剖复位：骨折移位完全纠正，恢复了正常的解剖关系，对位和对线完全良好。

功能复位：①对线：骨折部位的旋转移位完全矫正。成角移位若与关节活动方向一致,日后可在骨痂改造塑形时有一定的矫正和适应,但成人不宜超过 10°,儿童不宜超过 15°。成角若与关节活动方向垂直则必须矫正;膝关节、踝关节的关节面应与地面平行,否则日后可继发创伤性关节炎;前臂双骨折成角畸形会影响前臂旋转功能;②对位:长骨干骨折,对位应达 1/3 以上,干骺端骨折对位应达 3/4 以上;③长度:儿童下肢骨折短缩不得超过 2cm,成人要求短缩不得超过 1cm。

2. 固定　分为外固定和内固定。外固定包括小夹板、石膏固定、外固定器和牵引固定;内固定是指闭合或切开复位后采用克氏针、钢板螺钉、髓内钉等内固定器械固定骨折的方法。

3. 药物　包括内服药和外用药。以“瘀去、新生、骨合”为用药指南,分三期辨证论治,相当于骨折愈合的血肿机化期、原始骨痂形成期和骨痂改造塑形期,整个过程是持续渐进的。

(1)早期:筋骨损伤,瘀血凝结,肿胀疼痛。治宜活血化瘀、消肿止痛。内服药选用桃红四物汤、复元活血汤、活血止痛汤、新伤续断汤等药;外用药有双柏散、消瘀止痛药膏、清营退肿膏、定痛膏等。

(2)中期:此时肿渐消瘀渐化,疼痛明显缓解。治宜和营生新、接骨续筋。内服药选用续骨活血汤、接骨紫金丹等;外用药选用接骨续筋药膏、外敷接骨散等。

(3)后期:骨已接续,但气血未复,筋骨未坚。治宜养气血、补肝肾、壮筋骨。内服药选用六味地黄汤、八珍汤等,同时应当注意补益脾胃,可合用参苓白术散、补中益气汤等;外用药选用万应膏、损伤风湿膏等,同时为防止关节僵硬,恢复肢体功能可外用熏洗、熨药及伤药水,可选用海桐皮汤、骨科外洗方等。

4. 练功　包括主动和被动锻炼,以主动锻炼为主。早期进行骨折上下关节的轻微活动或等长肌力训练,卧床患者还需扩胸呼吸锻炼。中期进行患肢肌肉收缩活动,逐步活动骨折的上下关节。后期根据患处的特点有针对性的锻炼,如前臂的旋转、下肢的负重、胸腰椎的腰背肌锻炼。被动锻炼包括他人辅助或借助器械的功能锻炼。

【经验方及常用中成药】

一、经验方

1. 早期

(1)桃红四物汤(《医宗金鉴》)

功能:通络活血,行气止痛。

主治:治气滞血瘀而肿痛者。

组成:当归15g 熟地15g 川芎15g 白芍15g 桃仁15g 红花15g

用法:水煎服。

(2)复元活血汤(《医学发明》)

功能:活血祛瘀,消肿止痛。

主治:治跌打损伤,血停积于胁下,肿痛不可忍者。

组成:柴胡15g 天花粉10g 当归尾10g 红花6g 穿山甲10g 酒浸大黄10g 酒浸桃仁12g

用法:水煎服,分2次,如服完第1次后,泻下大便,得利痛减,则停服。如6小时之后,仍无泻下者,则服第2次。以利为度。

(3)活血止痛汤(《伤科大成》)

功能:活血止痛。

主治:治跌打损伤肿痛。

组成:当归12g 川芎6g 乳香6g 苏木5g 红花5g 没药6g 土鳖虫3g 三七3g 赤芍9g 陈皮5g 落得打6g 紫荆藤9g

用法:水煎服。

(4)新伤续断汤(《中医伤科学讲义》)

功能:活血祛瘀,止痛接骨。

主治:用于骨损伤初、中期。

组成:当归尾12g 土鳖虫6g 乳香3g 没药3g 丹参6g 醋煅自然铜12g 骨碎补12g 泽兰叶6g 延胡索6g 苏木10g 续断10g 桑枝12g 桃仁6g

用法:水煎服。

(5)双柏散(《中医伤科学讲义》)

功能:活血祛瘀,消肿止痛。

主治:用于跌打损伤早期,疮疡初起,局部红肿热痛。

组成:侧柏叶2份 大黄2份 黄柏1份 薄荷1份 泽兰1份

用法:上为细末,开水,蜜调敷。

(6)消肿止痛膏(《外伤科学》)

功能:活血祛瘀,消肿止痛。

主治:治骨折筋伤,初期肿胀疼痛剧烈者。

组成:姜黄30g 羌活30g 干姜30g 栀子30g 乳香30g 没药30g

用法:共为细末,用凡士林调成 60% 软膏外敷患处。

(7)清营退肿膏(《中医伤科学讲义》)

功能:清热祛瘀消肿。

主治:治骨折、组织损伤初期,或疮疡,焮热作痛。

组成:大黄 2 份 芙蓉叶 2 份 黄芩 1 份 黄柏 1 份 花粉 1 份 滑石 1 份 东丹 1 份

用法:共为细末,凡士林调煮成膏外敷。

(8)定痛膏(《疡医准绳》)

功能:祛风消肿止痛。

主治:治疮疡初期肿痛。

组成:芙蓉叶 4 份 紫荆皮 1 份 独活 1 份 生南星 1 份 白芷 1 份

用法:共为细末。用姜汁、水、酒调煮熟敷;或用凡士林调煮成软膏外敷。

2. 中期

(1)续骨活血汤(《中医伤科学讲义》)

功能:祛瘀止血,活血续骨。

主治:治骨折及软组织损伤。

组成:当归尾 12g 赤芍 10g 白芍 10g 生地黄 15g 红花 6g 土鳖虫 6g 骨碎补 12g 煅自然铜 10g 续断 12g 落得打 10g 乳香 6g 没药 6g

用法:水煎服。

(2)接骨紫金丹(《杂病源流犀烛》)

功能:祛瘀,续骨,止痛。

主治:治损伤骨折,瘀血内停者。

组成:土鳖虫 乳香 没药 自然铜 骨碎补 大黄 血竭 硼砂 当归各等量

用法:共研细末。每服 3~6g,开水或少量酒送服。

(3)接骨续筋药膏(《中医伤科学讲义》)

功能:接骨续筋。

主治:治骨折,筋伤。

组成:自然铜 3 份 荆芥 3 份 防风 3 份 五加皮 3 份 皂角刺 3 份 茜草根 3 份 续断 3 份 羌活 3 份 乳香 2 份 没药 2 份 骨碎补 2 份 接骨木 2 份 红花 2 份 赤芍 2 份 土鳖虫 2 份 白及 4 份 血竭 4 份 硼砂 4 份 螃蟹末 4 份 饴糖或蜂蜜适量

用法:共为细末,饴糖或蜂蜜调煮外敷。

3. 后期

(1) 六味地黄汤(《小儿药证直诀》)

功能:滋水降火。

主治:治肾水不足,腰膝酸痛,头晕目眩,咽干耳鸣,潮热盗汗,骨折后期延迟愈合等。

组成:熟地黄 25g　怀山药 12g　茯苓 10g　泽泻 10g　山茱萸 12g　牡丹皮 10g

用法:水煎服,日 1 剂。

(2) 八珍汤(《正体类要》)

功能:补益气血。

主治:治损伤中后期气血俱虚,创面脓汁清稀,久不收敛者。

组成:党参 10g　白术 10g　茯苓 10g　炙甘草 5g　川芎 6g　当归 10g　熟地黄 10g　白芍 10g　生姜 3 片　大枣 2 枚

用法:水煎服,日 1 剂。

(3) 损伤风湿膏(《中医伤科学讲义》)

功能:祛风湿,行气血,消肿痛。

主治:治损伤肿痛或损伤后期并风湿痹痛。

组成:生川乌 4 份　生草乌 4 份　生南星 4 份　生半夏 4 份　当归 4 份　黄金子 4 份　紫荆皮 4 份　生地黄 4 份　苏木 4 份　桃仁 4 份　桂枝 4 份　僵蚕 4 份　青皮 4 份　甘松 4 份　木瓜 4 份　山奈 4 份　地龙 4 份　乳香 4 份　没药 2 份　羌活 2 份　独活 2 份　川芎 2 份　白芷 2 份　苍术 2 份　木鳖子 2 份　山甲片 2 份　川续断 2 份　栀子 2 份　土鳖虫 2 份　骨碎补 2 份　赤石脂 2 份　红花 2 份　牡丹皮 2 份　落得打 2 份　白芥子 2 份　细辛 1 份　麻油 320 份　黄铅粉 60 份

用法:用麻油将药浸泡 7~10 天后,以文火煎熬至色枯,去渣,再将油熬,约 2 小时,滴水成珠,离火,将黄铅粉徐徐筛入搅匀,成膏收贮,摊用。

(4) 海桐皮汤(《医宗金鉴》)

功能:行络止痛。

主治:治跌打损伤疼痛。

组成:海桐皮 6g　透骨草 6g　乳香 6g　没药 6g　当归 5g　川椒 10g　川芎 3g　红花 3g　威灵仙 3g　甘草 3g　防风 3g　白芷 2g

用法:共为细末,布袋装,煎水熏洗患处。亦可内服。

(5)上肢损伤洗方(《中医伤科学讲义》)

功能:活血舒筋。

主治:用于上肢骨折、脱位、扭挫伤后筋络挛缩酸痛。

组成:伸筋草 15g 透骨草 15g 荆芥 9g 防风 9g 红花 9g 千年健 12g 刘寄奴 9g 桂枝 12g 苏木 9g 川芎 9g 威灵仙 9g

用法:水煎熏洗患肢。

(6)下肢损伤洗方(《中医伤科学讲义》)

功能:活血舒筋。

主治:治下肢损伤挛痛者。

组成:伸筋草 15g 透骨草 15g 五加皮 12g 三棱 12g 莪术 12g 秦艽 12g 海桐皮 12g 牛膝 10g 木瓜 10g 红花 10g 苏木 10g

用法:水煎熏洗患肢。

(7)四肢洗方(上海中医药大学附属龙华医院经验方)

功能:活血通络、补肾填精。

主治:治骨折后期肢体活动拘挛不舒者。

组成:土鳖虫 9g 红花 9g 香樟木 15g 伸筋草 15g 黄荆子 9g 苏木 9g 鸡血藤 15g 浙桐皮 15g 威灵仙 15g 甘松 9g 独活 9g 当归 12g

用法:水煎熏洗患肢。

二、中成药

1. 伤科接骨片

2. 独一味胶囊

3. 活血止痛胶囊

第二节 上肢骨折

锁 骨 骨 折

【概述】

锁骨骨折是临床上常见的全身骨折之一,占全身骨折的 5%~10%,而以锁骨中 1/3 骨折为最多,此型骨折占所有锁骨骨折的 80% 左右。锁骨骨折在各个年龄段均容易发生,但以青壮年及儿童多见。

【主要病因病机】

锁骨骨折由间接或直接暴力导致,但以间接暴力居多。当人在摔倒时上肢先着地,力量传达冲击至锁骨引发骨折,这种间接暴力引发的骨折多为横断形或短斜形。直接暴力的作用方向往往来自人体前方或上方,打击锁骨而引发横断形或粉碎形骨折。

【辨证注意点】

一、诊断要点

患者有外伤史。就诊时一般头偏向伤侧,并用健侧手托住伤侧前臂及肘部,患肢搭肩试验(+),伤侧锁骨皮下压痛、肿胀,可触及骨擦音。

二、骨折分型

按骨折部位锁骨骨折可分为内 1/3 骨折,中 1/3 骨折及外 1/3 骨折,而对于外 1/3 骨折,Neer 又将其进一步分型,共分为五型。Ⅰ 型锁骨外侧骨折位于喙肩韧带外侧,移位最少,属于稳定性骨折。Ⅱ 型进一步分为 A、B 两个亚型,两型均为不稳定骨折,ⅡA 型为不稳定锁骨外侧骨折,喙肩韧带与肩锁关节囊完整;ⅡB 型为不稳定外侧骨折伴有喙肩韧带撕裂,肩锁关节囊完整。Ⅲ 型骨折延伸进肩锁关节,Ⅳ 型骨折多发生于儿童,为骨折远端伴有骨膜脱套伤,骨折内侧端从骨膜袖中脱出并骑跨重叠,Ⅴ 型骨折在稳定性方面与 Ⅱ 型骨折相似,为不稳定性撕脱骨折,仅有下方皮质骨块附着于喙锁韧带上(图 1-4)。

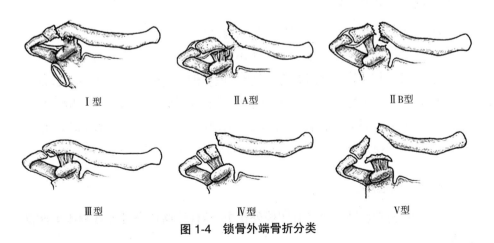

Ⅰ型 ⅡA型 ⅡB型

Ⅲ型 Ⅳ型 Ⅴ型

图 1-4　锁骨外端骨折分类

【辨证思路】

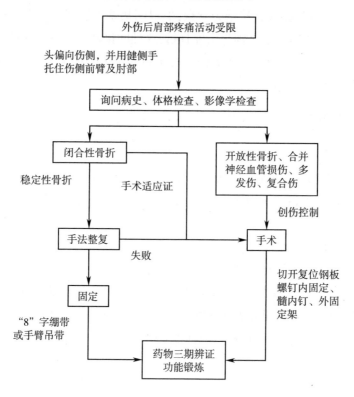

锁骨骨折辨证思路流程图

【病例思维程序示范】

周某,男,29 岁,2019 年 4 月 12 日初诊。

主诉:跌倒致左肩疼痛活动受限 3 小时。

现病史:3 小时前患者因奔跑、跳跃不慎跌倒,左肩着地,当即左上肢活动受限来院急诊。检查:患者左锁骨处肿胀明显,局部有高凸畸形,患侧肩部下垂,胸部不能挺起,局部压痛(+),左侧搭肩试验(+),患肢末梢血循、感觉、活动可。X 线片提示左侧锁骨中 1/3 骨折,断端移位。舌红质紫,苔薄,脉细。

辨证思维程序:

第一步:明确诊断。患者有明确外伤史,结合体格检查及 X 线检查可明确诊断。

第二步：辨证论治。结合 X 线确定骨折类型，此患者骨折无手术指征，可选择保守治疗。

第三步：根据骨折类型选择复位手法及固定方式。

第四步：手法复位，患者取坐位，一助手从身后用双手穿过腋下抱住两肩，使患者肩部扩胸外展；医者用两手拇、食二指捏住断端两侧，一手向外，一手向内按推，使断端吻合。骨位矫正后，外敷断骨丹，外用软夹板覆盖，两侧腋下填上棉垫，而后用绷带兜至对侧腋下，将患侧作单"8"字包扎固定。

第五步：内服中药　复元活血汤加减

处方：柴胡 15g　天花粉 10g　当归尾 10g　红花 6g　穿山甲 10g　酒浸大黄 10g　酒浸桃仁 12g　骨碎补 12g　续断 9g　苏木 9g

5 剂，水煎服，每日分 2 次服用。

第六步：伤后第 3 天、1 周、2 周、4 周复诊复片。固定 4~6 周后可酌情行功能锻炼。

【医案、外治法、经验方及常用中成药】

一、医案

石幼山医案（《申江医萃——石筱山石幼山治伤经验及验方》）

徐君，23 岁，就诊日期：1958 年 1 月 13 日，右胸外侧锁骨骨折，高突不平，初步按止，衬垫敷缚固定，青紫尚未消失，夜寐不安。故拟去瘀消肿，新伤续断汤加减。

处方：当归尾 12g　大丹参 9g　大川芎 3g　炙地鳖 6g　川续断肉 9g　泽兰 9g　炙乳香、没药各 5g　苏木屑 9g　煅自然铜 12g　骨碎补 9g　天花粉 12g　嫩桑枝 12g。

按语：本案为石幼山治疗锁骨骨折验案之一。锁骨骨折初期宜祛瘀、消肿、止痛，可内服活血止痛汤或肢伤一方加桑枝、川芎，局部外敷消肿止痛膏或双柏散。中期宜接骨续筋，内服可选用续骨活血汤、新伤续断汤、肢伤二方，外敷接骨膏或接骨续筋药膏。中年以上患者易因气血虚弱，血不荣筋而并发肩关节周围炎，故后期宜养生养气血，补肝肾，壮筋骨，可内服肢伤二方或补血固骨方，外贴坚骨壮筋膏。解除夹板固定后可用骨科外洗一方、骨科外洗二方熏洗患肩。儿童骨折愈合迅速，如无兼症，后期不必用药。

二、常用外治法

1. 儿童的青枝骨折及成人的无移位骨折　可用三角巾悬吊患肢制动休

息4~6周，然后逐步进行患肢功能锻炼。有移位的中段骨折，采用手法复位，“8”字绷带固定。以下情况是手术的适应证：

（1）经保守治疗骨折出现不愈合；

（2）神经血管受压及受损；

（3）成人锁骨远端骨折靠近肩锁关节；

（4）骨折端之间持续存在较宽的分离，经手法复位无法改变者；

（5）明显的畸形（移位 >2cm，短缩 >2cm）；

（6）锁骨骨折和肩胛骨外科颈骨折可以造成肩胛骨骨折不稳定，上肢的重量和附着于肱骨近端的肩胛带肌肉使肩胛盂骨折块向前内侧旋转移位，即形成“漂浮肩”；

（7）开放性锁骨骨折。

2. 整复

（1）膝顶复位法：令患者坐凳上，挺胸抬头，双手叉腰，双肩外展。助手在背后一足蹬于凳缘上，将膝部顶住患者背正中，双手握其两肩外侧向背后徐徐拔伸，使患者挺胸、肩部后伸，以矫正骨折端重叠移位，并以骨折远端向上向后凑对骨折近端。术者立于患者前方，以两手拇、食、中指分别捏住骨折近、远端，用捺正手法矫正侧方移位。

（2）外侧牵引复位法：令患者坐凳上，一助手站于健侧，双手绕患肢腋下抱住其身，术者用一手握患侧上肢，提至肩平，并向后上方拔伸牵引，另一手拇、食、中三指捏住骨折端，用捺正手法使之复位，再将患肢徐徐放下。亦可由另一助手向后上方牵引患侧上肢，术者以两手拇、食、中指捺正复位。

（3）仰卧复位法：令患者仰卧床上，肩胛区用软枕垫高，助手按住健侧肩部向后压，术者一手按压患侧肩部向后、上、外，另一手拇、食、中指在骨折端进行端提、捺正，使之复位。

（4）穿腋法：令患者坐凳上，术者立于患侧，以同侧前臂伸入患者腋下，手腕背伸，手的内缘顶住肩胛骨外缘，使肩部后伸，前臂用力上挎，同时用胸部顶住患肘而使患肘内收，利用杠杆作用，将骨折远端向外拔伸，以矫正重叠畸形，术者另一手拇指下按向上移位的骨折近端，使之复位。

3. 固定　对儿童青枝骨折或不完全骨折以及成人无移位骨折，一般只用三角巾或颈腕悬吊带悬吊1~2周即可；对常见的锁骨中1/3或中外1/3有移位骨折，复位后可用“∞”字绷带固定（图1-5~图1-7），固定松紧度要适宜，太松无固定作用，太紧则可压迫腋神经、血管，造成上肢缺血、麻木等症状；对无

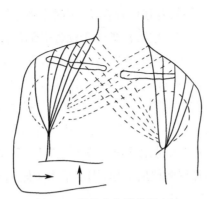

图 1-5 横"8"字绷带固定法

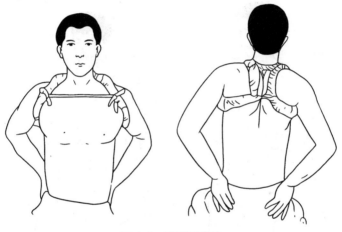

图 1-6 双圈固定法

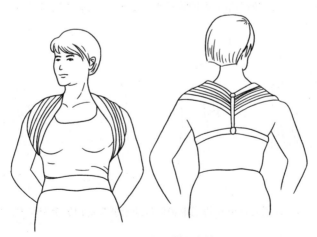

图 1-7 牵引带固定法

喙锁韧带断裂的锁骨外端的有移位骨折,固定时主要是维持近端向下、远端向上。固定方法有以下两种:①用石膏条压于锁骨近侧骨折端及健侧背腋部,继伤侧上臂前侧,经肘部、上臂后侧,将上臂及肩关节向上提拉,再压于锁骨近侧骨折端及胸前至健侧腋部及背后(图1-8),继续进行2~3层石膏条形成的石膏固定,并加压塑形,以保持两骨折端对位,固定至骨折愈合。另外再加三角巾颈前臂悬吊,以防伤肢下垂,影响骨折愈合。此法亦可用宽布条或宽弹力带如上固定。②肩锁吊带固定法是用帆布或皮革预先制备,能将伤肢肘关节及上臂向上提拉,并能将锁骨近侧段向下压,固定带系于健侧胸部。将骨折手法复位后,用此吊带固定(图1-9)。

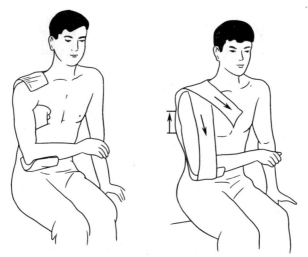

图 1-8　无喙锁韧带断裂的锁骨外端或外 1/3 骨折石膏绷带固定法

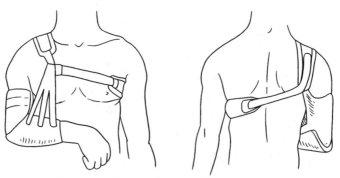

图 1-9　外端无移位骨折或喙锁韧带未断裂骨折用的肩背吊带固定

4. 手术

（1）钢针（髓内钉）内固定。

（2）钢板内固定：其中锁骨外 1/3 骨折可选用锁骨钩钢板内固定。

（3）外固定支架固定：其主要适应证为锁骨开放性骨折、闭合骨折伴有严重移位和表面皮肤损毁、多发性损伤、伴有疼痛的延迟愈合或不愈合及锁骨骨折合并胸廓出口综合征等情况。应用外固定治疗锁骨骨折国内外开展的均比较少。

三、经验方及常用中成药

见骨折总论部分。

肱骨近端骨折

【概述】

肱骨近端骨折包括解剖颈骨折、外科颈骨折、大结节骨折、小结节骨折及肱骨上端骨骺分离。其发生率较高，约占全身骨折的 5%，在青年中发病率低于其他年龄组，而女性发病率相对较高。肩部创伤占全身创伤发病率的 6.68%，而肱骨近端骨折占肩部骨折脱位的 23.08%。

【主要病因病机】

高能量交通意外或运动员损伤是肱骨近端骨折的主要原因。最常见的是上肢在伸展位摔伤，手掌着地或上肢外展及过度旋转位摔伤，肱骨近端与肩峰撞击而发生骨折。肩部遭受直接暴力也可致外科颈及大结节骨折。中老年人骨质疏松骨质量下降，在遭受中小暴力作用时，易引起肱骨近端骨折。

【辨证注意点】

一、诊断要点

患者有外伤史，多为间接暴力引起，跌倒时手掌或肘部着地，暴力自下向上传递，身体前倾或侧方倒地，若患肢处于外展位则发生外展型骨折，若处于内收位则发生内收型骨折。一般无移位型骨折多由于直接暴力所造成。患者肩部局部疼痛、压痛、肿胀以及皮下瘀斑，上肢活动受限，有移位的骨折可发现局部畸形，肩部外形异常，如肩部高耸或下沉、凹陷、成角、方肩或松弛，可触及骨擦音。根据 X 线片可以明确诊断。

二、骨折类型

目前临床常用 Neer 分型，Neer（1970）在 Codman（1934）分类的基础上进一步简练、概括，提出将肱骨上端分成四大块或四大部分（图 1-10），按其移位状况进行分类，受到较多学者的推崇。

按照移位的情况（2 部分、3 部分或 4 部分）和主要骨块的移位情况分类。2 部分骨折按移位的那一块命名。2 部分外科颈骨折移位分为：嵌入、无嵌入和粉碎型。所有骨干移位和结节移位为 3 部分的均定义为 3 部分骨折。4 部分骨折类型所有的骨折块均移位。骨折 - 脱位情况由关节部分的前或后位置确定，大的关节面缺损需要单独确定（图 1-11）。

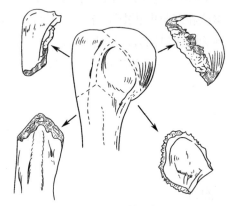

图 1-10　碎骨折部位

1. Ⅰ型　肱骨上端骨折，无论骨折的位置和数目，各骨折块移位都在 1cm 和旋转 45° 以内。

2. Ⅱ型　一处骨折有超过 1cm 和旋转 45° 的移位，其余部分无骨折或虽有骨折，但无显著移位。此型包括有移位的肱骨解剖颈骨折、外科颈骨折或大、小结节骨折。但临床上肱骨解剖颈骨折合并大、小结节骨折者毕竟少见，而解剖颈骨折合并外科颈骨折更为罕见。在Ⅱ型肱骨外科颈骨折时，其肱骨颈部的肌腱袖附着多数良好，仍能使肱骨头维持在中立位或轻度外展位。大结节骨折移位，其表面的肌腱附着多有纵形撕裂，但肱骨头的血供依旧良好。小结节撕脱骨折移位，也不影响肱骨上端的血供。

3. Ⅲ型　肱骨上端粉碎性骨折，其中两部分骨折有明显移位，另两部分无骨折或骨折后仍基本维持对位。此型骨折多见于非嵌入型的肱骨外科颈骨折，其大、小结节均可发生移位骨折，有时即使大、小结节均骨折，但多数其中一处骨折部位肌肉肌腱附着保持良好。例如在小结节撕脱骨折并肱骨外科颈骨折时，附着在大结节上的肌肉肌腱牵拉肱骨近端骨折块向前旋转。如在大结节骨折移位时，附着在小结节附近的肩胛下肌肉向下牵拉并有旋转。但肱骨头有肩袖和关节囊附着，血供无需顾虑。

4. Ⅳ型　肱骨上端四部分均骨折分离移位，大、小结节骨折移位尤著，肱骨头骨折多有血供障碍。

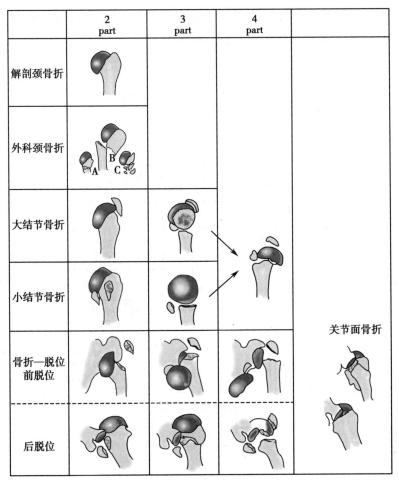

图 1-11 Neer 分类法

骨折脱位时,肱骨头骨块向前或向后脱出关节囊,伴有关节囊和韧带广泛损伤。Ⅱ、Ⅲ型骨折由于肱骨还有大结节或小结节及其附着肌相连,故肱骨头骨块血供仍保持良好,但Ⅳ型骨折则由于大、小结节和肱骨头依附的血供系统破坏殆尽,骨骼的愈合出现障碍。

肱骨头压缩性骨折脱位,系肱骨头直接顶撞肩盂窝中心,引起压缩性骨折或肱骨头脱位。在这种肱骨头骨折中,关节面软骨可能严重破裂、脱落,而成为关节内游离体。

【辨证思路】

根据 Neer 分型,Ⅱ型以上需行手术治疗,因Ⅳ型骨折损伤严重,周围血运广泛破坏,易引起肱骨头坏死,是肩关节置换手术指征,但目前切开复位内固定术还是肩关节置换术预后都不令人满意。

肱骨近端骨折辨证思路流程图

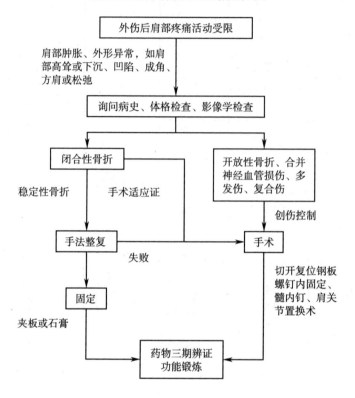

【病例思维程序示范】

严某,女,66岁,2019年4月17日初诊。

主诉:跌倒致右肩疼痛活动受限6小时。

现病史:6小时前患者买菜路上不慎跌倒,右臂前伸,即感右肩疼痛活动受限来院急诊。检查:患者右肩处肿胀明显,局部压痛(+),纵叩(+),患肢末梢血循、感觉、活动可。X线片提示右肱骨近端骨折,远端外翻移位。舌红质紫,苔薄,脉细。

辨证思维程序:

第一步:明确诊断。患者有明确外伤史,结合体格检查及X线检查可明确诊断。

第二步：辨证论治。结合 X 线确定骨折类型,此患者骨折无手术指征,可选择保守治疗。

第三步：根据骨折类型选择复位手法及固定方式。

第四步：手法复位,患者仰卧,臂丛麻醉,助手在右肩外展 45°,前屈 30°,上臂中立位,屈肘 90° 位,沿肱骨纵轴牵引,另一助手牵拉绕过肩胸部宽布带,对抗牵引,术者双手拇指在上握住骨折远端内收复位,纠正成角畸形,夹板固定采用超肩小夹板共四块进行固定,内侧块上至腋窝,下至肱骨内上髁,前侧块下至肱骨前方,上至肩峰前上方;外侧块下至肱骨外上端,上至肩峰外上方;后侧块下至肱骨后下端,上至肩峰后上。在上臂部捆扎三道,在肩部将前侧、外侧、后侧三块夹板尖端所携带的活扣串联在一起,从肩、背、对侧腋窝到胸前方捆扎固定。另外在腋窝处加用棉垫以避免压迫腋部血管神经。

第五步：内服中药复元活血汤加减。

处方：柴胡 15g　天花粉 10g　当归尾 10g　红花 6g　穿山甲 10g　酒浸大黄 10g　酒浸桃仁 12g　骨碎补 12g　续断 9g　苏木 9g　三七 6g　丹参 12g

5 剂,水煎服,每日分 2 次服用。

第六步：伤后第 3 天、1 周、2 周、4 周复诊复片。固定 4 周后可屈肘,耸肩等活动,6~8 周后去除外固定逐渐加大肩部活动。

【医案、外治法、经验方及常用中成药】

一、医案

石幼山医案(《老中医临床经验汇编》)

支某,医务。门诊号:111。

初诊:1973 年 11 月 21 日。今晨倾跌左肩着地,肱骨外科颈骨折伴有大结节撕脱,瘀血凝结,肿痛颇剧,不能动弹。血压素高,心脏亦有疾患,头晕心慌口干,脉细弦数,苔薄舌质绛。方拟化瘀消肿,续骨息痛,平肝宁神。

处方：全当归三钱　炙地鳖二钱　青防风二钱　白蒺藜三钱　珍珠母一两　小生地黄四钱　西赤芍三钱　川抚芎一钱　上血竭一钱　煅自然铜四钱煅龙骨、煅牡蛎各五钱　炙远志一钱五分　夜交藤五钱　4 剂。

外敷三色,三黄膏,小夹板固定扎缚。

二诊:左肩瘀血较化,肿痛略减,仍然不能动弹。头晕,心悸,口干,夜寐不宁,脉弦细,苔少中剥边绛。再拟活血化瘀,续骨养阴,平肝宁神。

处方：全当归三钱　大生地黄四钱　西赤芍三钱　炙地鳖三钱　白蒺藜

三钱 杭菊花二钱 煅龙骨、煅牡蛎各五钱 炙远志一钱五分 麦冬三钱
天花粉四钱 上血竭一钱 煅自然铜四钱 夜交藤五钱 6剂。

外敷三色、红玉膏、固定扎缚。

三诊：左肱骨外科颈骨折及大结节撕脱，瘀血已化，肿痛亦减，不能抬举，
头晕心悸较瘥，夜寐易醒，口干，苔剥边尖绛。再拟活血续骨，平肝养阴宁神。

处方：全当归三钱 大丹参三钱 白术、白芍各三钱 川续断四钱 小生
地黄四钱 麦冬三钱 杭菊花二钱 珍珠母一两 煅龙骨、煅牡蛎各五钱
上血竭一钱 天花粉四钱 炙远志一钱 首乌藤五钱 7剂。

外敷：同二诊，逐渐局部活动。

四诊：骨折月余，逐渐凝固，气血未和，疼痛已微，举动酸楚少力，余恙俱见
轻减。再拟活血益气，舒筋续骨，平肝宁神。

处方：从上方去丹参、珍珠母、血竭，加党参三钱 片姜黄三钱 7剂。

外敷：同二诊。

五诊：左臂肱骨外科颈骨折及大结节撕脱基本接续，气血渐和，疼痛亦除，
高举酸楚牵掣，头晕、心悸、口干等症俱已改善。再拟活血益气，舒筋壮骨。

处方：全当归二钱 炒党参三钱 炙黄芪三钱 白术、白芍各三钱 大生
地黄四钱 川独活二钱 川续断四钱 制狗脊四钱 白蒺藜三钱 珍珠母一
两 炙远志一钱五分 天花粉四钱 伸筋草四钱 7剂。

外敷三色膏：去固定，功能锻炼。

六诊：左臂肱骨外科颈骨折及大结节撕脱，接续凝固，关节筋络气血尚未
通畅，高举略觉酸楚少力。改拟成药调治。

处方：健筋壮骨丹二两，分10天服，养血安神丸一瓶。

外敷停止，加强功能锻炼。

按语：本例患者虽体弱多病，骨折且近关节，但伤后及时医疗，经采取整体
综合调治，局部小夹板固定，早期锻炼，故骨折接续较快，功能恢复好，宿恙亦
见改善。休息假期未满，即参加正常工作。迄今二年余，并无后遗疾患，且体
质较伤前增强。

二、外治法

1. 治疗原则 对Ⅰ型骨折一般不需整复，只需三角巾适当固定即可。对
有一定移位的骨折也可行适当的整复固定，再以颈腕吊带或三角巾保护患肢
3周，待骨折部位有一定的连接后，可开始肩关节的功能锻炼。对Ⅱ型骨折的
绝大部分及部分Ⅲ型、Ⅳ型骨折常可通过手法整复获得成功。但对于移位的

解剖颈骨折,因易发生肱骨头缺血性坏死,移位较大的大结节骨折因复位不易成功,且畸形愈合可造成肩外展、外旋活动受限,多主张切开复位内固定。

2. 整复 因肱骨上端骨折以肱骨外科颈骨折为多见,且其他部位的骨折多可随肱骨外科颈骨折的复位而自行复位,故以下重点介绍肱骨外科颈骨折的整复方法。

(1) 外展型骨折:采用牵拉推挤按压复位法。患者仰卧,一助手用宽布带穿过患侧腋下,向上牵拉肩部(作为反牵引),另一助手持患肢腕关节上方,顺势向远端牵拉。术者站于患侧,用双手扳拉骨折远折端向外向后,同时,牵臂的助手在用力牵拉的情况下,使患臂内收、前屈、横过胸前,使之复位。若患者肌肉发达,或折端嵌插过紧而不易牵开者,则可并用足蹬复位。患者仰卧,一助手用宽布带穿过患侧腋下向上牵拉,一助手站于健侧骨盆外侧处,一助手手持患肢腕关节上方,先顺势向远端牵拉,然后在牵拉的情况下将患肢内收经过身前,交给健侧骨盆处所站立的助手。此助手将一足经过胸前,用足跟蹬住远折端的内前侧使之向后向外,同时用力向健侧牵拉患肢。术者站于患侧,用手维持骨折端,待骨折牵开后,扳远折端向外向后,即可复位。

(2) 内收型骨折:采用牵拉外展推挤提按法。患者仰卧,一助手用宽布带穿过患侧腋下向上向健侧牵拉,另一助手持患肢腕关节上方顺势向远端牵拉,并使患肢逐渐外展,约 120° 左右,术者站于患侧患肢外方,两手持骨折端,待折端牵开后,用手推挤远折端向内向后,使之平复,并维持对位。同时牵拉患肢的助手,在牵拉的情况下,使患肢前屈复位,然后将患肢逐渐内收放下,屈肘置于胸前。或术者站于患肢内侧,在上下用力牵拉的情况下,两手持骨折端,重点在远折端,向内后扳拉复位。若为短斜槎,患肢放下后,折端不稳定,易再错位,应再重复以上手法。复位后,使患肢停留在近外展180°,前屈150°,患肢极度外旋位,以高举管型石膏固定。

(3) 后伸型骨折:采用牵拉按压复位法。患者仰卧,一助手用宽布带穿过患侧腋下向上牵拉,一助手持患肢腕关节上方顺势向远端牵拉,并使之外展呈40° 左右,术者站患侧,用手按压向前突起成角或移位的远折端向后,或扳拉远折端向后,同时牵臂的助手在牵拉的情况下使患肢前屈复位。若折端嵌插过紧,用上法整复失败者,可采用折顶复位法。患者体位和助手同上,术者站于患侧,先以双手提近折端向前,同时牵臂的助手,在用力牵拉的情况下,将患臂背伸,以扩大畸形,使两折端的嵌插先分离,并在成角的情况下接触,然后术者再按压折端向后,同时牵臂的助手提患臂前屈即可复位。

（4）骨折合并脱位：肱骨外科颈骨折合并脱位，由于失去了完整的可操纵肱骨头的杠杆作用，闭合复位难度极高。而手术治疗将增加肱骨头上的软组织剥离，加重血液供应不足，促使缺血坏死。多年来国内有学者致力于手法的研究，但在整复手法的程序方面各家意见不一，既有主张先整复骨折，也有主张先整复脱位，更有强调两者一气呵成。骨折合并脱位，肱骨头处于关节盂下，旋转90°，几成倒立。王桂生认为，对这类骨折脱位仍可用 Hippocrates 手法进行复位，但需在腋窝施加直接压力，使肱骨头旋至原位，并予复位，注意勿损伤臂丛神经和腋血管。

3. 固定　一般选用超肩夹板进行固定，对外展型骨折在肩外上方相当于骨折近端的位置和肘部的外侧各放一平垫，用胶布固定于皮肤上（或把平垫固定于小夹板相应的位置上），内侧板的上端应放垫，使伤肢能固定在内收位置（图1-12）。对于内收型骨折，在肩部外侧相当于远折端的位置上放一个平垫。内侧板可在内上方放垫，使伤肢固定于外展位（图1-13）。不管是哪一种类型

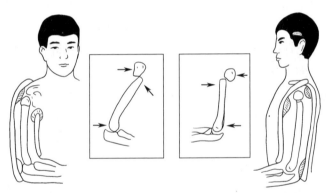

图1-12　外展型肱骨外科颈骨折内外侧小夹板加垫法

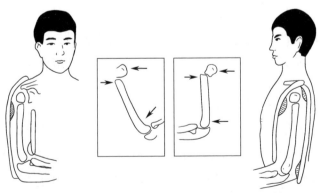

图1-13　内收型肱骨外科颈骨折内外侧小夹板加垫法

的骨折,凡有向前成角或远端向前移位的,在骨折远端的前方和近端的后方以及肘部后上方应各放一个平垫,使之形成三点加压(图1-14)。助手扶正小夹板,术者行布带捆绑及超肩"8"字交叉缚扎。最后屈肘90°,用颈腕带悬吊前臂于胸前。

4. **手术** 手术方式包括髓内钉内固定、钢板螺钉固定、肩关节置换术。在直视下尽可能达到解剖复位,用肱骨近端锁定钢板螺钉或解剖钢板螺钉内固定。术后一般不需要外固定,可早期行功能锻炼。

三、经验方及常用中成药

见骨折总论部分。

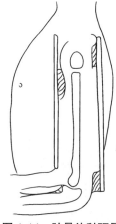

图1-14 肱骨外科颈骨折前后方小夹板加垫法

肱骨干骨折

【概述】

肱骨干骨折系指肱骨外科颈以下1~2cm至肱骨髁上2cm之间的骨折,约占全身骨折的2%左右。可发生于任何年龄,但多见于成人。好发于骨干的中部,其次为下部,上部最少。其中中下1/3处骨折易合并桡神经损伤,下1/3处骨折易发生骨不连。

【主要病因病机】

一、直接暴力

如打击伤、挤压伤或火器伤等,多发生于肱骨中1/3处,多数为横形或粉碎性骨折,或为开放性骨折,有时可发生多段骨折。

二、间接暴力

如跌倒时手或肘着地,地面反击暴力向上传导,与跌倒时体重下压暴力相交于肱骨某部,即发生斜形或螺旋形骨折,多见于肱骨中下1/3处,此种骨折尖端易刺插于肌肉而影响手法复位。

三、旋转暴力

如投掷手榴弹、标枪或翻腕赛扭转前臂时,多可引起肱骨中下1/3交界处典型螺旋形骨折。

　　肱骨干骨折后,由于骨折部位肌肉附着点不同,暴力作用方向及上肢体位的关系,可有不同的移位情况(图 1-15)。如在胸大肌止点处骨折,肱骨近端折片受外旋肩袖的牵拉常向外旋转,而骨折远端由于三角肌和胸大肌的联合作用,向上向前移位[图 1-15(1)]。如骨折位于胸大肌止点与三角肌止点之间,近侧骨折端要受胸大肌牵拉向内向前旋转移位;远侧骨折端因三角肌的牵拉而向外向上移位[图 1-15(2)]。如骨折位于三角肌止点以下,近折端因受三角肌为主胸大肌为辅的联合牵拉而向外向前旋转移位;远侧折端受前面的肱二头肌,喙肱肌和后面的肱三头肌的牵拉而向上重叠移位[图 1-15(3)]。如骨折于下 1/3 部,由于患者常将前臂悬吊于胸前,引起远侧折端内旋移位,手法整复时要注意纠正[图 1-15(4)]。

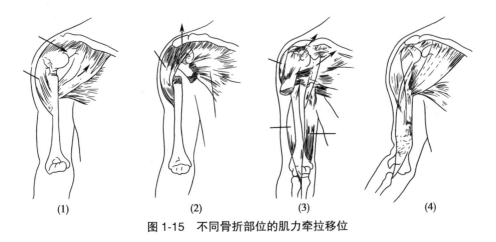

(1)　　　　　　(2)　　　　　　(3)　　　　　　(4)

图 1-15　不同骨折部位的肌力牵拉移位

【辨证注意点】

一、诊断要点

1. 有外伤史;

2. 多发生于青壮年;

3. 局部肿胀、疼痛、压痛,伤肢可有短缩成角畸形,可扪及骨擦音(感);

4. 注意是否合并有桡神经损伤及肱动、静脉损伤;

5. X 线片可明确诊断,但应包括肩关节和肘关节,以免遗漏这两个部位的骨折和脱位。

二、骨折类型

肱骨干骨折一般按部位分上 1/3 骨折,中 1/3 骨折及下 1/3 骨折,根据骨折线的方向和特征又可分为纵、横、斜、螺旋、多段和粉碎性骨折。

【辨证思路】

肱骨干骨折辨证思路流程图

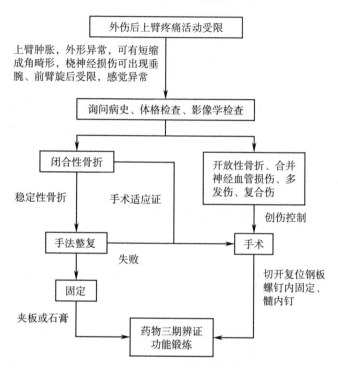

【病例思维程序示范】

钱某,女,56 岁,2019 年 3 月 19 日初诊。

主诉:外伤后左上臂肿胀疼痛 4 小时。

患者于 4 小时前跌伤,左上臂受到侧向外方,即觉麻木,不能动弹,即来我院急诊就诊。检查:左上肢活动受限,左上臂肿胀,畸形明显,肱骨中上段压痛(+),摸诊时有明显骨擦音。脉数,苔薄。X 线片示左肱骨中 1/3 处骨折。

辨证思维程序:

第一步:明确诊断。患者有明确外伤史,结合体格检查及 X 线检查可明确诊断。

第二步:辨证论治。结合 X 线确定骨折类型,此患者骨折无手术指征,可选择保守治疗。

第三步:根据骨折类型选择复位手法及固定方式。

第四步:手法复位:助手二人,一人握肱骨上端,一人握肱骨下端,垂直对抗拔伸。医者内托、外按使断端复位。经 X 线透视下,对位对线佳,而后外敷断骨丹,硬夹板四块作前后内外固定。

第五步:内服四物止痛汤加减。活血化瘀,止痛安神。

处方:生地 12g　丹参 9g　白芍 9g　乳香 6g　没药 6g　丹皮 6g　延胡索 9g　枣仁 9g　甘草 3g。

1 周后二诊,疼痛减轻,夹板稍有松动,手指血循良好。脉细,舌质偏红,苔薄。调整夹板继续固定。2 周后 X 线片复查对位对线良好。至 5 月 20 日最后复诊时,摄片示已骨性愈合。左上臂肌肉萎缩,肩、肘关节活动受限。外用洗方,功能锻炼。

【医案、外治法、经验方及常用中成药】

一、医案

林如高医案(《中国百年百名中医临床家丛书》)

张某,男,36 岁,闽侯县农民。就诊日期:1986 年 12 月 22 日。病案号:861259。

病史摘要:2 天前患者左上臂被压蔗机压伤,肿痛,畸形,曾就诊当地乡医,给复位固定,未见效,今转笔者医院。

检查:面色苍白,痛苦呻吟,舌黯紫,脉洪大。左上臂中上部畸形,皮肤表面擦伤,范围约 3cm×3cm,局部肿胀明显,压痛,有骨擦音,患肢活动障碍。X 线片(片号 19621):左肱骨中段螺旋形骨折,近折端向前内移位,远折端向后外移位。

诊断:左肱骨中段螺旋形骨折。

治疗经过:入院后,即按肱骨中段骨折整复手法复位,并以夹板固定,患者当即局部疼痛明显消退,改用消毒散外敷,内服壮骨强筋汤。

2 周后患者局部无肿胀,仍有压痛,继续服壮骨强筋汤,外敷接骨散,练托手屈曲活动。

3 周后(1987 年 1 月 15 日)X 线片复查:骨折处已有少量骨痂生长,骨折对线对位良好,继续使用上药,练习滑车拉绳、双手推车等活动。

5 周后(1987 年 2 月 2 日)患肢握力增强,解除外固定,并用化瘀通络洗剂熏洗肩、肘关节。

6周后(1987年2月10日)患肢功能恢复正常。

按语:直接暴力和间接暴力均可造成肱骨干的骨折。整复手法为患者坐位,助手站在背后,双手拇指按压三角肌,余指插入腋下,紧抱上臂肩部;医者站在前外侧,双手握肘部,将患肢外展60°,与助手相对拔伸,然后医者拇指抵住骨折近端外侧推挤向内,其他四指环抱远端内侧端托向外。纠正移位后,术者捏住骨折部,助手放松牵引,微微摇摆骨折端使断端触碰,可感到断端骨擦音逐渐减少,直至消失,表示骨折基本复位。若骨折整复后有弹性或立即再移位,应考虑断端间有软组织嵌入,可试行回旋手法,以解脱骨折断端的软组织,再按上述方法重新整复。

二、外治法

1. 整复

(1)上段骨折:采用牵拉推挤提压复位法。骨折部位不同,操作步骤及要点稍有差异:

①胸大肌止点以下的骨折:患者仰卧,一助手用宽布带穿过患侧腋下向上作反牵拉,一助手持患肢腕关节上方顺势向远端牵拉,且逐渐外展30°~40°。术者站于患侧,两手拇指推近折端向内,其他四指扳拉远折端向外,先矫正侧方移位,在维持侧方对位的情况下,以提按法矫正前后移位使平复;②胸大肌止点以下三角肌止点以上的骨折:患者仰卧,一助手固定肩部,一助手持患肢腕关节上方,向远端牵拉,术者站于患侧,背向患者头部,以两手拇指推远折端向内,其他四指拉远折端向外。先矫正侧方移位,再以提按法矫正前后移位使平复;③三角肌止点以下骨折:患者仰卧,助手同上,术者站于患侧,面向患者头部,以两手拇指推挤近折端向内,其他四指拉远折端向外,再以提按法矫复前后移位。若为螺旋骨折,在复位时应加以旋转力量使其复位。

(2)中段骨折:若为横断形或短斜形骨折,复位容易,仅用牵拉推挤提压法即可复位。但较常出现折端分离,致迟延愈合。此种患者体形多消瘦,再加上近折端有三角肌的牵拉和不自觉的前屈和外展活动,易形成向外成角,故一开始即应注意。

(3)下段骨折:采用屈肘牵拉旋臂抱挤复位法。患者坐位,一助手固定上臂上段,另一助手一手持肱骨髁部,一手托前臂使肘关节屈曲90°。术者站患侧,一手固定骨折近端,一手拿住骨折的远端,在助手牵拉下先矫正旋转移位(把骨折的远端向后旋,近端向前旋),然后用两手掌在骨折部的前后方用抱挤合拢的手法,使骨折面紧密接触。

肱骨髁上 3~4cm 处的骨折,多为横断形骨折,两骨折端有软组织嵌夹,远折端向前旋转。此型骨折复位不易,每当伸肘,远折端向前旋转更甚,可达90°。屈肘 90° 时,远折端仍向前旋转达 30° 左右。高度屈肘时,才能对线好,但仍可有前后错位。采用嵌入缓解法配合折顶复位法。方法是患者仰卧,首先用嵌入缓解法以缓解筋肉的嵌夹。一助手固定上臂上段,一助手扶持肘部,术者站于患侧,在肌肉松弛的情况下,推近折端向前,同时持肘的助手拉肘,使肱骨远端背伸,以扩大畸形,才能将嵌入缓解,同时使远、近折端在成角的情况下接触,然后进行反折,术者压远折端向后,同时高度屈肘复位,切忌伸肘和前臂旋后,否则即再移位。

(4)背向槎骨折:多见于肱骨中段或中下段,且多为斜形或齿状骨折。采用旋转驳槎法。患者仰卧,一助手固定上臂上段,一助手扶持前臂。术者站于患侧,一手持近折端,一手持肱骨髁部,在肌肉松弛的情况下,向内或向外侧,使远折端围绕近折端旋转,至相对侧或接近相对侧时,使持前臂的助手再向远端牵拉,同时术者推挤提按折端使复位。

(5)陈旧性骨折:骨折超过 3 周,但折端尚未牢固愈合,畸形严重,估计日后影响功能者,可在麻醉下进行折骨复位。

(6)单纯成角畸形:患者仰卧,将折端的突起部位置于衬有软物的三角形支垫上。一助手固定肱骨上段,术者站于患侧,一手持骨折部,一手持骨折远端加压,缓缓用力,将骨折端重新折断,然后按新鲜骨折进行整复。

(7)重叠、旋转成角畸形:患者仰卧,一助手固定肱骨上段,术者站于患侧,一手持骨折近端,一手持骨折远端,以稳健手法,或旋扭,或反折,将折端分离,然后按新鲜骨折进行整复。

2. 撬拨复位　透视下无菌操作。患者仰卧,常规消毒铺巾,一助手固定肱骨上段,一助手持患肢腕关节上方加以固定。透视下选择进针点,用骨圆针刺入,先将骨折端的骨痂进行剥离,然后折骨,选一骨端作为支点,利用杠杆原理,将骨折端进行撬复。应用该法应注以下几点:

①严格选择适应证;②手法应稳巧,避免粗暴;③撬拨时应避开血管、神经;④骨折复位后,如折端对位不稳,可作经皮穿针固定。

3. 固定　用四块长度合适的小夹板分别置于上臂的前、内、外、后侧捆扎固定,于屈肘 90° 用三角巾悬吊。成人固定 6~8 周,儿童固定 4~6 周。在固定的周期内,要随时调整夹板的松紧,保持合适的松紧度。

4. 手术

（1）手术适应证：反复手法复位失败，骨折端对位对线不良，影响功能活动；骨折有分离移位，或骨折端有软组织嵌入；合并神经血管损伤；陈旧骨折不愈合；影响功能的畸形愈合；同一肢体的多发性骨折；12 小时以内的污染不重的开放性骨折。

（2）手术方法：术中注意保护桡神经，在直视下尽可能达到解剖复位，用钢板螺钉内固定或髓内钉固定。术后一般不需要外固定，可早期行功能锻炼。对于合并桡神经损伤的患者，术中探查神经，若完全断裂则一期修复；若为挫伤，则用软组织保护。

三、经验方及常用中成药

见骨折总论部分。

肱骨髁上骨折

【概述】

肱骨髁上骨折是儿童常见的肘部损伤，好发于 5~8 岁，占肘部骨折的 50%~60%。

【主要病因病机】

根据暴力来源及方向可将肱骨髁上骨折分为伸直型、屈曲型、粉碎型。

1. 伸直型　占 90% 以上。跌倒时肘关节在半屈曲或伸直位，手掌触地，暴力经前臂传达至肱骨下端，将肱骨髁推向后方，由于重力将肱骨干推向前方，造成肱骨髁上骨折。骨折线由前下斜向后上方。骨折近端常刺破肱前肌，损伤正中神经和肱动脉。骨折时，肱骨下端除接受前后暴力外，还可伴有侧方暴力，按移位情况又分尺偏型和桡偏型。

（1）尺偏型：骨折暴力来自肱骨髁前外方，骨折时肱骨髁被推向后内方，内侧骨皮质受挤压，产生一定塌陷。前外侧骨膜破裂，内侧骨膜完整，骨折远端向尺侧移位，因此复位后远端容易向尺侧再移位。即使达到解剖复位，因其内侧皮质挤压缺损可能向内偏斜，尺偏型骨折后肘内翻发生率最高。

（2）桡偏型：与尺偏型相反。骨折断端桡侧骨皮质因压挤而塌陷，外侧骨膜保持连续，尺侧骨膜断裂，骨折远端向桡侧移位。

2. 屈曲型 占 2%~10%。肘关节在屈曲位跌倒,肘部着地,暴力由后下方向前上方撞击尺骨鹰嘴,髁上骨折后远端向前移位,骨折线常为后下斜向前上方,与伸直型相反。很少发生血管、神经损伤。

3. 粉碎型 多见于成年人,该型骨折属肱骨髁间骨折,按骨折线形状可分"T"形和"Y"形骨折。

【辨证注意点】

根据受伤史、临床表现及 X 线表现可作出诊断。但需注意的是,部分不全骨折患者其临床症状可能非常轻微,易被漏诊,可从纵向叩击痛阳性、活动时肌肉紧张等体征中结合 X 线片"八字弧"征考虑肱骨髁上骨折的可能。如仍有疑问需明确诊断,可进一步检查 CT 加以明确。应与肘关节后脱位相鉴别。

此外,还应注意桡动脉的搏动,腕和手指的感觉、活动、温度、颜色,以便确定是否并神经或血管损伤。神经损伤表现为该神经支配范围的运动和感觉障碍,以桡神经、正中神经损伤为多见。若肘部严重肿胀,桡动脉搏动消失,患肢剧痛,手部皮肤苍白、发麻木,被动伸指有剧烈疼痛者为肱动脉损伤或受压,处理不当则前臂屈肌易发生肌肉死,纤维化后形成缺血性肌挛缩。骨折畸形愈合的后遗症以肘内翻为多见,肘外翻少见。粉碎型骨折多后遗肘关节不同程度的屈伸活动功能障碍。

【辨证思路】

肱骨髁上骨折辨证思路流程图

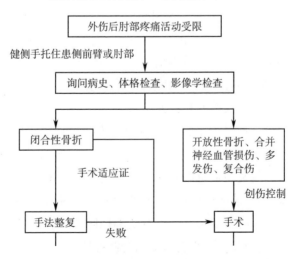

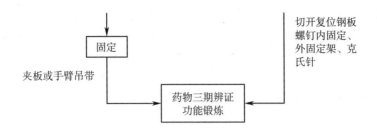

【病例思维程序示范】

邢某,男,15 岁,2018 年 6 月 12 日初诊。

主诉:跌倒致右肘疼痛活动受限 1 小时。

现病史:1 小时前患者打篮球时不慎跌倒,右手着地,即感右肘疼痛活动受限来院急诊。检查:患者右肘处肿胀明显,局部压痛(+),肘部可及骨擦感,患肢末梢血循、感觉、活动可。X 线片提示右肱骨髁上骨折,骨折远端向后侧移位。舌红质紫,苔薄,脉细。

辨证思维程序:

第一步:明确诊断。患者有明确外伤史,结合体格检查及 X 线检查可明确诊断。

第二步:辨证论治。结合 X 线确定骨折类型,此患者骨折无手术指征,可选择保守治疗。

第三步:根据骨折类型选择复位手法及固定方式。

第四步:手法复位,患者仰卧,两助手分别握住其上臂和前臂,在前臂中立位对抗牵引,纠正重叠移位。用捺正手法矫正侧方移位,再以两拇指从肘后推远端向前,两手其余四指重叠环抱骨折近端向后拉,并令助手在牵引下徐徐屈曲肘关节,常可感到骨折复位时的骨擦感,屈肘 90° 位予四块夹板固定。四块夹板上端应大三角肌中部水平,前侧夹板在骨折近端放置一块平垫,后侧夹板在骨折远端放置一梯形垫,内外侧夹板均要超出肘关节固定。

第五步:内服中药　复元活血汤加减。

处方:柴胡 15g　天花粉 10g　当归尾 10g　红花 6g　穿山甲 10g　酒浸大黄 10g　酒浸桃仁 12g　骨碎补 12g　续断 9g　苏木 9g　三七 6g　丹参 12g 5 剂,水煎服,每日分 2 次服用。

第六步:伤后第 3 天、1 周、2 周、4 周复诊复片。

第七步:4周后复片,骨折线模糊,有连续骨痂通过骨折线,拆除夹板,行功能按摩,指导患者行肘关节屈伸功能锻炼,1个月后,肘关节屈曲约140°,伸直约10°,功能恢复良好。

【医案、外治法、经验方及常用中成药】

一、医案

董万鑫医案(《中国现代名中医医案精华》)

张某,女,12岁。初诊:1973年8月21日。

主诉:右肘关节肿胀明显,肘部向后突出,肘关节功能丧失,右肱骨远端压痛明显,可闻明显骨擦音。拍X线片确诊为"右肱骨髁上伸直型骨折"断端向桡侧错位。

手法:患者取坐位,一助手双手握住患者上臂中段,另一助手一手握住折骨端的内外髁,一手握住前臂,两助手对抗牵引,然后把患肢提起,屈肘;术者握住骨折部,双手四指在折骨近端的掌侧,双拇指在折骨远端的背侧,用力向掌侧推挤折骨远端,其余手指向背侧拉近端,折骨即复位。

固定:外敷正骨散。于折骨近端的掌侧、折骨远端的背侧及桡侧各压一棉垫,然后用90°肘部纸板两侧固定。固定后拍摄X线片检查对位对线良好,每周复查1次。6周时再拍X线片复查,折骨愈合良好,并拆除固定物,进行功能按摩,每3~7天1次,按摩月余,肘关节功能恢复正常。

按语:此病案为手法治愈右肱骨髁上骨折(伸直型)一例,伸直型在跌倒时,肘关节在微屈或伸直位,手掌先撑地,暴力自地面向上经前臂传达至肱骨髁部,将肱骨髁推向后上方,由上而下的身体重力将肱骨干推向前方,使肱骨髁上骨质薄弱处发生骨折。骨折线由前下方斜向后上方,骨折近端向前移位而骨折远端向后上移位,骨折处向前成角畸形,患者在跌倒时,肱骨下端除接受前后暴力外,还同时伴有来自尺侧或桡侧的侧方暴力。因此,根据骨折远端侧方移位的方向又分为尺偏型和桡偏型。在手法治疗此骨折时应做到"稳、准、快"的特点,力争一次成功。如果不满意时,两助手须加大牵引力,即可奏效。还要特别注意矫正折骨远端的尺侧移位,以防愈合出现肘内翻畸形。外固定不宜过紧,要以脉搏跳动是否正常来判断其松紧程度。

二、外治法

1. 整复　患者仰卧,两助手分别握住其上臂和前臂,在前臂中立位对抗牵引,纠正重叠移位。若存在旋转移位应首先纠正。纠正以上移位后,整复伸直型骨折,用按正手法矫正侧方移位,再以两拇指从肘后推远端向前,两手其余四指重叠环抱骨折近端向后拉,并令助手在牵引下徐徐屈曲肘关节,常可感到骨折复位时的骨擦感。整复屈曲型骨折时,手法与伸直型相反,在牵引后将远端向背侧压下,并徐徐伸直肘关节。尺偏型骨折容易发生肘内翻畸形,整复时应注意纠正。

2. 固定　夹板固定伸直型骨折肘关节固定于屈曲 90°~110° 位置 3 周。夹板上端应达三角肌中部,内外侧夹板超肘关节,前侧板稍短,下端呈月牙形。屈曲型骨折肘关节固定于屈曲 40°~60° 位置 2 周,以后逐渐屈曲至 90° 位置 1~2 周。伸直型在骨折近端的前侧放置一平垫,在骨折远端后侧放置一梯形垫,防止再次移位。尺偏型应在肱骨内髁的内侧放置一梯形垫,纠正残余尺偏和防止再移位倾向,桡侧型应在肱骨外髁部放置一梯形垫。

3. 手术　小儿骨折或复位后相对稳定的骨折,手法复位后可行交叉克氏针内固定。开放性骨折、不稳定性骨折经手法整复失败后或合并神经血管损伤的骨折可行切开复位内固定。

三、经验方及常用中成药

见骨折总论部分。

肱骨髁间骨折

【概述】

肱骨髁间骨折是肘关节的一种严重损伤,这种骨折常呈粉碎性,闭合复位困难,开放复位缺乏有效的内固定从而造成肘关节功能障碍、骨不连或畸形愈合者并不少见,对肘关节功能将有严重影响。无论采用闭合手法复位,还是手术开放复位,其最终效果都不尽满意。应加以重视。

【主要病因病机】

有明显的外伤史。肘关节外伤后有剧烈疼痛,压痛广泛,肿胀明显,关节腔内有瘀血,可伴有皮下瘀斑。骨折移位严重者可有肱骨下端横径变宽,重叠移位重者可有上臂短缩畸形。肘关节呈半伸位,前臂旋前,肘后三角形骨性结构紊乱,可触及骨折块,异常活动,轻微活动即骨擦感明显。肘关节屈伸活动严重障碍。注意可合并神经、血管损伤,有桡动脉搏动减弱或消失,腕手部皮肤温度颜色改变,感觉、运动功能丧失,检查时应予以注意。

正位和侧位 X 线片可帮助评估骨折移位和粉碎程度,需注意的是骨折真实情况常比 X 线片的表现还要严重。判断骨折粉碎程度还可行多方向拍片或 CT 检查,但因大多数骨折呈明显粉碎,术前很难判断小骨块的原始位置。对无移位或轻度移位者,必须仔细阅读 X 线片,以便区分纵向的髁间骨折和简单的髁上骨折。肱骨髁间骨折分为 A、B、C 三型:A 型为 T 形骨折伴移位;B 型为干骺端粉碎,髁间为简单骨折;C 型为干骺端与髁间均粉碎。

【辨证注意点】

根据受伤史、临床表现及 X 线表现可作出诊断。但需注意与肱骨髁上骨折鉴别,伤后两者均有肘部肿胀瘀斑,有同样畸形,局部都有压痛,移位骨折均有骨擦感和异常活动。但肱骨髁间骨折肘后三角关系改变,压痛范围更加广泛,肱骨髁上骨折则肘后三角关系正常。X 线片检查显示肱骨髁间骨折波及关节面,关节面破坏,肱骨髁上骨折未波及关节面。

【辨证思路】

肱骨髁间骨折辨证思路流程图

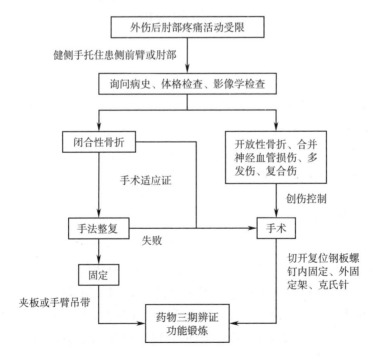

【病例思维程序示范】

朱某,男,26 岁,2017 年 5 月 11 日初诊。

主诉:跌倒致右肘疼痛活动受限 1 小时。

现病史:1 小时前患者打篮球时不慎跌倒,右肘着地,即感右肘疼痛活动受限来院急诊。检查:患者右肘处肿胀明显,局部压痛(+),肘部可及骨擦感,患肢末梢血循、感觉、活动可。X 线片提示右肱骨髁间骨折,断端短缩,向后方,尺侧成角移位。舌红质紫,苔薄,脉细。

辨证思维程序:

第一步:明确诊断。患者有明确外伤史,结合体格检查及 X 线检查可明确诊断。

第二步:辨证论治。结合 X 线确定骨折类型,此患者骨折无手术指征,可选择保守治疗。

第三步:根据骨折类型选择复位手法及固定方式。

第四步:手法复位,患者仰卧,肩外展 70°~80°,屈肘 50°,前臂中立位。采用局部麻醉或臂丛神经麻醉。两助手分别握其上臂和前臂,做顺势拔伸牵引,待肱骨下端与髁部重叠牵开后。首先整复两髁的旋转分离移位,术者面对患者,以两手的拇、食、中指分别捏住内、外两上髁部,同时向中间进行挤压,同时做轻微的摇晃手法,直至两上髁宽度和髁部外形恢复为止;术者也可用两手掌相对挤按内、外两上髁部,使纵向分离骨折线嵌合。再整复尺偏移位,术者一手仍要握住内、外髁部做临时固定,另一手握住患肢骨折近端,术者将骨折远端髁部向外推按,将骨折近端向内推按;骨折复位满意后术者仍要手持骨折部位做临时固定。最后整复前后移位,助手稍加牵引力使短缩、重叠移位改善后,将髁部向患肢前方端提,将骨折近端向后推按;复位成功后,术者手持骨折部位临时固定,屈肘 90° 夹板固定,根据患者原始骨折移位情况,在肘后侧及尺侧加压垫,内外侧夹板下端超出内外髁 3~5cm,并于胶布固定,三角巾悬吊,固定 4~6 周。

第五步:内服中药　复元活血汤加减

处方:柴胡 15g　天花粉 10g　当归尾 10g　红花 6g　穿山甲 10g　酒浸大黄 10g　酒浸桃仁 12g　骨碎补 12g　续断 9g　苏木 9g　三七 6g　丹参 12g

5剂,水煎服,每日分2次服用。

第六步伤后第3天、1周、2周、4周复诊复片。固定3周后可酌情行功能锻炼。

【医案、外治法、经验方及常用中成药】

一、医案

陆银华医案(《中国现代名中医医案精华》)

方某,男,16岁。初诊:1965年1月10日。

18天前跌仆,左手掌撑地,当时左肘即感剧痛,左肘不能伸屈动弹,动则疼痛加剧。局部瘀肿。曾经当地医师复位3次症状未减轻,反而瘀肿益甚,疼痛不堪。摸诊:左肱骨下端向后移位畸形。

X线片示:左肱骨髁间骨折,远端向背侧移位。

诊断:左肱骨髁间陈旧性骨折。

治疗:①用拔伸复位,X线透视见复位良好;②外敷四黄膏,嘱每3天换药1次;③夹板夹缚固定④内服破血消瘀退肿之剂。

处方:归尾、赤芍、泽兰各6g 桃仁、茜草、川续断、生姜各9g 生地黄17g 川芎、乳香、没药各3g 红花7.4g 嘱握拳锻炼。

二诊:1月16日。肿痛俱瘥。X线片见位置仍好。

处理:①继续换药、固定;②内服活血消瘀,舒筋活络为主。

处方:当归6g 赤芍、茜草、生姜、川续断、秦艽、五加皮各9g 川芎、红花各3g 生地黄12g

三诊:1月29日。瘀肿全消,用力屈肘时略有疼痛。

处理:继续换药,内服参茸丸,每日2次,每次1丸,继续功能锻炼。

四诊:2月9日。患手已能触及同侧肩峰。

处理:内服益气养血舒筋之剂。

处方:党参、白术各9g 茯苓、当归、秦艽、五加皮各6g 甘草、川芎、红花各3g

半个月后复查见功能基本恢复,嘱回家调养。

按语:肱骨髁间骨折是肘部较严重的典型的关节内骨折,较为少见。多发于成人。多由较严重的间接暴力所致。根据受伤机制和骨折端移位方向可分为伸直型和屈曲型。伤后肘部疼痛,肿胀严重,有皮下瘀斑,肘关节呈半屈曲位,前臂旋前,鹰嘴部后突,有移位时肘后三角关系发生改变,肘关节屈伸活动功能障碍。局部压痛明显,并可扪及骨擦音,应注意检查桡动脉搏动情况,腕和手指的感觉、皮温、颜色和活动能力,以便确定有无血管和神经损伤的并发症。

二、外治法

1. 整复 对于移位不明显或仅有轻度前后成角移位的骨折,可不复位直接行外固定,仅用直角托板加"8"字绷带固定,根据骨折伸直或屈曲成角的程度,调节肘关节固定的角度以维持较理想的位置。

移位明显的应该进行手法整复,整复方法:患者仰卧,肩外展70°~80°,屈肘50°(屈曲型)或90°(伸直型),前臂中立位。采用局部麻醉或臂丛神经麻醉。两助手分别握住其上臂和前臂,做顺势拔伸牵引,待骨折近端与远端重叠牵开后,先整复两髁的旋转分离移位,术者面对患者,以两手的拇、食、中指分别捏住内、外两上髁部,同时向中间进行挤压,同时做轻微的摇晃手法,直至两上髁宽度和髁部外形恢复为止;术者也可用两手掌相对挤按内、外两上髁部,使纵向分离骨折线嵌合。如整复已满意,再整复尺偏或桡偏移位,术者一手仍要握住内、外髁部做临时固定,另一手握住患肢骨折近端,如为尺偏移位,术者将骨折远端髁部向外推按,将骨折近端向内推按;如为桡偏移位,轻度可不整复,较重者,术者将骨折远端髁部向内推按,将骨折近端向外推按,骨折复位满意后术者仍要手持骨折部位做临时固定。最后整复前后移位,如为伸直型骨折,助手稍加牵引力使短缩、重叠移位改善后,将髁部向患肢前端提,将骨折近端向后推按;如为屈曲型骨折,术者将骨折远端髁部向患肢后方推按,骨折近端向前端提。复位成功后,术者手持骨折部位临时固定,以待助手进行夹板固定。

2. 固定 夹板的规格、压垫的安放及包扎的方法等,均参见肱骨髁上骨折固定方法。但肱骨髁间骨折有较重的倒"八"字旋转分离移位者,在内、外上髁部需加压垫。如作上臂超肘关节夹板固定时,可将内、外侧夹板下端延长到内、外髁下3~5cm,包扎后在伸出肘下的夹板延长部位再用胶布条横行粘贴一圈,以加强两夹板的远端固定力。固定完毕后用三角巾悬吊。如有远端沿纵轴内旋移位时,可加用上臂外旋托架,夹板固定14周左右。

三、经验方及常用中成药

见骨折总论部分。

尺骨鹰嘴骨折

【概述】

尺骨鹰嘴作为肘关节的体表标志,软组织覆盖薄弱,且为松质骨,故遭遇外力后容易造成骨折,多发病于老年人及成年人,儿童较少见。

【主要病因病机】

直接、间接暴力都可以造成尺骨鹰嘴骨折。直接暴力如跌倒时肘尖部着地或顶撞硬物,或直接击打外伤,常造成粉碎性骨折,但肱三头肌的牵拉作用可能不明显,故骨折块移位可不明显。间接暴力为跌倒时肘关节突然屈曲处于半伸位,掌心着地,重力及外作用力集中于尺骨半月切迹,同时肱三头肌强力收缩,造成尺骨鹰嘴撕脱,骨折近端被肱三头肌牵拉向上明显移位。

【辨证注意点】

一、明确本病临床特征

外伤后肘后部疼痛、肿胀、淤青、功能障碍,多提示存在骨损伤。体格检查必须完善:体征上肘后部压痛,或尺骨鹰嘴向上突起,可及骨擦音,如瘀血明显,尺骨鹰嘴两侧凹陷隆起。相邻关节亦需要体检避免漏诊。

二、判断骨折类型及移位程度

根据损伤机制、骨折块形态学等明确骨折分型,利于指导治疗的选择及评估预后。辅助检查一般只需摄肘关节正侧位 X 线片就能明确诊断,了解骨折类型及移位程度。尺骨鹰嘴常用的骨折分型为 Schatzker 分型(图 1-16),共分六型,分别为横形骨折、横向 - 压缩性骨折、斜形骨折、粉碎性骨折、远端斜形骨折、骨折伴脱位。

三、骨折是否存在合并伤及并发症

尺骨鹰嘴骨折多由直接暴力引起,软组织覆盖不足,根据外伤暴力性质、程度及体格检查,初步判断骨折损伤严重程度、有无合并周围关节及神经血管等损伤。当注意有无伴随桡骨头或肘关节脱位,有无尺神经损伤或迟发性损伤。

四、决定是否需要手术

根据骨折类型及移位程度,骨折移位超过 2mm、闭合复位不能复位或不稳

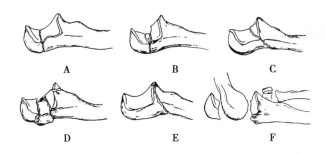

图 1-16 尺骨鹰嘴骨折 Schatzker 分型

A. 横形骨折；B. 横向 - 压缩性骨折；C. 斜形骨折；D. 粉碎性骨折；E. 远端斜形骨折；F. 骨折伴脱位

定的骨折，原则上需要手术。

【辨证思路】

尺骨鹰嘴骨折辨证思路流程图

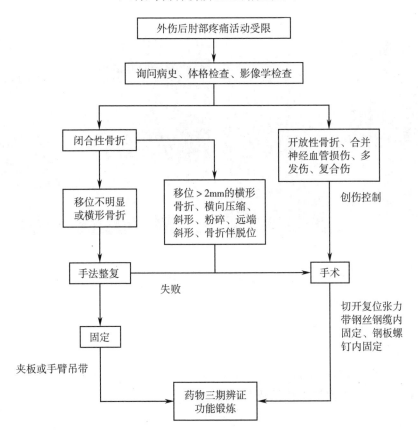

【病例思维程序示范】

臧某,女性,43 岁,2019 年 7 月 16 日急诊首诊,因骑车摔倒左肘顶撞硬物后疼痛出血半小时。否认其他部位疼痛,无左上肢麻木。体检:左肘关节肘后三角存在,尺骨鹰嘴部肿胀、淤青,偏下方存在约 0.5cm 裂伤,可见活动性出血,未见骨外露,伤口周围无明显污染物,其余四肢关节无压痛,末梢血运、感觉良好。

辨证思维程序:

第一步:详细采集病史及体格检查,明确损伤机制及暴力能力,评估是否伴随有其他部位、系统损伤,是否伴有神经、血管损伤,如本例为较低能量的损伤,累及单一关节部损伤伴有软组织裂伤,故先予简单包扎。

第二步:摄肘关节正侧位明确有无骨折、骨折类型便于评估损伤严重程度及指导下一步治疗,此例 X 线片如图 1-17:

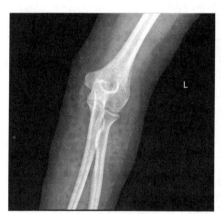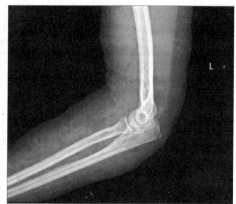

图 1-17　患者左肘关节正侧位 X 线片

阅片后仅见尺骨鹰嘴撕脱性骨折,有必要补充体检触摸顶部是否空虚,排除肱三头肌肌腱撕裂、断裂等可能。

第三步:存在软组织的裂伤,优先处理软组织,清创包扎后再予屈肘 20°位长臂石膏固定。

第四步:门诊定期换药、观察患处肿胀及伤口愈合情况,定期复查肘关节正侧位 X 线片观察骨折移位及愈合情况。

【医案、外治法、经验方及常用中成药】

一、医案

林如高医案（《中国百年百名中医临床家丛书》）

陈某，男性，长乐县农民，就诊日期：1975年7月20日，病案号：750760。

病史摘要：患者3天前在田间劳动时不慎摔倒后，右肘肿胀、疼痛、畸形，曾在当地医院拍片诊断为"右尺骨鹰嘴骨折"。给予复位、固定，未见效，转笔者医院。检查：面色苍白，痛苦呻吟，以左手托扶右前臂。右肘呈半屈伸位，肘后明显肿胀，鹰嘴骨两侧凹陷处隆起。局部皮下瘀斑、压痛明显，可摸到骨折裂隙，右肘关节活动障碍。X线片（片号7682）：右尺骨鹰嘴骨折，近折端向上移位。

诊断：右尺骨鹰嘴骨折。

治疗经过：先在右肘后穿刺抽出积血30ml，以鹰嘴骨折整复手法复位，将肘关节伸直至150°，随即用夹板固定，后侧板超肘，并在鹰嘴骨后置坡形垫一个，以消炎膏外敷，服退癀消肿汤，练伸掌握拳。1周后局部肿痛减轻，改敷消肿散，服壮骨强筋汤。2周后局部只有轻度肿胀，外敷消毒散，继续内服壮骨强筋汤。3周后局部无肿痛，仍继续用上药，练托手屈曲、双手推车动作。4周后（8月20日）X线片复查：骨折处已有中等量骨痂。增加练滑车拉绳、手摇纺纱动作。5周后解除外固定，以舒筋活血洗剂熏洗右肘关节。6周后右肘活动正常。

按语：本案为林如高治疗尺骨鹰嘴骨折验案之一。此医案中内容详尽，囊括了病史采集、体检、复位及骨折三期辨证治疗，是中医骨伤处理骨折的经典案例。

二、外治法

1. 整复　尺骨鹰嘴骨折多属于关节内骨折，要求解剖复位，避免发生创伤关节炎。对于无移位、或对于老年患者功能要求低者，可考虑行保守治疗。患者屈曲肘关节30°~45°，助手握住前臂，术者拇指推挤骨折近端往远端靠拢，助手缓慢屈伸肘关节数次，使半月切迹关节面恢复平整。后长臂石膏固定于肘关节屈曲20°~60°4周，视复查骨折愈合再决定是否延长固定时间及更换肘关节屈曲角度。

2. 手术　尺骨鹰嘴骨折的治疗目标是获得无痛的功能，主动伸直功能的丢失在移位骨折中很常见。解剖复位和坚强的内固定对于功能和创伤性关节炎的预防至关重要，早期的功能锻炼可以降低创伤后关节纤维化的概率，故对于移位明显、整复后不能复位者,应选择手术治疗。

张力带钢丝对于简单的横形骨折非常有效,张力带钢丝固定经济方便,软组织激惹发生概率少,手术技术学习曲线较低,但是对于斜形、粉碎、乙状切迹以远的骨折常引起内固定失败,故使用张力带固定应掌握严格的指征。使用此技术需要掌握几个小技巧:克氏针尽可能平行、钢丝或钢缆加压时两侧同时加压以减少剪切应力;克氏针使用高速钻钻入,建议突破对侧皮质后再回退,近端弯头埋入劈开的肱三头肌肌腱下方及修补肌腱避免后续功能活动时造成克氏针松动退针。

钢板内固定运用于复杂骨折、乙状切迹以远骨折及复杂的骨折脱位能取得良好的固定作用。钢板固定在固定的稳定性及加压效果明显优于张力带钢丝,但是此处软组织浅薄,常造成软组织覆盖欠佳,屈曲肘关节时软组织张力过大造成激惹,甚至早期出现伤口感染概率发生大于张力带。

3. 功能锻炼 外固定期间功能锻炼主要集中于相邻关节的主被动锻炼,坚强内固定的患者除了加强远近端关节的正常功能活动,更应该加强肘关节的屈伸功能的主被动锻炼,避免肘关节僵硬、骨化性肌炎等发生可能。

三、经验方及常用中成药

见骨折总论部分。

桡骨头骨折

【概述】

桡骨头是肘关节的重要组成部分,参与构成稳定肘关节的作用,更是前臂旋转的中心。桡骨头位于关节囊内,桡骨颈大部分被环状韧带包绕,类似于囊内骨折,临床症状可不显著,故不易引起病患重视,易引起延误治疗。正侧位摄片时部分桡骨头被冠状突遮挡,可能造成非明显移位的骨折造成漏诊。桡骨头血供不佳,如漏诊、误诊、处置不当容易造成桡骨头坏死,或造成前臂旋转功能障碍、创伤性关节炎,故临床上需要引起足够警惕及慎重诊治。桡骨头骨折主要见于中老年患者,亦可见于儿童。

【主要病因病机】

桡骨头骨折多由间接暴力引起。跌倒时,肘关节伸直或者稍屈曲位,肩关节外展位手掌撑地,前臂大多处于旋前位,此时肘关节置于强力外翻位,从而使得桡骨头猛烈撞击肱骨小头引起桡骨头骨折。

【辨证注意点】

一、明确本病临床特征

外伤后桡骨头部疼痛,疼痛严重程度、肿胀、淤青可不明显,前臂旋转受限是本病最重要的临床表现。体征上桡骨头部压痛,肘关节屈伸,尤其是前臂旋转后疼痛加重,肘外翻挤压试验阳性。

二、判断骨折类型及移位程度

明确外伤暴力性质、程度,利于并根据骨折块形态学进行骨折分型,常用Mason 分型(图 1-18),共分四型,分别为 I 型骨块无移位的骨折、II 型骨块有移位的骨折、III 型粉碎性骨折、IV 型骨折伴肘关节后脱位。

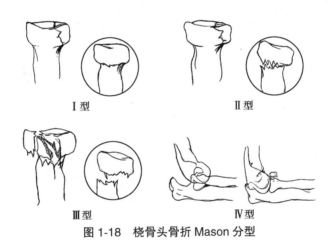

I 型   II 型

III 型   IV 型

图 1-18 桡骨头骨折 Mason 分型

三、骨折是否存在合并伤及并发症

注意远近端关节的体检以防相邻关节损伤的漏诊。根据症状、体征排查有无相邻结构骨折或神经、血管伤,高暴力损伤多导致肘关节脱位、桡神经损伤,应引起足够重视。肘关节正侧位 X 线片一般能明确诊断,但骨折部位发生于桡骨头近尺侧部或前后方部分塌陷,X 线片观察有一定的局限性,建议行密层平扫 CT 检查,必要时查肘关节核磁,也利于观察环状韧带有无损伤。

四、决定是否需要手术

对于移位大于 2mm、关节面骨折移位大于 30%,且对旋转有阻挡的桡骨头骨折,或伴有肘关节其他结构损伤造成肘关节的不稳定骨折及脱位均需要手术治疗。

【辨证思路】

桡骨头骨折辨证思路流程图

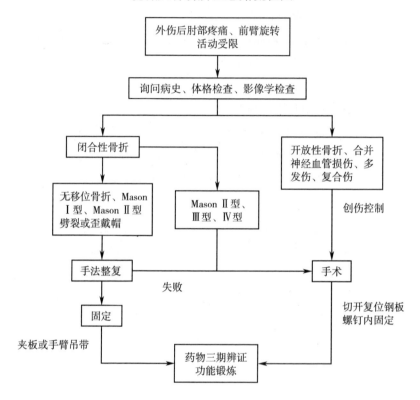

【病例思维程序示范】

王某,男性,35岁,2018年4月5日急诊首诊,因摔倒手撑地外伤致左肘关节疼痛,否认其他部位疼痛,无左上肢麻木。体检:左肘关节肘后三角存在,桡骨头部压痛,前臂旋转时诱发疼痛,尺骨鹰嘴及尺骨中上部无压痛,肱骨内外侧髁无压痛,肩关节、腕关节活动无障碍及诱发疼痛,末梢血运、感觉良好。

辨证思维程序:

第一步:详细询问病史结合体格检查初步判断损伤严重程度及作出相对应的鉴别诊断,勿忘相邻关节的体检及神经、血管的评估。

第二步:因肘后三角存在可能严重程度相对较轻故暂时不临时固定是可

以接受的。摄肘关节正侧位 X 线片明确骨折的类型,利于指导治疗,如摄片未见明显骨折而结合病史及体征又高度怀疑有损伤,建议行 CT 检查或先遵照骨折固定处理至 1~2 周后复查 X 线片。本例 X 线片如下(图 1-19):

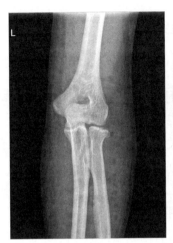
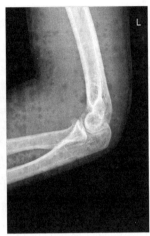

图 1-19　患者左肘关节正侧位 X 线片

此例属 Mason Ⅱ型,可考虑行复位或克氏针撬拨复位选后位外固定,亦可以选择手术治疗,临床上最终的治疗选择由多因素来决定,需考虑骨折类型、年龄、功能要求、经济情况等。

第三步:最终充分沟通后选择切开复位内固定术,固定时切记前臂旋前位固定减少骨间背神经的损伤,固定后术中应该进行前臂旋前旋后被动动作确定有无崁顿(图 1-20)。

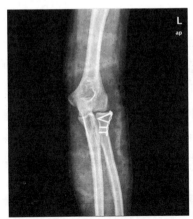
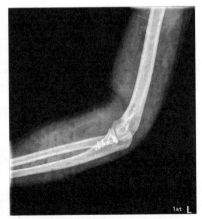

图 1-20　手术后患者左肘关节正侧位 X 线片

第四步:配合骨折三期辨证论治及指导功能锻炼,定期复查。

【 医案、外治法、经验方及常用中成药 】

一、医案

董万鑫医案(《中国现代名中医医案精华》)

福某,男,12 岁。

初诊:1978 年 5 月 8 日。

主诉:4 天前因跑步不慎摔倒,右肘部着地,立即右肘部肿胀,疼痛剧烈,不能活动。

诊查:右肘部肿胀,皮肤青紫,肘关节及前臂旋转功能受限,桡骨头局部压痛明显,无明显骨擦音。X 线片确诊为右桡骨头骨折"歪戴帽"。

治疗:患者坐位,把前臂放在桌上,前臂旋前,肘外侧在上,这样便于医师施用手法,术者两手握住肘部,双手拇指由桡背侧从下往上轻轻向上推挤桡骨头直至复位。复位后外敷正骨散,将折骨向原错位的方向处压一长方形棉垫,用两块纸分别放在掌侧、背侧,长度由肘关节至腕上,再于桡侧放一条形硬纸板,然后屈肘 90° 用绷带固定。每周复查 1 次,5 周时解除外固定,做功能锻炼,6 周时肘屈伸及前臂旋转功能完全恢复。

按语:本案为董万鑫治疗桡骨头骨折验案之一。桡骨头骨折常呈"歪戴帽状",中医骨伤对于此类型的骨折有其丰富的临床经验,手法推挤、克氏针撬拨等能很好地进行复位,手法机触于外,巧生于内。另外桡骨头骨折常顾虑骨不连、桡骨头坏死,三期辨证用药能促进瘀血新生、新骨形成,势必比单纯固定、自然愈合有优势。

二、外治法

桡骨头骨折呈"歪戴帽"状较多,新鲜骨折容易复位,复位时由下往上推挤就能复位,手法机触于外,巧生于内,灵活运用,如果至 4 周后折骨端稳固,可拆除夹板,动静结合,早期功能锻炼。手法复位、夹板固定是极具中医骨伤特色的,需要更好的传承。保守治疗:桡骨头骨折属于关节内骨折,除非是移位不明显者,原则上应解剖复位坚强固定利于早期功能活动。对于轻度移位或桡骨颈骨折"歪戴帽"不愿意接受手术的患者,进行充分沟通后,可选择整复及固定。

1. 整复

(1)推挤复位:患者仰卧或坐位,助手固定上臂,术者站于患侧,整复前拇指触摸确认桡骨头,牵引前臂使肘关节伸直内收位来回旋转,结合 X 线片骨折移位方向拇指推挤骨折块,使其复位。

(2)撬拨复位:对于桡骨颈骨折"歪戴帽"者,局部麻醉后,C 臂机导航下克氏针部分钻入桡骨头外侧部,向内上方撬拨使骨折块复位。

2. 固定　一般选择长臂旋后位屈肘 90° 石膏固定 4~6 周,远端建议过腕关节固定避免前臂旋转造成骨折复位丢失,肘关节部绑带行"8"字固定,利于维持屈肘位及减少软组织压迫。如 3~4 周复片骨折愈合较明显,改为伸直位或屈曲 20° 固定,以免造成肘关节僵硬、伸直障碍。

3. 手术　桡骨头骨折常伴随桡骨头脱位、孟氏骨折、肘关节恐怖三联征等出现,需要手术治疗重建肘关节稳定性。对于部分 Mason Ⅱ型及 Mason Ⅲ型,可选择切开复位支撑钢板固定,通过 Kocher 或 Kaplan 入路显露桡骨头及桡骨颈,手术要点谨记不要剥离骨膜,劈开外侧副韧带固定结束后需要修补完整,固定时前臂必须位于前臂旋前位以保护骨间背神经,且螺钉勿超过对侧皮质,固定完成后检查前臂的旋转功能。对于骨折粉碎严重患者或老年患者,可考虑行桡骨头切除,但是可能会造成肘关节及前臂的不稳定,故亦可以选择假体置换,假体置换能维持肱桡关节,维持肘关节和尺桡骨轴线的稳定性,在肘关节评分、缩短手术时间、降低骨不连发生率方面优于复位内固定治疗,但是假体置换也存在学习曲线较长,肱桡关节接触太紧导致磨损、疼痛、功能活动减退等问题。

三、经验方及常用中成药

见骨折总论部分。

孟 氏 骨 折

【概述】

孟氏骨折,即 Monteggia 骨折 - 脱位,指尺骨上 1/3 骨折并桡骨头脱位,具体指尺骨半月切迹以下的上 1/3 骨折,桡骨头同时自肱桡关节、上尺桡关节脱位而肱尺关节无脱位。需与尺骨鹰嘴骨折合并肘关节前脱位区分开。孟氏骨折是上肢常见的复杂的骨折合并脱位,可发生于各个年龄段,儿童较多见。在儿童,通常采取非手术治疗,成人则需切开复位内固定。

【主要病因病机】

孟氏骨折多由间接暴力引起。损伤体位包括伸直型、屈曲型、内收型,也存在特殊类型。伸直型较常见,多发生于儿童,跌倒时前臂旋后,手掌着地,肘关节处于伸直位或过伸位,桡骨头冲破或滑出环状韧带的约束向前外方脱出,尺骨骨折突向掌侧及桡侧成角。屈曲型多见于成人,跌倒时前臂旋前,手掌着地,肘关节处于屈曲位,造成尺骨横断或短斜形骨折,突向背侧、桡侧成角,桡骨头向后外方滑脱。内收型多见于幼儿,跌倒时手掌着地,肘关节处于内收位,造成尺骨冠状突下方骨折并突向桡侧成角,桡骨头向外侧脱出。特殊型损伤暴力常更大,多为高处坠落伤手掌着地,肘关节处于伸直或过伸位,暴力传导至旋转弓平面力学薄弱处造成尺桡骨上 1/3 双骨折并使桡骨头向前脱位。

【辨证注意点】

一、明确本病临床特征

外伤后前臂疼痛、肿胀、肘关节及前臂功能障碍。体征上在肘关节前、外或后方可触及脱位的桡骨头,尺骨上 1/3 可及骨擦音或异常活动。

二、判断骨折类型及移位程度

明确外伤暴力性质、程度、体位,利于初步判断骨折损伤严重程度。根据损伤机制及骨折、脱位方向进行分型,采用 Bado 分型(图 1-21),共分为四型,Ⅰ 型为尺骨中或近 1/3 骨折伴桡骨头前脱位,Ⅱ 型指尺骨中或近 1/3 骨折伴桡骨头后脱位、常伴有桡骨头骨折,Ⅲ 型为尺骨骨折就在冠状突远侧伴桡骨头侧方脱位,Ⅳ 型指尺骨中或近 1/3 骨折伴桡骨头前脱位及桡骨近 1/3 骨折。

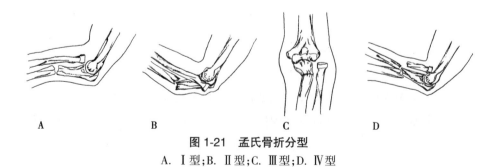

A   B   C   D

图 1-21　孟氏骨折分型
A. Ⅰ型;B. Ⅱ型;C. Ⅲ型;D. Ⅳ型

三、骨折是否存在合并伤及并发症

接诊及后续观察中注意肢体肿胀程度、末梢感觉、血运等情况,注意筋膜间隔综合征的早期发现及桡神经是否损伤或迟发性损伤。摄尺桡骨正侧位 X 线片明确诊断,了解骨折移位程度及桡骨头脱位方向。该正侧位片必须包括肘关节及腕关节,避免相邻结构损伤的漏诊。如急诊复位桡骨头脱位失败或担心肘关节稳定性差,建议查肘关节核磁观察环状韧带损伤情况。

四、决定是否需要手术

对于孟氏骨折,如存在如下情况者需要手术治疗。手法复位失败或复位后不稳定重新移位者、尺骨多段骨折及伴有桡骨头骨折者、尺骨开放性骨折需要清创者、多发性骨折需要切开复位者、伴有神经损伤者、陈旧性损伤致使肘关节屈伸及前臂旋转功能受限者。

【辨证思路】

孟氏骨折辨证思路流程图

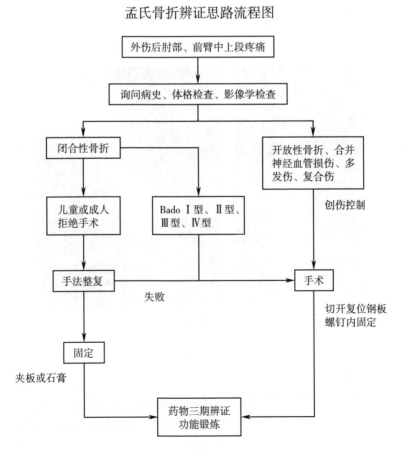

【病例思维程序示范】

伍某,男性,14岁,2019年7月2日急诊首诊。患者骑车摔倒手撑地外伤致右前臂肿痛畸形半小时,否认其他部位疼痛不适,无右上肢麻木,体表无皮损出血等。体检:神清,右前臂畸形外观,肘关节肘后三角消失,前臂中上段压痛,相邻关节无压痛,右腕背伸、拇指外展等功能正常,末梢血运、感觉正常。

辨证思维程序:

第一步:详细追问病史、明确损伤机制,详细体格检查,相邻关节体检不可或缺,如高暴力损伤,脊柱、其余四肢、胸廓腹部的亦应进行,排除多发伤、复合伤、伴随神经血管伤;有明显畸形,建议先予夹板等临时固定,避免搬运途中受到二次损伤加重病情。

第二步:摄尺桡骨正侧位片,必须包括肘关节及腕关节,以免上下尺桡损伤的漏诊。摄片明确诊断,明确骨折类型,便于指导下一步治疗。此例患者如图1-22,为孟氏骨折 Bado Ⅱ型。

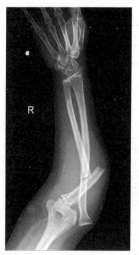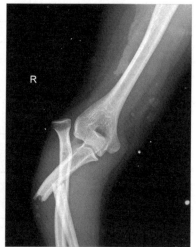

图 1-22　患者右尺桡骨正侧位 X 线片

第三步:逆损伤机制复位并予固定,原则上先整复桡骨头脱位再整复尺骨骨折。

此患急诊整复失败,未能复位桡骨头脱位,可能牵引力量不够或有软组织卷夹导致(图1-23)。可尝试再次复位,如果肿胀已明显,不可进行反复整复以免造成损伤加大可能。

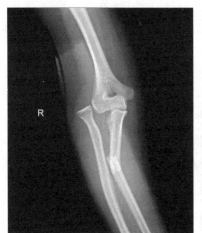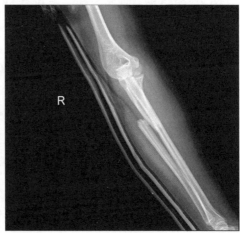

图 1-23　急诊整复后患者右尺桡骨正侧位 X 线片

第四步:前臂整体作为一个关节,孟氏骨折为前臂严重的骨折脱位,原则上需要解剖复位坚强固定,此患者虽为 14 岁但是桡骨头及尺骨近端的骨骺已闭合,可行钢板固定,故收治入院急诊切开复位内固定,术中尺骨复位固定后桡骨头脱位复位,故无需再探查环状韧带等,术后予石膏固定保护即可。术后复片如下(图 1-24):

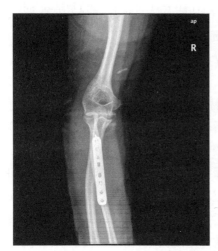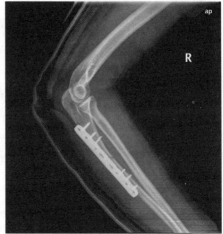

图 1-24　手术后患者右尺桡骨正侧位 X 线片

第五步:术后早期患肢肿胀较明显,胃纳欠佳,体温正常,舌质黯苔薄腻,脉弦滑,筋骨损伤、瘀血凝滞,舌脉佐证,属气滞血瘀,治拟新伤续断方,佐以利水消肿、开胃。

处方:当归 9g 地鳖虫 9g 乳没各 9g 煅自然铜 15g 先下 丹参 9g 骨碎补 15g 泽兰叶 9g 延胡索 15g 苏木 9g 川续断 9g 桑枝 9g 桃仁 9g 车前子 15g 六神曲 9g

主方紧抓跌仆新伤之病机,以气血立论,以气为主、以血为先,故治拟活血祛瘀为主,瘀血不祛则新血不生,筋骨难利,折骨难合,方中当归、地鳖虫、桃仁、泽兰、苏木、丹参、没药等活血化瘀、消肿止痛,乳香、延胡索为血中气药,活血祛瘀、理气止痛,骨碎补、川续断、煅自然铜、桑枝散瘀血、利关节、续伤断,综上使新血生长、筋脉通畅、折骨续合。嘱患者积极进行掌指关节、指间关节的屈伸功能锻炼。

【医案、外治法、经验方及常用中成药】

一、医案

胡黎生医案(《中国现代名中医医案精华》)

徐某,女,18 岁。

主诉:昨晚坠于地沟内,左手触地跌伤,肘部肿痛不能活动而来诊。

诊查:左肘关节及前臂明显肿胀,肘后下方尺骨向后侧成角畸形,可触及骨擦音,异常活动,肘外后侧隆凸,可触及脱出之桡骨头,压痛广泛明显,肘关节屈伸及前臂旋转功能均受限;腕、手运动功能及感觉未见明显异常改变。X线示尺骨上段为短斜骨折,断端向背侧桡侧成角,桡骨头向后外侧脱出。

诊断:左尺骨上段骨折伴桡骨头脱位(屈曲型)。

治疗:拟手法复位夹板固定。

患者平卧,患肢置中立位,一助手握患肢上臂中段,另一助手握腕部顺势拔伸,矫正重叠,并将前臂逐渐旋后,术者一手拇指置于脱出之桡骨头后外侧,四指置肘前方,拇指用力向内及掌侧推按桡骨头,有回位声表示桡骨头脱出已复位成功。在两助手拔伸下,术者两手拇指将尺骨断端向掌侧按挤,使尺骨断端复位。术者一手握住已复位尺骨断端及桡骨头部,做肘屈伸活动,无受阻即说明复位成功。复位后在前臂掌侧上段置一分骨垫,桡骨头部置一半环型垫,均用胶布固定,在掌背侧及尺桡侧分别放置适度夹板,而尺侧板上下端均置平垫,绷带夹缚。固定完成后,拍片检查,尺骨骨折已解剖复位,脱出之桡骨头已复位。患肢屈肘悬吊胸前,嘱做腕手功能锻炼。

按三期分治用药。5 天后复诊,尺骨骨折对位良好,脱出之桡骨头已复位,肿痛见消退,调整夹缚,每周复诊调整固定1次。2周后渐做肘关节屈伸功能锻炼。5周后复查,患肢肿胀完全消退,骨折脱位均对位良好。拍片复查:骨折线稍模糊,有骨痂形成,已临床治愈。解除固定物,外用熏洗药,加强肘关节屈伸及前臂旋转功能锻炼。又2周后复诊,患肘功能完全恢复正常。

按语:本案为胡黎生治疗尺骨上1/3骨折合并桡骨头脱位验案之一。此类骨折应问清受伤机制,因其是辨证及复位治疗的有力依据。中医骨伤在手法复位方面有丰富的临床经验及总结,且前臂的损伤是比较适合有中医特色的小夹板的使用。

二、外治法

术者在复位前必须了解骨折移位及桡骨头脱出方向,要熟知伤情,手法要稳、准,治多有效。保守治疗:此类骨折的儿童患者常行闭合治疗,如整复失败或陈旧骨折畸形愈合者选择手术治疗。复位应根据具体情况决定先复位脱位还是骨折,原则上一般先整复桡骨头脱位,再整复尺骨骨折。

1. 整复

(1)伸直型复位:患者仰卧,肩关节外展70°~90°,前臂处于中立位,助手两端拔伸牵引纠正重叠移位,术者拇指顶住桡骨头向尺侧、背侧挤压并缓慢屈曲肘关节至90°使桡骨头复位,再以拇指顶住尺骨骨折两端,近端骨折块向背侧按压纠正骨折移位。

(2)屈曲型复位:患者肘关节半屈曲位、前臂旋前,助手牵引纠正重叠移位,术者拇指顶住桡骨头外侧、背侧,向内侧掌侧挤按并缓慢伸直肘关节至0°使桡骨头复位,然后先向背侧加大成角,再逐渐向掌侧挤按使尺骨复位。

(3)内收型复位:患者肘关节伸直或半屈曲位,前臂旋后,助手拔伸牵引并外侧患肘关节,术者拇指顶住桡骨头外侧,向内侧推按桡骨头纠正脱位,同时亦能纠正尺骨向桡侧成角。

(4)特殊型复位:桡骨头脱位整复同内收型,桡骨头复位后再按尺桡骨双骨折进行牵引、分骨、按捺等手法进行整复。

2. 固定　以尺骨骨折平面为中心,塔垫置于移位骨折端,合适长度的夹板分别置于前臂掌、背侧与尺、桡侧,用扎带固定牢靠。伸直型固定于屈肘位4~5周,屈曲型、内收型固定于伸肘位2~3周后改为屈肘位固定2周。夹板固定谨记勤随访,对于活泼好动的儿童,建议管型石膏固定以免松动造成复位丢失。

3. 手术　尺桡骨作为一个整体视作一个关节对待,孟氏骨折是前臂严重的关节内骨折并有脱位,需要解剖复位坚强固定,故对于成年人,首选手术治疗。目前尺骨骨折的固定钢板多选用 3.5mm 有限接触动力加压钢板或者预塑形的尺骨鹰嘴钢板,约 80% 的患者复位及固定尺骨骨折后桡骨头能进行闭合复位并取得良好效果,对于解剖复位固定尺骨骨折后桡骨头仍然脱位或半脱位时,肱桡关节必须予以显露、探查,清除卷入关节囊或其他软组织,大多数患者不再需要修补环状韧带,如探查稳定性差者必须重建环状韧带。无论内固定或者外固定治疗,早期必须进行相邻关节的主被动功能活动。

4. 功能锻炼　遵循固定期积极进行远近端关节的主被动运动,去除固定后积极进行肘关节屈伸及前臂旋转功能锻炼。

三、经验方及常用中成药

见骨折总论部分。

尺桡骨双骨折

【概述】

尺桡骨骨折主要指尺桡骨干双骨折,青壮年多发,合并上下尺桡关节脱位临床较多见。

【主要病因病机】

直接暴力和间接暴力均可导致桡尺骨骨折的发生。直接暴力引起的骨折部位和类型与暴力的作用点有关,骨折常位于相同平面,受骨间膜牵拉的影响,两远折端常在一起,多为粉碎性和短斜形。间接暴力包括传达暴力和旋转暴力,传达暴力引起的骨折部位和类型与肩外展角度、肘屈曲角度有关,跌倒手掌触地,暴力向上传达导致桡骨中或上 1/3 骨折;残余暴力通过骨间膜转移到尺骨,造成尺骨骨折,尺骨骨折线位置较低,桡骨骨折为横形或锯齿状,尺骨骨折为短斜形;旋转暴力引起的骨折部位和类型与暴力大小和旋转方向有关,跌倒时身体同一侧倾斜,前臂过度旋前或旋后,发生双骨螺旋形骨折,骨折线的方向尺骨内上斜向桡骨外下。它们在导致骨折发生的同时,均可导致上尺桡关节或下尺桡关节的脱位。

【辨证注意点】

有明确的外伤史,如打击、挤压、碰撞等或跌倒时手掌着地的传达暴力,以及前臂被旋转机器绞伤所形成的旋转暴力等造成的骨折。伤后局部肿胀、疼痛、压痛明显,前臂功能丧失。完全骨折时多有成角畸形、骨擦音和异常活动,但儿童青枝骨折仅有成角畸形。

若骨折后患肢疼痛剧烈、肿胀严重,手指麻木发凉,皮肤发绀,被动活动手指疼痛加重,应考虑前臂骨 - 筋膜间室综合征。摄 X 线片时应包括肘关节和腕关节,除确定骨折类型和移位方向外,还可确定有无桡尺近侧、远侧关节脱位。根据受伤史、临床表现及 X 线表现可明确诊断。应与桡骨单骨折,尺骨单骨折相鉴别,X 线片可明确鉴别。

尺桡骨双骨折按关节内骨折要求处理,为最大限度恢复前臂功能需解剖复位,目前临床多行手术治疗。

【辨证思路】

尺桡骨双骨折辨证思路流程图

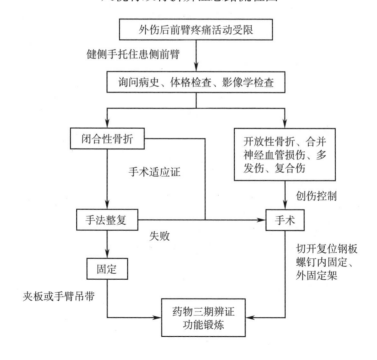

【病例思维程序示范】

Jones,男,26 岁,2017 年 3 月 14 日初诊。

主诉:摔伤致右前臂疼痛活动受限 2 小时。

现病史:2 小时前患者玩滑板时不慎跌倒,右手着地,即感右前臂疼痛活动受限来院急诊。检查:患者右前臂肿胀,畸形明显,局部压痛(+),前臂可及骨擦感,患肢末梢血循、感觉、活动可。X 线片提示:右尺桡骨中段骨折,断端向掌侧,尺侧成角移位。舌红质紫,苔薄,脉细。

辨证思维程序:

第一步:明确诊断。患者有明确外伤史,结合体格检查及 X 线检查可明确诊断。

第二步:辨证论治。结合 X 线确定骨折类型,此患者骨折无手术指征,可选择保守治疗。

第三步:根据骨折类型选择复位手法及固定方式。

第四步:手法复位,患者仰卧,肩外展 90°,屈肘 90°,前臂旋前位。采用局部麻醉或臂丛神经麻醉。两助手分别握其上臂和腕部,做顺势拔伸牵引,术者双手拇指在上,握住骨折端远端,采用折顶及回旋法复位;复位成功后,术者手持骨折部位临时固定,屈肘 90° 夹板固定,在前臂上下两端背侧加压垫,骨折断端掌侧加压垫,前臂中立位,屈肘 90° 三角巾悬吊固定,为防止患者旋转前臂加用防旋托,固定 4~6 周。

第五步:内服中药　复元活血汤加减。

处方:柴胡 15g　天花粉 10g　当归尾 10g　红花 6g　穿山甲 10g　酒浸大黄 10g　酒浸桃仁 12g　骨碎补 12g　续断 9g　苏木 9g　三七 6g　丹参 12g
5 剂,水煎服,每日分 2 次服用。

第六步:伤后第 3 天、1 周、2 周、4 周、6 周复诊复片,调整夹板松紧度及位置。

第七步:6 周后复片,骨折线模糊,有连续骨痂通过骨折线,拆除夹板,行功能按摩,指导患者行腕、肘关节功能锻炼,1 个月后,功能恢复良好。

【医案、外治法、经验方及常用中成药】

一、医案

段胜如医案(《段胜如临床经验》)

高某,女,20 岁,1989 年 1 月 17 日初诊。

主诉:5 个月前,右前臂被机器轧伤,当即送某医院急诊,照片示前臂双骨折,手法复位,石膏固定 1 个月,照 X 线片,对位不好。转某中医院,手法整复,夹板固定共 4 个月,发现右前臂背侧高凸轻度疼痛,右手旋转受限,转来笔者医院。照X线片,显示右桡尺骨干中下1/3横断骨折,骨折线明显,断端在同一水平,只有少量骨痂生长,向手背侧成角,测量为15°,压之稍痛,经患者同意,未用麻醉,令患肢前臂掌侧平放桌面,术者双手掌叠起放于高凸之尖顶,突然用大力下压,感到有一响声,高凸处变平,患者并不觉太痛,用四块夹板过腕关节固定,照X线片显示桡尺骨干骨折的成角畸形已平复,对位良好。嘱每周来复查1次,每日患肢伸直,手掌直压墙壁,用力推挤20下,1日3次,每月复查照片1次,经4个月的夹板固定及直臂平推锻炼,达到骨性愈合,停止治疗,嘱半年内不能从事重体力工作。随访3年,已恢复原工作,右前臂旋转功能良好,握力与健侧相等。

按语:尺桡骨双骨折后,尺断端间可发生重叠、旋转、侧移位和成角四种畸形,复位有的容易,有的很困难。但一些陈旧性尺桡骨干横断残留成角畸形的骨折,治疗手法比较简单,且有规律。无论骨折后3个月或6个月,只要骨断端间未完全骨性愈合,就可将前臂平放桌面上,若背侧成角,前臂掌面放于桌上。若掌侧成角,前臂背面放于桌上,术者双手叠掌,放于成角最高凸处,用大力下压,常能感到一响声,畸形立即平复。一次不成,可再二再三,直至高凸平复为止。然后用过腕关节的夹板固定,摄X线片为证。此法也可用于陈旧性股骨干骨折的成角畸形,疗效良好。

二、外治法

1. 整复 患者平卧,肩外展90°,肘屈曲90°,中、下1/3骨折取前臂中立位,上1/3骨折取前臂旋后位,由两助手作拔伸牵引,矫正重叠、旋转及成角畸形。桡尺骨干双骨折均不稳定时,骨折在上1/3,先整复尺骨;骨折在下1/3,则先整复桡骨;骨折在中段时,应根据两骨干骨折的相对稳定性来决定,前臂肌肉比较发达,加之骨折后出血肿胀,经牵引后重叠未完全纠正者,可用折顶手法复位;若斜形骨折或锯齿形骨折有背向侧方移位者,应用回旋手法复位;若桡尺骨骨折断端互相靠拢时,可用挤捏分骨手法,术者用两拇指和食、中、环三指分置骨折部的掌、背侧,用力将尺、桡骨间隙分到最大限度,使骨间膜恢复其紧张度,向中间靠拢的桡、尺骨断端向桡、尺侧各自分离。拔伸牵引过程,术者与助手沿前臂力线对抗牵引动作应柔和缓慢,逐渐加力,以免加大损伤及过牵分离致骨折端软组织嵌夹。旋转手法在整个复位过程最为重要,通过分骨手法作为支点,在松解骨折端周围软组织的同时,使尺桡骨骨折远端移向背、掌侧,并分开两骨折端,达到复位的目的。复位手法的顺序是:先拔伸,后旋转,再分骨。严重粉碎性骨折者,因其稳定性较差,复位后较难维持对位,慎用手法。多段骨折者,过度旋转只会加重骨折的移位,所以不宜采用手法复位。对于初期肿胀严重,特别是前臂上 1/3 者,因手感较差,应待肿胀消退后再行整复。

2. 固定　常用夹板固定。复位前桡尺骨相互靠拢者,可采用分骨垫放置在两骨之间;若骨折原有成角畸形,则采用三点加压法,各垫放置妥当后,依次放上掌、背、桡、尺侧夹板,掌侧板由肘横纹至腕横纹;背侧板由鹰嘴至腕关节或掌指关节;桡侧板由桡骨头至桡骨茎突;尺侧板由肱骨内上髁下至第五掌基底部;掌背两侧夹板要比桡尺两侧夹板宽,夹板间距离约 1cm。缚扎后,再用有柄托板固定,屈肘 90°,三角巾悬吊,前臂放置在中立位,固定至临床愈合,成人约 6~8 周,儿童约 3~4 周。

3. 手术　开放性骨折、整复失败的骨折以及不稳定型骨折,宜采用切开复位内固定。

三、经验方及常用中成药

见骨折总论部分。

盖 氏 骨 折

【概述】

盖氏骨折,即 Galeazzi 骨折 - 脱位,指桡骨远端 1/3 骨折并下尺桡脱位,多见于成年人。该骨折脱位及其不稳定,整复固定难度大,且下尺桡关节脱位容易漏诊。

【主要病因病机】

盖氏骨折可由直接或间接暴力引起。多为手撑地外伤暴力上传至桡骨下 1/3 处发生骨折,暴力传至下尺桡关节处造成三角纤维软骨破裂从而引起脱位,可合并尺骨茎突骨折。跌倒时前臂旋前则桡骨远端往背侧移位,前臂旋后则桡骨远端向掌侧及尺侧移位。

【辨证注意点】

一、明确本病临床特征

外伤后前臂疼痛、肿胀、前臂功能障碍。体征上在桡骨下 1/3 成角畸形,下尺桡关节部松弛伴有压痛。

二、判断骨折类型及移位程度

明确外伤暴力性质、程度、体位,利于初步判断骨折损伤严重程度及进行骨折分型。Ⅰ型为桡骨远端青枝骨折伴尺骨小头骨骺分离,均为儿童;Ⅱ型为桡骨下 1/3 骨折,骨折可为横形、短斜形、斜形,短缩移位明显,下尺桡关节脱位明显;Ⅲ型为桡骨下 1/3 骨折、下尺桡关节脱位伴合并尺骨干骨折或尺骨干外伤性弯曲。

三、骨折是否存在合并伤及并发症

如前臂肿胀严重当注意筋膜间隔综合征的评估、预防及治疗,如前臂绞伤等暴力当注意肌肉、肌腱、神经、血管损伤的评估。尺桡骨正侧位 X 线片一般能明确诊断,了解骨折移位程度及桡骨远端的移位方向。该正侧位片必须包括肘关节及腕关节,避免相邻结构损伤的漏诊。

四、决定是否需要手术

有明显移位的盖式骨折且手法复位失败者需要手术治疗。

【辨证思路】

盖氏骨折辨证思路流程图

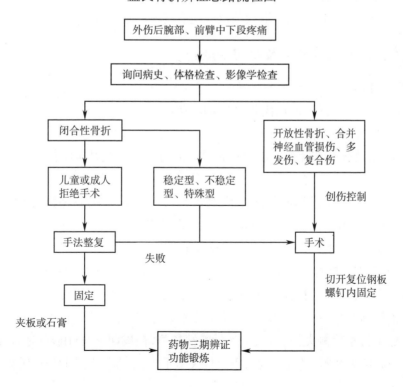

【病例思维程序示范】

盖式骨折临床发生概率相对较小,如首诊碰到此类病例,可遵循孟氏骨折进行创伤控制。

辨证思维程序:

第一步:详细询问病史及损伤暴力、体位等,初步判断损伤严重程度便于鉴别诊断。首诊一定要明确是单一损伤还是复合伤、多发伤,有无神经、血管、软组织伤,与孟氏骨折、尺桡骨干双骨折等相鉴别,且应关注肿胀情况,如肿胀剧烈要观察及预防筋膜间隔综合征可能。

第二步:摄尺桡骨正侧位 X 线片,必须包括肘关节及腕关节利于观察上下尺桡关节,评估骨折及脱位的移位情况明确骨折分型,指导治疗。

第三步:盖式骨折作为前臂严重的骨折脱位,对于成人首选切开复位内固定治疗,符合"AO 治疗骨折"的理念,对于儿童可考虑行闭合复位外固定。

第四步:骨折复位固定技术不难,解剖复位坚强固定,定期随访,内固定建议 2 年后再去除,因前臂旋转力量强大、骨折固定的应力遮挡,早期取内固定存在再次骨折的风险,故不取内固定或晚取内固定应当引起重视。

【医案、外治法、经验方及常用中成药】

一、医案

胡黎生医案(《中国现代名中医医案精华》)

张某,男,16 岁。

主诉:骑自行车摔倒时腕部触地,肿痛不能活动,经某医院拍片及治疗仍未奏效,于伤后 3 天来诊。

诊查:自带 X 线片示左桡骨下段横形骨折,骨折断端重叠移位约 1cm,远折端向背侧移位,下尺桡关节间隙增宽,并纵向移位。

诊断:左桡骨下 1/3 骨折并下尺桡关节脱位。

治疗:手法整复。患者平卧,伤肢外展,属肘前臂中立位,助手握患肢肘部,术者一手握患手部,拔伸 3~5min,另手拇指和其他四指分别按压远近折端并反向推按,同时掌屈尺倾远折端,矫正桡骨掌背侧移位,并于骨折上下端尺桡骨间隙中行掌背侧夹挤分骨,示骨折断端复位,在拔伸下,再用力和握尺桡骨下端使脱位关节紧密复位,检查下尺桡关节不松弛,即该关节脱位已矫正。患肢以前臂适度夹板固定,背侧用超腕板,掌侧置分骨垫,尺侧不超腕,桡侧板上下端置平垫,固定腕手于微掌屈及尺倾位。完成固定后,摄X线片示骨折对位对线良好,下尺桡关节已复位。内治按骨折三期分治用药。

治疗4周,症状消失,拍片复查显示骨痂中等量。解除固定物,外用熏洗药,进行功能锻炼。2周后复查,功能已完全恢复正常。

按语:本案为胡黎生治疗尺骨下1/3骨折合并下尺桡关节脱位验案之一。盖氏骨折作为视前臂为以关节的严重的骨折脱位,西医都是主张手术治疗,解剖复位坚强固定,然后对于儿童及不愿意手术的患者,在充分和患者沟通的前提下,充分发挥中医骨伤的手法复位经验优势,逆损伤机制去复位并进行外固定。

二、外治法

本病治疗当具体分析受伤机制,辨证施治,不可拘泥于常规的整复方法。一般先复位骨折重叠移位,然后矫正侧方移位,最后矫正下尺桡关节脱位。骨折重叠及侧方移位矫正后,桡腕关节面恢复正常角度为矫正下尺桡关节脱位之关键。盖氏骨折脱位作为关节内骨折,应该力求解剖复位坚强固定以期一期愈合。如确系病患坚决要求保守治疗,注意与病患充分沟通。保守治疗要求尽可能解剖复位,尤其骨折端的旋转急性必须纠正,以免影响前臂的旋转功能。

1. 整复 患者平卧,肩关节外展,肘关节屈曲呈90°,前臂中立位,助手对抗牵引,远端加大桡侧牵引力量,术者推挤桡骨远折端往近折端对位。

2. 固定 夹板固定,塔垫置于远折端移位方向及对侧近折端,尺桡骨再置分骨垫,掌背侧、桡侧夹板不超过腕关节,桡侧夹板过腕关节,利于避免向尺侧偏斜,固定8~12周,夹板固定谨记勤随访,避免夹板松动、复位丢失。石膏固定,早起予长臂过肘过腕前后石膏托固定,待肿胀消退可改为管型石膏固定。

3. 手术 前方Henry入路切开复位桡骨干骨折,并予3.5mm动力加压钢板坚强固定,解剖复位坚强固定后下尺桡关节大多能自行复位,术后可予前臂旋后位石膏固定6周。如下尺桡关节脱位仍未复位,则需要清除卷夹软组织占位,探查三角纤维软骨复合体(TFCC)并进行修复,如存在尺骨茎突的骨折导致未能复位则复位克氏针固定尺骨茎突骨折块。

4. 功能锻炼 固定后进行远近端关节主被动功能锻炼,不可进行前臂旋转动作。

三、经验方及常用中成药

见骨折总论部分。

桡骨远端骨折

【概述】

桡骨远端骨折是指距桡骨远端关节 3cm 以内的骨折,常伴有尺骨茎突骨折、下尺桡关节及桡腕关节的损伤。该部位是松质骨及密致骨交界处,外力作用于此解剖薄弱处较容易骨折,此骨折约占四肢骨折的 1/10,好发于老年患者,为骨质疏松性骨折好发部位。

【主要病因病机】

直接、间接暴力均可引起桡骨远端骨折,但大多有间接暴力引起。跌倒时自身重力和反作用力集中于桡骨远端这解剖薄弱处而发生骨折。骨折移位程度与暴力大小有关,根据受力体位一般中医骨伤科学教材里简单分为伸直型、屈曲型,然而并非只存在此两种垂直于骨干的轴向暴力,尚有剪切应力、垂直暴力及复合暴力,或者比跌倒这种中低能量损伤的高暴力损伤。跌倒时手掌撑地,腕关节呈背伸位,这是人跌倒时常见的类保护机制体位,致使骨折远端向背侧和桡侧移位,掌倾角、尺偏角减小,甚至呈负数,即为常说的伸直型骨折,又称 Colles 骨折,在桡骨远端骨折类型中最常见。跌倒时手背着地,腕关节处于掌屈位,骨折远端向桡侧和掌侧移位,即为屈曲型骨折,也常称为 Smith骨折。剪切应力作用,近排腕骨的顶撞下多造成累及部分关节面的骨折,如桡骨茎突骨折,Barton 骨折。垂直压缩暴力造成部分关节面塌陷。高能力的复合暴力可造成腕关节的脱位、桡骨远端粉碎性骨折,然而也可能桡骨远端只是撕脱性骨折。虽然伸直型、屈曲型骨折是最常见的,也是中医骨伤医生对骨折整复固定保守治疗效果最有心得的类型,但其他类型骨折需引起足够重视。

【辨证注意点】

一、明确本病临床特征

外伤后腕关节肿胀、疼痛、活动障碍,可见"餐叉样""枪刺样"畸形。体征上桡骨远端压痛,或存在尺骨茎突部压痛,注意远近端关节的体检以防相邻关节损伤的漏诊。

二、判断骨折类型及移位程度

明确损伤机制,结合骨折形态学及有无脱位等进行骨折分型,推荐使用 Fernandez 分型(图 1-25),I 型是关节外干骺端的折弯骨折,如 Colles 骨折、Smith 骨折;Ⅱ 型指由剪切应力造成的关节内骨折,例如桡骨茎突,骨折、掌背侧 Barton 骨折;Ⅲ 型为压缩性损伤引起的关节内骨折及干骺端骨折嵌插,如复杂的关节内骨折及桡骨 Pilon 骨折;Ⅳ 型指桡腕关节骨折 - 脱位时出现韧带附着处撕脱骨折;Ⅴ 型指高能量损伤涉及多个外力和广泛损伤,常伴有神经、血管损伤。

三、骨折是否存在合并伤及并发症

体检要注意鼻烟窝有无压痛及月骨部有无弹性固定,排除腕舟骨骨折及月骨脱位可能。根据骨折损伤严重程度及结合体检排查有无相邻结构骨折或神经、血管伤。如怀疑有骨折块往掌侧移位且存在桡侧三指麻木者高度怀疑正中神经刺激或损伤。腕关节正侧位 X 线片一般能明确诊断,了解骨折类型及

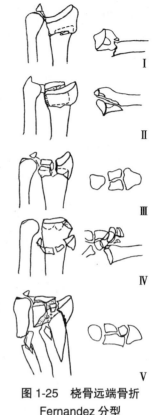

图 1-25 桡骨远端骨折
Fernandez 分型

Ⅰ. 折弯;Ⅱ. 剪切应力;Ⅲ. 嵌插;
Ⅳ. 撕脱骨折 - 脱位;Ⅴ. 高速度伤

移位程度。如存在鼻烟窝压痛需加摄舟状骨位观察腕舟骨情况。X 线片见累及关节面的骨折类型,加摄 CT 以明确关节内骨折的严重程度利于制定治疗计划。

四、决定是否需要手术

对于桡骨远端骨折存在以下情况者建议手术治疗。桡骨高度丢失超过 10mm 或尺偏角减少超过 20°、关节面掌倾角呈小于 0°、骨折移位超过 4~6mm、桡腕关节面正侧位 X 线片上粉碎超过 50%、关节面台阶超过 2mm、伴有神经功能损伤者。

五、特殊注意点

对于桡骨远端骨折不建议使用人名命名的骨折进行交流,由于医生经验及对 X 线片阅片存在差异性,容易引起混淆,特别是 Smith 骨折与掌侧骨折的

Barton骨折,两者远端骨折块均往掌侧移位,然而却是两种完全不同类型及严重程度的骨折。Smith骨折作为干骺端骨折,不累及关节,由轴向暴力引起,可通过整复实现复位及固定保守治疗,而掌侧骨折的Barton骨折是部分关节内骨折,由剪切应力引起,手法整复极难复位,且更加难以通过外固定进行固定,常需要切开复位内固定手术治疗。

【辨证思路】

桡骨远端骨折辨证思路流程图

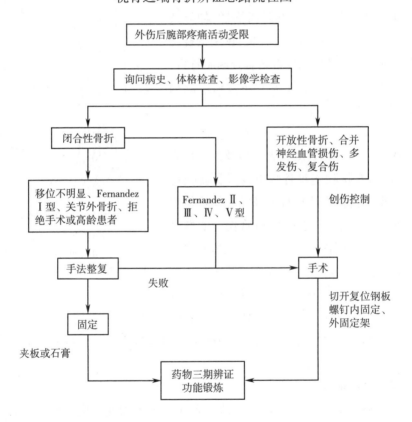

【病例思维程序示范】

单某,女性,81岁,2018年12月15日急诊首诊,患者跌倒手撑地外伤致左腕疼痛三小时。否认其他部位疼痛。体检:左腕肿胀、畸形,淤青尚不明显,无皮损,桡骨远端压痛,尺骨茎突部压痛不明显,上尺桡、鼻烟窝无压痛,末梢血运、感觉良好。

辨证思维程序:

第一步:详细采集病史及体格检查,明确损伤机制,排除多发伤、复合伤及开放性损伤。相邻部位的体检排除并鉴别是否存在腕舟骨骨折、上下尺桡脱位骨折、有无伴随尺骨茎突骨折。末梢血运、感觉的体检明确有无神经、血管的损伤,谨记闭合性损伤不代表神经、血管一定无损伤,尤其患肢肿胀剧烈、骨折移位明显的病例。此例为单一闭合性桡骨远端损伤。

第二步:摄腕关节正侧位 X 线片,因鼻烟窝、上尺桡等无压痛,故不需要加拍舟状骨位及其他 X 线片,摄片如下(图 1-26):如需观察关节面塌陷情况,加摄腕关节 CT 检查。

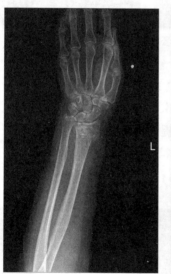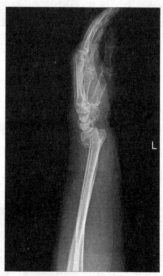

图 1-26 患者左腕关节正侧位 X 线片

第三步:明确骨折类型,制定治疗方案。此患虽是伸直型损伤,但是中柱存在骨折且累及关节面,稳定性欠佳,如青壮年患者存在伴有中柱损伤的建议手术治疗。但此例为高龄患者,功能要求相对较低,且严重排斥手术治疗,故充分沟通后予闭合复位石膏固定于掌屈尺偏位。复位后必须复片,如下(图 1-27):

使用夹板、石膏固定各有优缺点,要根据个人掌握的技术及习惯来制定。此例因伤后 3 小时来就诊,肿胀已明显,考虑减少软组织压迫故予背侧单托固定。制定一个治疗方案,要根据骨折情况、个人意愿、医生本身的技术掌握情况来综合平衡。

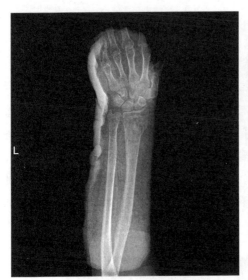
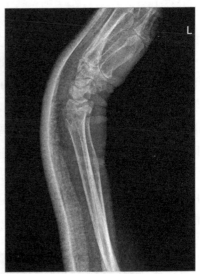

图 1-27 石膏固定后患者左腕关节正侧位 X 线片

第四步：根据辨证及骨折三期治疗予伤科接骨片消肿止痛续筋接骨，指导功能锻炼，原则上 3~7 天后必须进行首次门诊复诊，以免软组织肿胀引起压迫症状或肿胀消退引起石膏松动，且应时刻提醒自己软组织的处理优先级高于骨折。

第五步：门诊随访及去除石膏后指导腕关节功能活动，3 周后石膏更换成功能位，复片如下（图 1-28）：

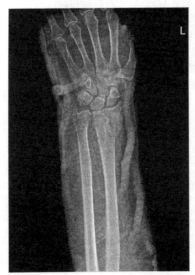
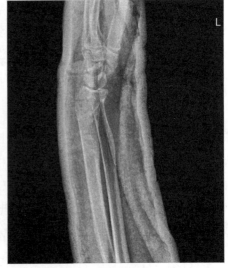

图 1-28　3 周石膏固定后患者左腕关节正侧位 X 线片

【医案、外治法、经验方及常用中成药】

一、医案

石筱山医案（《石筱山论骨伤科》）

徐君，60岁，就诊日期：1961年3月26日。

跌仆撑伤，右手腕脉窠尺桡骨骨折（应该为桡骨远端骨折伴有尺骨茎突骨折），经过其他医疗单位治疗摄片，现诊似有移位，淤阻肿胀疼痛，初步正骨理筋后，敷缚夹固。年已花甲，时有心悸，脉来歇止，先拟化瘀和血，宁神息痛调治，矢正。

处方：全当归5g　小生地12g　炙地鳖6g　炙乳香5g　大丹参9g　川续断9g　酸枣仁9g　淮小麦9g　五味子15g　嫩桑枝12g　夜交藤12g

二诊：1961年3月29日。

右手腕脉窠尺桡骨折断，经整复理筋后，骨位较平，淤阻气滞，肿胀仍剧，略觉头晕，脉缓歇止。心营不足，气不畅行，骨折后接续较难，再以汤剂为辅。

处方：全当归5g　西赤芍6g　小生地12g　炙地鳖5g　泽兰叶6g　川续断9g　赤豆衣9g　酸枣仁9g　淮小麦15g　五味子2g　夜交藤12g

三诊：1961年4月2日。

右手腕尺桡骨骨折移位，经正骨理筋后，经脉淤阻渐化，骨擦音已减，两端肿胀未消，脉来较静，伤势好转，再拟合营生新而卫心气。

处方：全当归5g　川续断9g　西赤芍6g　大丹参5g　炙地鳖5g　小生地12g　赤豆衣12g　酸枣仁9g　淮小麦12g　天花粉12g　炒竹茹6g　五味子2g

四诊：1961年4月12日。

右手腕脉窠双骨折，经数次整复治疗，逐步好转，骨擦音亦稀，苔薄，脉来细迟，心脾俱弱，再拟扶阳益气，和营生新。

处方：炙蜜根15g　生白术6g　干地黄9g　大丹参9g　川续断9g　天花粉12g　香枣仁9g　五味子2g　淮小麦12g　白茯苓9g　春砂仁2g　夜交藤12g

五诊：1961年4月19日。

右手腕脉窠双骨折，经过四次诊治，骨擦音已止，肿胀渐退，手指等关节尚觉牵强，脉来迟缓，前法出入。

处方：炙蜜根15g　生白术5g　小生地12g　大麦冬6g　川续断9g　天花粉9g　怀山药9g　五味子3g　淮小麦12g　炙甘草2g　大红枣3只　夜交藤12g

六诊:1961年4月26日。

骨已续,原方去夜交藤,加嫩桑枝12g。

七诊:1961年5月3日。

右手腕脉窠双骨折,治疗月余,新骨已续,唯气阻血滞,臂腕仍有浮肿,关节筋络尚觉牵强,脉来迟缓已见匀静,心营不足之体,气血周流较滞,再拟益气以养血。

处方:炙蜜根18g 全当归5g 炒白芍5g 小生地9g 川续断9g 菟丝子6g 红花2g 天花粉9g 淮小麦12g 炙甘草3g 鸡血藤12g 大红枣3只

八诊:1961年5月10日。

右手脉窠双骨折,经治以来,新骨接续,浮肿亦退,唯关节筋络之间略牵强,脉象迟缓,近日略觉口苦,入夏以来,湿令将届,再拟和营生新,建中理气。

处方:全当归5g 炒白芍5g 生白术5g 川续断9g 制狗脊9g 小生地9g 天花粉12g 焦枳壳5g 合欢皮9g 白茯苓9g 嫩桑枝12g 鸡血藤12g

按语:此医案摘录至《石筱山论骨伤科》,充分体现了骨折三期辨证"消和补"的治疗进程及石氏伤科"以气为主、以血为先"的理念及临床运用。对于伸直型桡骨远端骨折,中医骨伤累积了丰富的经验,复位小夹板固定,内敷三色消伤膏,其疗效确切、患者经济负担轻,是极具特色的中医骨伤治疗。

二、外治法

对于伸直型桡骨远端骨折,中医骨伤累积了丰富的经验,复位小夹板固定,内敷三色消伤膏,其疗效确切、患者经济负担轻,是极具特色的中医骨伤治疗。

1. 整复 整复时患者坐位或者卧位,屈肘90°前臂保持旋前位,如血肿明显者可消毒后针筒抽吸血肿,再局麻后进行复位减少患者疼痛。助手把持上臂对抗牵引,术者两拇指并列置于桡骨远端,其余手指扣住腕部,拔伸牵引,桡侧牵引力更偏大,如重叠移位未纠正,可进行折顶、回旋等手法,移位纠正快速掌屈尺偏,此时另一患者可进行骨折端的挤压进一步解剖对位。

2. 固定 维持掌屈尺偏体位下进行夹板或者掌背托石膏固定,不推荐早期使用管型石膏,虽然管型石膏稳定性最高,但是骨折早期患处肿胀较剧烈,易引起压疮等软组织损伤。夹板固定注意定期随访观察松紧情况及复片观察复位丢失情况。掌背托石膏注意固定范围,背侧石膏托超过掌指关节1cm,掌侧石膏托不超过掌指关节,利于维持掌屈尺偏位固定。掌屈尺偏位固定3~4周改为功能位固定,待复片确认骨折线模糊后解除固定。如存在下尺桡关节损伤者,超肘关节固定限制前臂旋转。屈曲型骨折与伸直型骨折刚好相反,仍遵循逆损伤机制复位固定。

复位外固定对于有经验的医生不是很复杂的事,但是怎么有效预防骨折的复位丢失是个值得研究的课题。复位及固定有赖于骨折端的卡压镶嵌及软组织的牵引、限制维持,骨折愈合过程中骨折端血肿吸收、骨质部分吸收,骨折断端的卡压镶嵌作用势必削弱,更需要依靠逆损伤机制体位下软组织的维持,然后随着软组织肿胀消退,石膏松动,可能造成复位丢失,此时来看,夹板可以通过塔垫及松紧的调整来进行复位的维持显得极具优势。

研究表明,桡骨远端复位的 X 线标准,掌倾角不小于 11°、尺偏角不小于 20°、桡骨高度不低于 12mm、存在尺骨差异、关节面无台阶,此时的复位是理想的,但另有研究认为达到掌倾角不小于 5°、尺偏角不小于 10~15°、尺骨差异不小于 0mm、关节面分离不超过 2mm 的功能复位,远期的功能结局与手术解剖复位无统计学差异,故此给保守治疗增添了信心。

3. 手术　除了伸直型、屈曲型的干骺端骨折,其余的桡骨远端骨折需要手术治疗,固定可选择外固定支架,然后外固定支架存在钉道感染及肌腱、软组织激惹的问题。亦有某些医院选择克氏针撬拨固定,但是术中透视时间过长,不利于保护医生。内固定目前主流是掌侧锁定钢板,桡侧腕屈肌腱及桡动脉间隙进入,注意术后修补旋前方肌。掌侧钢板能解决大部分桡骨远端骨折,就算是背侧骨折块也较少使用背侧固定,背侧固定对腕横韧带及伸肌腱刺激过大,功能活动时诱发疼痛发生率较高。随着三柱理论的广泛接受,目前有少数学者根据三柱固定的,使用 2~3 块钢板固定,但是软组织的保护在术中应引起足够重视。另外三角韧带复合体损伤的评估与修复也应重视。

4. 功能锻炼　不论外固定或内固定,坚持远近端关节的正常功能活动锻炼,如坚强内固定患者,早期进行腕关节背伸、掌屈功能锻炼避免关节僵硬。

三、经验方及常用中成药

见骨折总论部分。

腕舟状骨骨折

【概述】

腕舟骨作为近排腕骨最大的骨块,是腕关节重要稳定结构,生物力学交汇之处,外伤暴力常引起此处骨折,是最常见的腕骨骨折发生部位。腕舟骨骨折多发生于成年人,虽然骨折移位较少,故应引起重视给予正确、及时的诊断及良好的固定。

【主要病因病机】

腕舟骨骨折多见于手撑地外伤的间接暴力造成。跌倒时手掌撑地,腕关节过度桡偏背伸,暴力向上冲击舟骨结节,而自身重力通过桡骨远端关节面的背侧及桡骨茎突边缘顶撞腕舟骨近端,两个暴力形成剪切应力作用于腕舟骨造成骨折。骨折可发生于腰部、近端或结节部,其中以腰部多见。

【辨证注意点】

一、明确本病临床特征

外伤后局部疼痛可能不严重,腕关节活动障碍,临床接诊时需提高警惕。鼻烟窝压痛是本病的主要特征,亦可以此作为与桡骨远端骨折鉴别的依据。

二、判断骨折类型及移位程度

明确外伤暴力性质、程度,利于初步判断骨折损伤严重程度。骨折分型常采用 Herbert 分型及 Mayo 分型,Herbert 分型利于指导治疗,故此处较推荐。Herbert 分为新鲜稳定骨折、新鲜不稳定骨折、骨折延迟愈合、骨折不愈合四类。A 型新鲜的稳定性骨折:A1 型舟骨结节骨折,A2 型舟骨中或远侧无移位的横向撕脱骨折;B 型新鲜的不稳定性骨折:B1 型舟骨斜骨折,B2 型移位的或裂开的骨折,B3 型舟骨近 1/3 的骨折,B4 型经舟骨的月骨周围脱位骨折;C 型骨折延迟愈合;D 型骨折不愈合,D1 延迟愈合见于伤后 4~6 个月,D2 不愈合见于伤后 6 个月(图 1-29)。

三、骨折是否存在合并伤及并发症

注意评判有无月骨脱位、桡骨远端损伤,一般较少伴有神经、肌腱等损伤。辅助检查需要查腕关节正侧位 + 尺偏斜位片,即舟状骨位片来协助诊断。如首诊摄片未发现明显骨折征象而临床表现仍高度可疑的,先以骨折处理,2~3周后复查 X 线片,此时骨折端骨质被吸收容易摄片提示骨折,或直接首诊时选择 CT 及 MRI 检查,尤其是 MRI,对隐匿性骨折检出率较高。

四、决定是否需要手术

不稳定骨折、陈旧性骨折骨不连、不能耐受长期外固定的稳定性骨折者可以选择手术治疗。

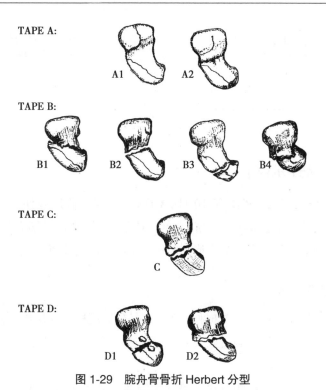

图 1-29 腕舟骨骨折 Herbert 分型

【辨证思路】

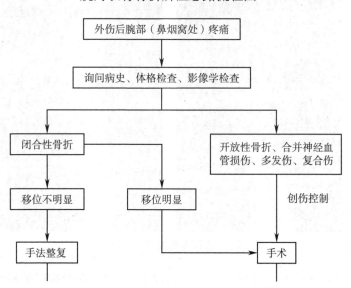

腕舟状骨骨折辨证思路流程图

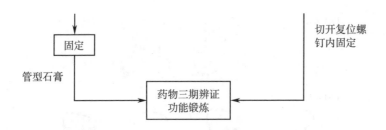

【病例思维程序示范】

魏某,女性,27 岁,2018 年 10 月 23 日首诊,因手撑地外伤致左腕部疼痛半小时,否认其他部位疼痛及上肢麻木。体检:左尺桡骨远端无骨压痛,前臂旋前旋后未诱发疼痛,鼻烟窝压痛,相邻关节无压痛,末梢血运、感觉良好。

辨证思维程序:

第一步:详细采集病史及损伤机制,如存在下尺桡压痛可能伴随尺桡骨远端的骨折或 TFCC 损伤,病史及体检对于明确病情的严重程度及鉴别诊断是至关重要的。

第二步:摄腕关节正侧位片 + 舟状骨位 X 线片明确骨折部位及移位情况,利于指导治疗。此例 X 线片如下(图 1-30):

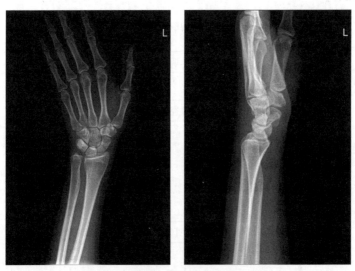

图 1-30 患者左腕关节正侧位 X 线片

第三步:既往腕舟骨骨折手术相对较少,本例腰部骨折可选择保守治疗,如建议患者手术治疗,医者要明确手术治疗的目的通过复位加压固定期望得到更好的Ⅰ期愈合减少骨不连或腕舟骨坏死的概率,并结合自身的技术水平,避免为了手术而手术。本例患者后来进行手术治疗,复片如下(图1-31):

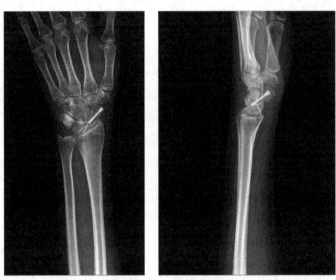

图1-31 手术后患者左腕关节正侧位X线片

第四步:定期复查,指导功能活动,可配合骨折三期辨证论治。

【医案、外治法、经验方及常用中成药】

一、医案(《中医骨伤临床经验丛书》)

应某,男,44岁。

初诊:1991年7月28日。

主诉:5个月前从6米高处坠落致右腕手舟骨腰部骨折,经石膏固定及多方治疗,腕部肿胀疼痛依然,活动受限,握物无力,X线片提示骨折处未连接。

诊查:右腕部鼻烟窝处肿胀压痛,腕关节屈伸旋转等活动受限。舌淡苔薄白,脉濡数。

辨证:骨折后期,肝肾亏损,气血不足,筋骨失养。

治疗:温补脾肾,益气养血。

处方:党参9g 黄芪9g 当归9g 白术9g 白芍9g 川芎5g 熟地9g 川续断9g 枸杞9g 补骨脂5g 鸡血藤9g 松节9g 陈皮5g 杜仲9g

外治:外敷接骨胶2张,并用夹板包扎固定腕关节于功能位。

二诊：8月8日。右腕外伤迄今6个月，服药后疼痛已减轻，但腕部肿胀退而未尽，断端压痛依旧，腕关节活动受限。舌苔薄白，脉弦细。此乃宿瘀内结，兼感风冷，拟益气养血，坚骨壮筋，佐以疏风。

处方：党参9g　黄芪9g　当归9g　白术5g　白芍5g　川芎5g　川续断9g　枸杞子9g　补骨脂5g　鸡血藤9g　松节9g　独活5g　秦艽5g　伸筋草9g　陈皮5g　桑枝11g

外治：外敷接骨胶2张，原法包扎固定。

三诊：10月17日。上药连投63剂，右腕关节肿胀已消失，握物也渐觉有力，唯腕背肌肉有轻微隐痛。此时风冷虽解，气血渐复，但骨折断端续而未坚，舌苔薄腻，脉弦细，再拟益气养血，坚骨壮筋。

处方：党参9g　黄芪9g　当归9g　白术9g　白芍9g　川芎5g　川续断9g　补骨脂5g　枸杞子9g　杜仲9g　陈皮5g　熟地9g　木香5g　松节9g　桑枝15g；健步壮骨丸一瓶。

外治：外敷接骨胶2张，拆除夹板，适当行腕、指间关节屈伸功能锻炼。

四诊：1992年1月9日。上方药连投34剂后，右腕疼痛已平，肿胀消失，腕、指间关节的握力和功能也在渐渐恢复中，经腕关节正斜位X线片示骨折线已模糊，对位理想。再拟益气养血、滋补肝肾。

处方：党参9g　黄芪9g　当归9g　白术9g　白芍9g　生地9g　熟地9g　川芎5g　补骨脂5g　枸杞子9g　川续断9g　松节9g　陈皮5g　木香5g　鸡血藤9g　伸筋草9g　桑枝15g　鹿角片9g；健步壮骨丸一瓶。

外治：外敷接骨胶2张。

五诊：1992年1月30日。服药21剂后，右腕关节举重用力及腕关节的功能已恢复正常。今再投益气养血、坚骨壮筋之品，并嘱其继续加强功能锻炼，以巩固之。

处方：党参9g　黄芪9g　当归9g　白术9g　白芍9g　生地9g　熟地9g　川芎5g　川续断9g　枸杞子9g　苁蓉9g　补骨脂5g　松节9g　伸筋草9g　陈皮5g　桑枝15g　木香5g

外治：外敷宿伤胶2张。

按语：本案为施维智治疗手舟骨骨折验案之一。本例患者已拖延日久，虽然局部仍有肿胀，但还属虚证。如《正体类要》言："肿不消，青不退，气血虚也"。再则右腕长期固定在寒凉的石膏模板中，兼感风冷，故以益气养血、温补脾肾。

二、外治法

1. 整复　腕舟骨与周围骨块通过韧带等紧密结合的解剖特殊型,骨折发生常较少移位,保守治疗即可,一般无需整复,如有移位,牵引使腕关节尺偏,拇指向内按压骨块即可复位。一般选择短臂石膏管型固定于腕关节背伸25°~30°、尺偏10°、拇指对掌和前臂中立位。因为 Bongers 等人研究后认为此位置是移位性腕舟骨可靠复位及维持骨折复位的最佳位置。

2. 固定　固定范围包括前臂下 2/3,腕关节、掌指关节拇指指间关节。打石膏时有个简便方法,患肢屈肘抬高患肢,让患者健手拎持患肢拇指于对掌位,术者行短臂管型石膏将腕关节固定于背伸 25°~30°、尺偏10°、拇指对掌、前臂中立位。药物按骨折三期辨证用药原则治疗。结节部血供相对丰富,愈合时间一般约 6 周,其余部位骨折愈合常需要 3~6 个月,故固定时间一般需要2~3 个月,注意定期复查 X 线片观察骨折愈合情况以决定石膏固定时间。

3. 手术　如骨折移位明显,整复后不能复位者建议手术治疗,复位后空心加压螺钉固定,术中避免损伤舟骨结节及腰部的韧带减少血供的破坏,研究表明骨折复位加压固定后能缩短骨折愈合时间。亦有学者报道在关节镜下经皮螺钉内固定,微创减少韧带、软组织损伤及血供的干扰,允许腕关节早期活动,避免因长时间制动造成关节僵硬,且微创疤痕小、外观影响少。但关节镜运用于此处尚未广泛开展,学习曲线较长,且操作中易造成骨折移位,对于长斜形骨折及近极端的骨折,不适合使用关节镜技术。如骨折不愈合有明显症状或发生缺血性坏死者,可评估后予钻孔减压自体骨植骨术,或者选择腕关节融合术。

4. 功能锻炼　固定期间未固定的相邻关节积极进行主被动锻炼,尤其是除拇指外的各掌指关节、指间关节的屈伸功能锻炼以避免引起关节僵硬。

三、经验方及常用中成药

见骨折总论部分。

掌指骨骨折

【概述】

手掌、手指部软组织覆盖少,缺少丰厚的肌肉保护,况且人类生产、生活高度有赖灵活的双手,受伤概率较大,故此骨折发生概率较大。手掌、手指部骨折更好发于第一掌骨基底部、第五掌骨头及颈部、各指骨远节,这与常见的外力有关。

【主要病因病机】

第一掌骨基底部骨折多由间接暴力造成,拇指过度外展、内收或遭受纵向挤压的暴力造成单纯骨折,甚至造成骨折伴有脱位。单纯骨折的骨折远端受拇长屈肌、拇短屈肌、拇指内收肌的牵拉,近端受拇长展肌的牵拉,故骨折总是向桡背侧突起成角。骨折脱位的病例骨折线呈斜形经过第一掌腕关节面,基底部内侧的三角形骨块由于掌侧韧带附着故骨折块留在原位,骨折远端由大多角骨关节面上脱位至背侧及桡侧,同时因拇长展肌的牵拉、拇屈肌的收缩造成掌腕关节脱位和掌屈。

第五掌骨颈骨折俗称"拳击伤",多由直接暴力引起,握拳击打硬物后掌骨头受到冲击造成骨折,骨折端受骨间肌及蚓状肌的牵拉,近端往背侧成角,掌骨头向掌侧移位,又受伸肌腱影响致使近节指骨往背侧脱位、掌指关节过伸,故小指越伸直,畸形越明显。

掌骨骨折可由直接暴力、直接暴力引起,如砸伤等直接暴力常造成粉碎性骨折,扭转等间接暴力多造成斜形或螺旋形骨折,两者均可发生单一掌骨或者多发掌骨骨折。因骨间肌及屈指肌的牵拉,使骨折向背侧成角或侧方移位,单一骨折移位较轻,多发骨折对骨间肌损伤较严重,骨折移位也较明显。

指骨骨折可由直接暴力、间接暴力引起,直接暴力诸如砸伤、重物压伤等,多呈粉碎性,间接暴力如扭伤、顶撞硬物等,可呈斜形骨折或撕脱性骨折。

【辨证注意点】

一、明确本病临床特征

外伤后局部疼痛、肿胀、淤青、功能障碍,多提示存在骨损伤。

二、判断骨折类型及移位程度

明确外伤暴力性质、程度,初步判断骨折损伤严重程度。骨折分型根据 AO 分型原则进行 A、B、C 型及亚型分别及标注。第一掌骨基底部骨折较为特殊,有特殊的骨折分型,分为 Bennett 骨折、Rolando 骨折和关节外骨折,其中 Rolando 骨折又细分为 T 形、Y 形骨折线。

三、骨折是否存在合并伤及并发症

体征上除局部视诊、触诊,注意相邻关节的体检避免漏诊,注意末梢血运、感觉的体检;如指间关节远节损伤,体检时注意固定近中关节再观察中远指间关节的背伸功能,如此情况下不能背伸考虑指伸肌腱损伤导致锤状指。如体

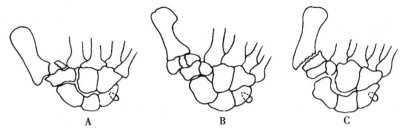

图 1-32　第一掌骨基底部骨折

A. Bennett 骨折（即关节内骨折伴有脱位）；B. Rolando 骨折（即关节内骨折）；C. 关节外骨折

检时不固定近中指间,伸指功能可有代偿容易导致漏诊误诊。掌骨骨折肿胀严重者当注意掌间隙内压过大造成筋膜间隔综合征可能。另外应注意有无甲床损伤或甲下瘀血,甲下瘀血严重者不处理已导致甲床损伤。

四、决定是否需要手术

骨折移位明显,手法整复失败,伴有开放性损伤需要清创或不能耐受长期外固定者需要手术治疗。

【辨证思路】

掌指骨骨折辨证思路流程图

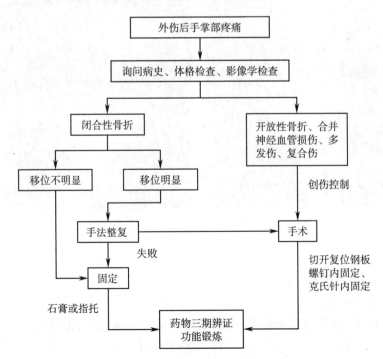

【病例思维程序示范】

周某,男性,86 岁,2019 年 7 月 2 日急诊首诊,摔倒外伤致左手环指、小指肿痛淤青 1 小时,否认其他部位疼痛。体检:小指、环指近节肿胀、淤青畸形,相邻关节无压痛。末梢血运、感觉正常。舌质黯苔薄白,脉弦。

辨证思维程序:

第一步:详细采集病史、知晓受伤暴力、体位,初步评估损伤严重程度。相邻骨与关节的必须体检,如尺侧损伤时第五掌骨颈骨折发生概率较高,注意鉴别。体检视诊如有明显肿胀、淤青、畸形的,高度怀疑骨折的,骨折端的按压及骨擦音检查可不进行避免加大骨折移位可能。

第二步:拍摄手正斜位 X 线片明确骨折类型,摔倒时人存在保护性体位,手掌侧着地发生概率高,故骨折多凸向掌侧成角多。此患左手正斜位片如下(图 1-33):

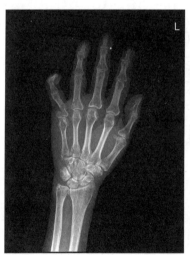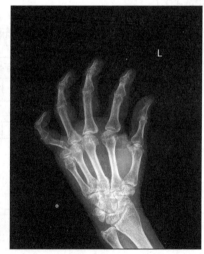

图 1-33　患者左手正斜位 X 线片

第三步:手法整复,牵引、折顶一般即可复位(图 1-34),此患为基底部骨折,如固定于伸直位,由于肌腱的牵拉远期可能复位丢失再次成角畸形。可借鉴第五掌骨颈骨折的固定方式,逆损伤固定对复位丢失有一定的作用。

第四步:口服伤科接骨片、七厘片等中成药活血化瘀、消肿止痛、续筋接骨,指导未制动关节的屈伸功能锻炼,嘱定期随访。

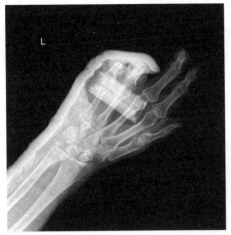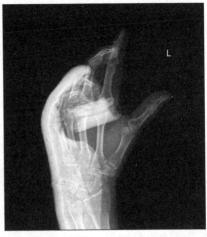

图 1-34 整复后患者左手正斜位 X 线片

【医案、外治法、经验方及常用中成药】

一、医案

林如高医案(《中国百年百名中医临床家丛书》)

邓某,女性,42岁,福州台江码头搬运工人。就诊日期:1982年2月17日,病案号:820256。

病史摘要:患者于3天前搬运货物时不慎右手中指被压伤,当时患指畸形、肿胀疼痛,就诊于乡医,经包扎固定,症状未见改善,今转笔者医院。检查:患者痛苦表情,右手中指近节向掌侧成角畸形,局部肿胀、压痛明显,有骨擦音和异常活动,患指活动障碍。X线片(片号13245):右手中指近节指骨骨折,向掌侧成角,远折端向尺侧移位。诊断:右手中指近节指骨骨折。

治疗经过:在拔伸牵引下,以挤压手法矫正侧方移位,然后将远折端掌屈,将近折端自掌侧向背侧顶,以矫正向掌侧成角畸形。复位后将一小绷带卷置患指掌侧,将患指屈曲后以胶布固定。局部外敷活血散。3周后,患指无肿痛,解除外固定,以风伤药水外擦并练患指屈伸活动。4周后,患指活动自如出院。

按语:本案为林如高治疗指骨骨折验案之一。近节指骨骨折以骨干骨折较常见,由于肌腱的牵拉常造成向掌侧成角畸形,故复位时应熟知解剖特点、移位方向。本例中患者病情拖延日久,虽局部还有肿胀但仍属虚证,所谓"肿不消,青不退,气血虚也",故可灵活使用三期辨证"补"法,温补脾肾,益气养血,佐以舒筋活络之药,相较于单纯外用及功能锻炼,势必得到事半功倍之效。

二、外治法

掌指关节、指间关节较容易因外固定引起关节功能僵硬,故大多数掌指骨简单的移位骨折可选择闭合复位交叉克氏针固定便于相邻关节及其他关节的正常功能活动及锻炼。

1. 整复及固定　第一掌骨基底部的骨折或骨折脱位,牵引患者拇指往桡侧,推挤第一掌骨头向桡侧及背侧,同时术者拇指用力向掌侧与尺侧按顶骨折处以矫正桡侧与背侧的成角畸形,如骨折脱位者注意使拇指外展而不要将第一掌骨外展,否则反而加重掌骨内收。一般固定于中立位或者逆损伤机制固定 4 周,解除固定后积极功能锻炼。

第五掌骨颈骨折的骨折端向背侧成角,固定于过伸位似乎是逆损伤固定,然而过伸位时侧副韧带松弛,掌骨头向掌侧屈转导致不能整复,只有在屈曲 90° 时,侧副韧带紧张,术者食指压顶近节指骨基底部使之位于掌骨头掌侧,然后拇指按压掌骨干往掌侧使之复位。固定亦固定于此位置,可屈曲中、环、小指掌指关节呈 90°,内侧拿握圆柱状硬物,背侧再石膏固定,俗称“拳击手套位固定”。此骨折复位较容易,但是往往不能有效外固定及保证复位不丢失,且易引起压疮,故常选择手术治疗。

单一掌骨干骨折如移位不明显,直接跨关节功能位固定即可。指骨骨折复位一般较简单,邻指固定即可

2. 手术　掌骨骨折可选择克氏针,如通过掌骨头往近端方向、掌骨基底部往掌骨头方向或平行从第五掌骨往第四掌骨固定,前两者远期的功能结局是类似的。从掌骨头进针对掌骨头软骨损伤的顾虑可忽略,克氏针一般选择直径 1.0mm,两枚克氏针对软骨损伤其实非常小,且远期随访未发现因软骨损伤造成的关节炎发生概率加大。从掌骨基底部进针的方案,近端切开约 1cm,分离至骨面再进针,避免损伤神经。平行克氏针方案不太推荐,易造成对侧副韧带激惹。克氏针固定稳定性常欠佳,也存在钉道感染的风险,可选择背侧小钢板固定,注意伸肌腱的保护,但是手背部软组织浅薄不能良好覆盖内固定,也存在对肌腱的激惹造成功能活动时疼痛不适,待骨折愈合早点取出内固定物。

对于掌骨骨折移位明显、多发骨折、粉碎骨折,建议切开复位钢板内固定,注意伸肌腱保护。

指骨骨折可以选择交叉克氏针固定,因软组织覆盖问题较少选择钢板固定。如中远指间关节背侧的撕脱骨折,如确认是锤状指,必须选择切开复位锚

钉内固定以重建伸肌腱。

3. 功能锻炼　待拆除外固定后可予海桐皮汤熏洗,然后积极进行屈伸功能锻炼。

三、经验方及常用中成药

见骨折总论部分。

第三节　下肢骨折

股骨颈骨折

【概述】

股骨颈骨折是指股骨头下到股骨颈基底部之间发生的骨折,为老年人常见的骨质疏松性骨折之一,女性多发于男性。

股骨头颈的血供主要由:臀上动脉、臀下动脉、旋股外侧动脉、旋股内侧动脉、闭孔动脉等发出的分支供应。其分支主要有:股骨头韧带动脉、支持带动脉、干骺动脉、股骨滋养动脉。

【主要病因病机】

股骨颈骨折的损伤机制中,老年患者几乎均为间接暴力引起,主要为外旋暴力,如平地跌倒、下肢突然扭转等皆可引起骨折。女性略多于男性,多为骨质疏松性骨折。

少数青壮年的股骨颈骨折,则由强大的直接暴力致伤,如车辆撞击或高处坠落造成骨折,甚至同时有多发性损伤,多为高能量损伤,容易造成骨折的错位,局部血运破坏较大,远期发生股骨颈骨折不愈合和股骨头坏死的概率较大。

【辨证注意点】

一、抓住本病临床特点

患者有明确的髋部外伤史或下肢扭挫史,髋部出现疼痛、肿胀、关节活动受限、下肢不能负重行走,有部分患者可以站立行走或者跛行。查体:患者呈外旋、短缩畸形。有腹股沟中点的压痛,患肢的纵向叩击痛。

二、判断骨折类型及移位程度

目前临床上使用最多的是 Garden 分型（图 1-35）：

Garden Ⅰ型：不完全性骨折，无移位，这类骨折易愈合。

Garden Ⅱ型：完全性骨折但骨折端无移位。股骨颈虽然完全断裂但对位良好。

Garden Ⅲ型：完全性骨折伴骨折端部分移位。

Garden Ⅳ型：完全性骨折伴骨折断端完全移位。

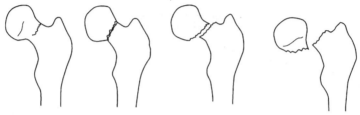

图 1-35 股骨颈骨折 Garden 分型

拍摄双髋关节的正侧位 X 线片能明确骨折类型、部位和移位情况，对高度怀疑股骨颈骨折且首次 X 线片呈阴性的患者，应嘱患肢制动，绝对卧床 1~2 周后，内再次复片，必要时可行 CT、MRI 检查明确诊断。

三、骨折是否存在合并伤及并发症

老年患者的股骨颈骨折，若采取保守治疗，卧床 8~12 周主要的并发症有褥疮、坠积性肺炎、尿路感染、下肢深静脉血栓、创伤性关节炎、骨不连和关节僵硬等。

四、决定是否需要手术

股骨颈骨折因血供较差，骨折愈合能力欠佳，一般建议手术治疗。对于 Garden Ⅰ、Ⅱ型的股骨颈骨折，不完全骨折或完全骨折无移位的，不需要复位，但患肢需制动，禁止下地，选三枚空心加压螺钉内固定术，对于 Garden Ⅲ、Ⅳ型的患者，特别是高龄患者，首选人工关节的置换术。对于身体条件差无法耐受手术的患者，可采用骨牵引或抗足外旋鞋固定 8~12 周，预防患肢的外旋和内收。

【辨证思路】

股骨颈骨折辨证思路流程图

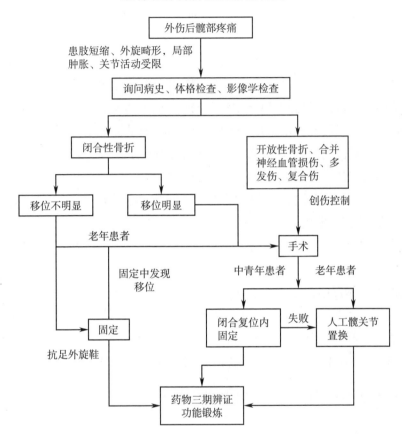

【病例思维程序示范】

王某,女性,87岁,2019年4月7日急诊首诊,因"跌倒右髋着地致右髋疼痛活动受限3小时"就诊。否认头晕、黑蒙、意识丧失、否认其他部位疼痛。查体:神清,对答切题,右下肢短缩、外旋畸形,右髋无明显肿胀及皮下瘀血,右腹股沟中点压痛(+),纵轴叩击痛(+),关节活动受限。末梢血运、感觉良好。

辨证思维程序:

第一步:患者高龄,予急诊心电监护检查患者生命体征及对答情况,患者目前生命体征平稳,对答切题。详细采集病史及体格检查,明确损伤机制及暴力能力，评估是否伴随有其他部位、系统损伤，是否伴有神经、血管损伤，如本例为较低能量的损伤，累及单一关节部损伤。

第二步：通过对患者的观察、问诊及查体，考虑髋部骨折可能大，摄右髋关节关节正侧位 X 线片明确有无骨折、骨折类型便于评估损伤严重程度及指导下一步治疗。

第三步：摄片提示右股骨颈骨折，属于 Garden Ⅲ 型，完全骨折部分移位。患者高龄，既往体健，根据骨折类型及患者实际情况，建议入院手术治疗。

第四步：入院后嘱患者患肢制动，开放静脉，营养支持。尽快完善血常规、C 反应蛋白、肝肾功能、电解质、凝血功能、心衰定量标记物、乙肝、丙肝、梅毒抗体、艾滋病抗体、血糖、尿粪常规、24 小时心脏跟踪检查、24 小时血压跟踪检查、下肢静脉超声、心脏超声、胸片、心电图等检查。

第五步：患者完善检查，除外手术禁忌证，入院后第 3 天在全麻下行右人工股骨头置换术，术顺。

第六步：术后第 1 天起予抗凝治疗，复查血常规、肝肾功能、电解质、凝血功能，查术后右髋关节正侧位片提示假体位置良好。

第七步：术后第 2 天，嘱患者在家属陪同下，使用助步器下地站立功能锻炼。

第八步：术后第 5 天，患者可在助步器帮助下行走，手术切口干洁，无渗血渗液，医嘱出院。嘱患者患肢禁盘腿、禁深蹲、禁患侧卧位，抗凝药物使用至术后第 35 天，并在术后 2 周、4 周、8 周、12 周、6 个月复诊复片。

【医案、外治法、经验方及常用中成药】

一、医案

石幼山医案（《老中医临床经验汇编》）

田某，66 岁，教师。

初诊：前日骑自行车而倾跌损伤左髋关节部，当时疼痛难忍不能活动，腿膝屈伸不利，大便二日未行。检查：左股骨颈部有明显压痛。转动不能自主，稍动患处疼痛增剧，两腿膝不对称，左腿有外旋，且呈短缩。方拟化瘀续骨，息痛润肠。

处方：当归尾二钱　炙地鳖二钱　丹参三钱　青皮、陈皮各一钱五分　川牛膝三钱　赤芍三钱　川续断四钱　煅自然铜四钱　润肠丸三钱（包）　5 剂。

外敷三色，三黄膏，方巾软固定包扎。

二诊：左股骨颈骨折，疼痛较瘥，腑行得畅。治拟化瘀续骨息痛。

处方：全当归三钱　川续断四钱　狗脊四钱　牛膝三钱　煅自然铜四钱

陈皮二钱　泽兰三钱　桃仁三钱　炙没药一钱　茯苓四钱　10剂。

三诊:股骨颈骨折,疼痛逐渐轻减,履地不能着力。再拟活血续骨息痛

处方:当归三钱　牛膝三钱　川续断四钱　狗脊四钱　白术、白芍各三钱　泽兰三钱　桑枝四钱　独活二钱　黄芪三钱　陈皮一钱五分　茯苓四钱　骨碎补三钱　10剂。

四诊:疼痛渐减,劲力较增,已能扶杖锻炼活动。再拟健筋壮骨,舒筋息痛。

处方:上方去泽兰、桑枝、红花,加党参三钱　千年健四钱　陈皮改一钱五分　10剂。

五诊:股骨颈骨折处已无明显压痛,腿膝能自行抬举,唯行走不耐持久。再拟补益气血、健筋骨。

处方:十全大补丸、健筋壮骨丹各二两。分2周服。

按语:股骨颈骨折多为传导暴力所致,老人肝肾不足、筋骨衰弱、骨质疏松,有时仅轻微的外力就可引起骨折;青壮年、儿童等则由强大暴力,如车祸、高处坠下等引起。本例患者年高,已逾花甲,齿发已脱,齿为骨之余,发为血之余,此为肾气衰退,气血虚弱之象。故在治疗中破和补两种治法相互参用,首先用活血化瘀润肠之剂,疼痛渐减,后以川续断、狗脊、骨碎补健筋壮骨,加用活血壮骨之剂促进愈合。

二、外治法

1. 整复

(1)闭合手法复位:① McElvenny 法:将患者双下肢同时做牵引,使骨盆固定,将患肢外旋,并加大牵引力量,而后再将患肢内旋、内收,达到复位目的;② Leadbetter 法:嘱患者平卧于地面,将患髋及膝屈曲90°,沿患肢股骨轴线牵引,持续2~3min,再将患肢内旋,并轻度屈曲,复位后,将患肢轻轻放下,如患肢足部无外旋现象,提示复位成功。

(2)经皮撬拨复位法:适用于手法整复失败的患者,患者仰卧位,患髋稍垫高。硬膜外或局部麻醉后,常规消毒后铺巾。用直径3.0~3.5mm的骨圆针一枚作撬拨针,在髂峰前中1/3交界点的外下方约2cm处插入皮下。在移动式X光机的监视下,把骨圆针直插髋关节外上方,并略偏前进入关节内,抵达近折端,必要时用另1支撬拨针从髋关节的前外方进入,在X线侧位透视下,让撬拨针经髂前下棘下外方进入关节内,直达近折端。至此,2支撬拨针分别从2个不同平面插到近折端。两助手分别向下向外牵引远折端,术者可把握两撬拨针皮外的针尾,对近折端施行顶、撬、拨,使整个股骨头在关节腔内移动

（旋转），直至在透视下看到远、近两端骨折面相互对齐。此时可让助手维持复位，术者行穿针固定。

2. 固定　适用于无移位或者嵌插型骨折，一般多采用患肢骨牵引或抗足外旋鞋 8~12 周，防止患肢外旋和内收，约需 3~4 个月愈合。但骨折在早期存在错位的可能，一般首选内固定。

三、经验方及常用中成药

见骨折总论部分。

股骨粗隆间骨折

【概述】

股骨粗隆间骨折又称股骨转子间骨折，是指发生在股骨大小转子间的骨折。多发生于老年患者，女性多发于男性。

【主要病因病机】

其受伤原因和机制与股骨颈骨折相似。由于股骨粗隆部受到内翻及向前成角的复合应力作用，造成髋内翻和以小粗隆为支点的嵌插而形成小转子蝶形骨折；也可因为髂腰肌突然收缩造成小粗隆撕脱骨折，粗隆部多为松质骨，骨质较疏松，故粉碎性骨折多见。

【辨证注意点】

一、抓住本病临床特点

粗隆间骨折的患者多为老年人，外伤后髋部疼痛、肿胀明显，患肢短缩、关节活动受限、外旋畸形。无法站立及行走。查体：患肢局部可见肿胀和瘀斑。大粗隆处有明显的压痛和叩击痛，足跟部纵向叩击痛明显。

二、判断骨折类型及移位程度

根据骨折的位置和方向，临床上常见的分型为 Evans-Jensen 分型，根据粗隆是否受累及复位后骨折是否稳定而分为五型。Ⅰa 型：两骨折片段，骨折无移位。Ⅰb 型：两骨折片段，骨折有移位。Ⅱa 型：三骨折片段，累及大粗隆，因为移位的大粗隆片段而缺乏后外侧支持。Ⅱb 型：三骨折片段，累及小粗隆，由于小粗隆或股骨矩骨折缺乏后内侧支持。Ⅲ型：四骨折片段，骨折累及两个粗隆,缺乏内侧和外侧的支撑。

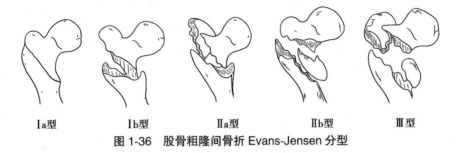

| Ⅰa型 | Ⅰb型 | Ⅱa型 | Ⅱb型 | Ⅲ型 |

图 1-36　股骨粗隆间骨折 Evans-Jensen 分型

拍摄髋关节的正侧位 X 线片能明确骨折类型、部位和移位情况。

三、骨折是否存在合并伤及并发症

老年患者的股骨粗隆间骨折,需要关注预防心力衰竭,脑血管意外、肺梗死及骨折端出血后的容量不足,故应及时观察生命体征及血红蛋白的变化。股骨粗隆部血运较丰富,极少出现骨折不愈合的现象,但若复位不良或过早负重易造成髋内翻畸形,影响下肢力线从而影响行走。若采取保守治疗长期固定,需要预防坠积性肺炎、尿路感染、褥疮、下肢深静脉血栓等。

四、决定是否需要手术

本病患者多为高龄老人,首先注意全身情况,在身体条件允许的情况下,建议手术治疗,可预防由于骨折后长期卧床而引起危及生命的各种并发症。

【辨证思路】

股骨粗隆间骨折辨证思路流程图

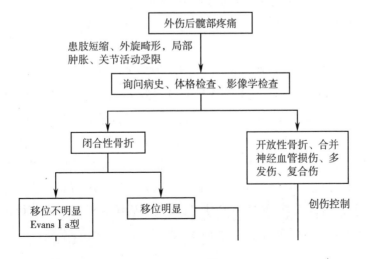

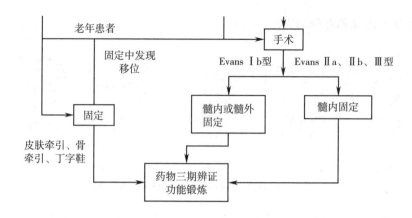

【病例思维程序示范】

张某,女性,91 岁,2019 年 6 月 5 日急诊首诊,因"跌倒左髋部着地致左髋疼痛活动受限 6 小时"就诊。否认头晕、黑蒙、意识丧失、否认其他部位疼痛。查体:神清,对答切题,左髋肿胀,见大片皮下瘀血,左粗隆部压痛(+),叩击痛(+),左下肢短缩、外旋畸形,关节活动受限。末梢血运、感觉良好。

辨证思维程序:

第一步:患者高龄,予急诊心电监护检查患者生命体征及对答情况,患者目前生命体征平稳,对答切题。详细采集病史及体格检查,明确损伤机制及暴力能力,评估是否伴随其他部位、系统损伤,是否伴有神经、血管损伤,如本例为较低能量的损伤,累及单一关节部损伤。

第二步:通过对患者的观察、问诊及查体,考虑髋部骨折可能大,摄右髋关节关节正侧位 X 线片明确有无骨折、骨折类型便于评估损伤严重程度及指导下一步治疗。

第三步:摄片提示左股骨粗隆间骨折,为顺转子间骨折,小转子劈裂。鉴于患者高龄,若采取保守治疗,长期卧床后并发症发生率较高,建议手术治疗。

第四步:入院后嘱患者患肢制动,开放静脉,营养支持。尽快完善血尿粪常规、C 反应蛋白、肝肾功能、电解质、凝血功能、心衰定量标记物、乙肝、丙肝、梅毒抗体、艾滋病抗体、血糖、血气分析、24 小时心电图跟踪检查、24 小时血压跟踪检查、下肢静脉超声、心脏超声、胸片等检查。予胫骨结节骨牵引治疗,临时牵引固定。

第五步:患者完善检查,除外手术禁忌证,入院后第 3 天在全麻下行左粗隆间骨折闭合复位髓内钉内固定术,术前备悬浮红细胞 3 单位,术顺。

第六步：术后第 1 天复查血常规、肝肾功能、电解质、凝血功能，血象回报提示血红蛋白较术前减少，属重度贫血，予输悬浮红细胞 1 单位。

第七步：术后第 2 天，继续输悬浮红细胞 1 单位，查术后左髋关节正侧位片提示内固定位置良好。

第八步：术后第 3 天，仍持续小剂量输悬浮红细胞 1 单位，复查血象提示低血红蛋白已纠正。

第九步：术后 1 周，复查左髋关节正侧位片提示内固定位置良好。嘱患者在家属陪同下，使用助步器下地站立功能锻炼。医嘱离院，并在术后 2 周、4 周、8 周、12 周、6 个月复诊复片。

【医案、外治法、经验方及常用中成药】

一、医案

林如高医案（《中国百年百名中医临床家丛书》）

王某，男，65 岁，福州市汽车修配厂退休工人。就诊日期：1981 年 8 月 13 日。病史摘要：患者于 5 小时前被自行车撞倒，当时左髋部剧痛、肿胀，不能站立，未经任何处理即由他人送入笔者医院。检查：患者面色红润，痛苦表情，呻吟不止，舌淡，脉弦紧，左下肢呈短缩、内收、外旋畸形，左髋部侧部皮下青紫瘀斑，范围约 12cm×10cm，左股骨大粗隆处压痛明显，被动活动左下肢时，髋部疼痛加剧。测量：左下肢比右下肢短缩 5cm。X 线片：左股骨粗隆间骨折，顺粗隆型，远端向上移位约 5cm。

诊断：左股骨粗隆间骨折。

治疗经过：入院后按屈髋屈膝法整复，由助手固定骨盆，医者握其膝部和小腿，先屈髋屈膝 90° 向上牵引，然后伸髋、内旋、外展即达复位。复位后查双下肢等长，置左下肢于外展 30° 中立位，做皮肤牵引，重量 5kg 局部外敷消肿散，内服退癀消肿汤，练踝背伸、股四头肌收缩活动。2 周后左髋部肿痛减轻，改敷消毒散，内服壮骨强筋汤，继续按上法练功。4 周后左髋部无肿胀与压痛，解除皮肤牵引，以舒筋活血洗剂熏洗左髋，下地练扶杆站立、脚踩跷板、双拐行走等活动。6 周后患者可不扶拐行走。

按语：股骨粗隆间骨折，是老年常见的损伤，患者平均年龄较股骨颈骨折患者高 5~6 岁。由于粗隆部血运丰富，骨折后极少不愈合，但甚易发生髋内翻，高龄患者长期卧床引起并发症较多。林氏整复股骨粗隆间骨折用屈髋屈膝法，其具体步骤如下：患者仰卧，助手固定骨盆。医者握其膝部与小腿，使膝、髋均屈曲 90°，向上牵引,纠正缩短畸形,然后伸髋内旋外展以纠正旋转内翻畸形,并使折面紧密接触。本案属顺转子间骨折,治疗用药得当,再加上适度的功能锻炼,预后较好。

二、外治法

1. 整复

(1)闭合手法复位:粗隆间骨折的闭合复位手法与股骨颈骨折复位手法相同,无移位的骨折可采用钉子鞋制动或下肢牵引,持续牵引6~7周。

(2)骨牵引复位法:有移位的粗隆间骨折,可采用骨牵引复位法持续牵引,待3~4天短缩畸形矫正后,用手法矫正髋内翻和外旋畸形,手法与股骨颈骨折复位手法相同,固定患肢于外展中立位8~12周。

2. 固定 一般采用Russell牵引固定法,将患肢安置在带有屈膝附件的托马氏架上,亦可用胫骨结节牵引。Russell牵引的优点可控制外旋,对稳定型骨折,牵引8周,然后可开始关节活动,用拐下地,但患肢负重需待12周骨折愈合坚实之后才可,以防髋内翻的发生。

三、经验方及常用中成药

见骨折总论部分。

股骨干骨折

【概述】

股骨干骨折是指小粗隆下至股骨髁上之间部位的骨折,占全身骨折的6%。男多于女。多发生在青壮年及儿童。

【主要病因病机】

股骨干骨折多为高能量损伤,由强大的间接暴力和直接暴力所致。直接暴力引起者,如快速碰撞、钝器打击、重物挤压和碾轧等,骨折类型多为短斜形、横断形和粉碎性骨折;间接暴力引起者,如由高处坠落、扭转和杠杆外力引起的股骨骨折,多见于儿童,且多为斜形或螺旋形骨折。

【辨证注意点】

一、抓住本病临床特点

股骨干骨折多见于青壮年及儿童,有严重的外伤史,外伤后局部肿胀、疼痛、功能丧失、活动受限。查体:患肢出现短缩、成角畸形,局部压痛明显,部分可触及骨擦音、异常活动。

二、判断骨折类型及移位程度

股骨干骨折按其部位可分为股骨上 1/3 骨折、中 1/3 骨折和下 1/3 骨折,其中发生在中部者最多见(图 1-37);按骨折的形状可分为横断、螺旋、斜形、粉碎、多段及青枝骨折六种。除不全或青枝骨折外,股骨干骨折均为不稳定性骨折。

当股骨上 1/3 骨折时,其移位的方向比较有规律,骨折近端受到髂腰肌、臀中肌、臀小肌及外旋肌的牵拉,而出现屈曲、外展、外旋等移位。远端受内收肌群的牵拉而向后、上、内方移位[图 1-37(1)]。

当骨折发生在中 1/3 时,除了断端有骨折重叠外,没有特定的移位规律,需要视外力作用的损伤机制而定,一般因为骨折远端受到内收肌的牵拉,而引起向外成角畸形[图 1-37(2)]。

当骨折位于下 1/3 时,因膝关节后方关节囊及腓肠肌的牵拉,骨折远端一般向后移位、倾斜,近端因为内收、向前移位。并伴有损伤腘动脉、腘静脉及坐骨神经的危险[图 1-37(3)]。

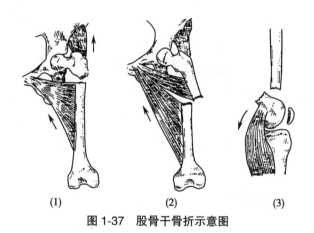

(1)　　　　　　　　(2)　　　　　　　　(3)

图 1-37　股骨干骨折示意图

拍摄股骨干的正侧位 X 线片能明确骨折类型、部位和移位情况。

三、骨折是否存在合并伤及并发症

股骨干骨折多为高能量损伤,急诊发现股骨畸形或考虑股骨干骨折患者时,需第一时间监测患者生命体征、观察意识状态,判断有无其他系统的损伤,必要时请相关科室会诊。

可先予石膏托或支具临时固定。开放静脉通路,急查血常规、电解质、凝血功能、D-二聚体。观察患者血红蛋白情况,考虑因出血导致的容量不足时,因及时静脉扩容。密切观察患者 D-二聚体、神志意识、呼吸情况,若发现有创伤性休克、脂肪栓塞迹象,及时积极处理。

严重移位的股骨下段 1/3 骨折,容易造成血管、神经的损伤,在腘窝部出现巨大的血肿,小腿感觉及运动的障碍,足背、胫后动脉搏动减弱或消失,末梢血液循环障碍等。损伤严重者,由于剧痛和出血早期可合并外伤性休克

四、决定是否需要手术

手术的适应证主要包括:①手法或牵引复位失败的;②合并有血管神经损伤,需手术探查的;③开放性骨折的患者;④老年骨折患者,老年人不宜长期卧床,卧床会导致很多并发症,一般如果身体条件允许,建议进行手术治疗;⑤骨折不愈合,或者是有功能障碍的畸形愈合情况。

【辨证思路】

股骨干骨折辨证思路流程图

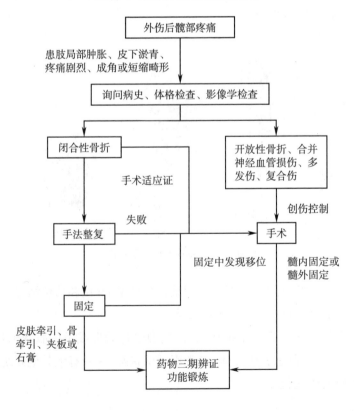

【病例思维程序示范】

赵某,男性,42 岁,2019 年 3 月 12 日急诊首诊,因"车祸外伤致右大腿疼痛活动受限 1 小时"就诊。否认其他部位疼痛。查体:神清,对答切题,右股骨中端肿胀,向外侧成角畸形,局部压痛(+),叩击痛(+),右足背、胫后动脉及胫前动脉搏动可触及,双下肢感觉对称。

辨证思维程序:

第一步:予急诊心电监护检查患者生命体征及对答情况,患者目前生命体征平稳,对答切题。详细采集病史及体格检查,明确损伤机制及暴力能力,评估是否伴随有其他部位、系统损伤,是否伴有神经、血管损伤,必要时请神经外科、普外科、胸外科会诊,如本病例为高能量的损伤,累及单一骨折部位。

第二步:通过对患者的观察、问诊及查体,初步考虑股骨干闭合性骨折,检测生命体征平稳,先予长腿石膏临时固定后,摄右股骨正侧位 X 线片明确诊断及骨折类型便于评估损伤严重程度及指导下一步治疗。

第三步:摄片提示右股骨中段粉碎性骨折,为四部分骨折,断端见 2 块蝶形骨块。患者断端粉碎性骨折,复位难度大,保守治疗骨折畸形愈合可能性高,建议手术治疗。

第四步:入院后嘱患者患肢制动,急查血常规、C 反应蛋白、肝肾功能、电解质、凝血功能、乙肝、丙肝、梅毒抗体、艾滋病抗体、血糖,开放静脉,营养支持、纠正容量不足。完善下肢静脉超声、心脏超声、胸片、心电图等检查。予胫骨结节骨牵引治疗,临时牵引固定。

第五步:患者完善检查,除外手术禁忌证,入院后第 2 天在腰麻下行右股骨中段骨折闭合复位髓内钉内固定术,术前备悬浮红细胞 3 单位,术顺。

第六步:术后第 1 天复查血常规、肝肾功能、电解质、凝血功能,血象回报未见明显异常。

第七步:术后第 2 天,查术后右股骨正侧位片提示内固定位置良好。

第八步:术后第 3 天,嘱患者在助步器辅助下,患肢无负重下下地功能锻炼。

第九步:术后 1 周,复查右股骨关节正侧位片提示内固定位置良好。医嘱离院,并在术后 2 周、4 周、8 周、12 周、6 个月复诊复片。

【医案、外治法、经验方及常用中成药】

一、医案

林如高医案(《中国百年百名中医临床家丛书》)

林某,女,20岁,学生,福州市台江人。就诊日期:1988年2月23日。

病史摘要:患者于7天前从3米多高楼上跌下,当时左侧大腿肿胀、剧烈疼痛,经福州市内某区医院急救处理后转笔者医院。

检查:患者急性痛苦面容,较烦躁,面色苍白,脉细弱。左侧大腿中部明显肿胀,皮下可见散在瘀斑,局部压痛,有异常活动,骨折处向外侧成角畸形,左下肢比右下肢短缩5cm。X线片:左股骨中段斜形骨折,骨折端重叠5cm。

诊断:左股骨中段斜形骨折

治疗经过:入院后在血肿内麻醉下施行拔伸法、反折法整复,并用提按、推挤手法矫正侧方移位和成角畸形。复位后,患肢畸形矫正,双下肢等长,按畸形方向置2个压垫,再以夹板固定,外加长直角托板,外敷消肿散,内服退癀消肿汤,练踝背伸、股四头肌收缩活动。2月24日拍片复查:骨折端仍有轻度移位,当即再以拔伸、推挤手法矫正侧方移位,夹板固定,并加用下肢皮肤牵引,重量7kg。局部外敷活血散,内服退癀消肿汤,2周后查局部肿痛明显消退,改服壮骨续筋汤,外敷接骨散,3周后,拍片示骨折处已有中等量骨痂生长,去除皮肤牵引,内服跌打补骨丸,练床上抬腿、蹬空踢球活动。5周后(4月1日)患者可扶双拐下地练走。5月13日解除夹板而出院。

按语:股骨干骨折约占全身骨折的6%,患者以10岁以下儿童多见。近年,由于交通事故增多,成人发病比率有增多趋势,男多于女。以股骨干中部居多,可分为横断、斜形、螺旋、粉碎及青枝五型。多由高处坠下、交通事故或受重物打击、夹挤等直接或间接暴力引起。林案属斜形骨折,为不稳定性骨折,应实施适当的整复方法。林氏整复骨干骨折常用拔伸法、反折法及捏按推挤法,其具体步骤如下:①拔伸法:患者仰卧位,一助手站在患肢外侧,双手环抱(或用布带绕过)大腿根部,另一助手双手环握住膝部,用大力相对拔伸牵引,以矫正患肢骨折端的重叠畸形,如有侧移位,再用手按捏平正。②反折法:对于拔伸难于矫正重叠畸形者,采用反折手法进行矫正。③捏按推挤法:根据上、中、下部各段骨折的移位情况,在拔伸牵引下采用上捏下按、内外推挤手法。以上手法后还须配合皮肤牵引或骨牵引。

二、外治法

1. 整复

（1）闭合手法复位：患者取仰卧位，一助手固定骨盆，另一助手用双手握住患者小腿上段，顺势拔伸，并慢慢将患肢屈髋屈膝各90°，沿股骨纵轴方向用力牵引，矫正重叠移位后，再按骨折的不同部位分别采用下述手法。

①股骨上 1/3 骨折：将患肢外展，并略外旋，然后由助手握近端向后挤按，术者握住远端由后向前端提；②股骨中 1/3 骨折：将患肢外展，术者以手自断端的外侧向内挤按，然后以双手在断端前、后、内、外夹挤；③股骨下 1/3 骨折：在维持牵引下，膝关节慢慢屈曲，并以紧挤在腘窝内的双手作支点将骨折远端向近端推压。对于成年人或较大年龄儿童的股骨干骨折，特别是对粉碎性骨折、斜形骨折或螺旋形骨折，多采用较大重量的骨骼牵引逐渐复位，在牵引方向和牵引重量合适的情况下，多可自行得到良好的对位，无须进行手法复位。3~5天后行 X 线复查，若骨折畸形已纠正，可逐步减轻牵引重量至维持重量持续引致骨折愈合。若为横断骨折仍有侧方移位者，可用双手的手指或手掌，甚至十指合扣的两前臂的压力，施行端提和挤按手法以矫正侧方移位。粉碎性骨折可用四面挤按手法，使碎片互相接近，斜形骨折如两斜面为背向移位时，可用回旋手法使远端由前或由后绕过对面，粉碎性骨折因愈合较慢，牵引时间可适当延长。在施行手法整复股骨干骨折时，应该注意保护血管、神经，注意预防脂肪栓发生。

（2）骨牵引复位法：适用于成年患者及较大儿童可结合夹板外固定。一般中 1/3 骨折和骨折远端向后移位的下 1/3 骨折，可选用股骨髁上骨牵引；上 1/3 骨折，骨折远端向前移位的下 1/3 骨折，应行胫骨结节骨牵引；下 1/3 骨折，远端向后移位者，应采用股骨髁间骨牵引。在牵引体位的选择上，一般上 1/3 应置于屈髋外展位；中 1/3 应置于外展中立位，下 1/3 骨折远端向后移位者，应加大屈膝的角度。牵引重量儿童应为体重的 1/6，成人则为体重的 1/7。牵引 1 周后行 X 线检查，如骨折对位对线满意者，可酌情将重量减至维持重量（成人 5kg，儿童 3kg）。若复位欠佳者，应及时调整牵引重量和方向，检查牵引装置和效能，并要注意防止牵引不够或牵引过度。牵引时间儿童一般为 4~6 周，成人约为 8~10 周。

2. 固定 复位后根据上、中、下 1/3 不同部位放置压垫，上 1/3 骨折放在近端的前方和外侧，中 1/3 骨折放在断端的外侧和前方，下 1/3 骨折放在近端的前方，再放置夹板，其中内侧板由腹股沟至股骨内髁，外侧板由股骨大转子至股骨外侧髁,前侧板由腹股沟至髌骨上缘,后侧板由臀横纹至腘窝上缘,然后用布带捆扎。

三、经验方及常用中成药

见骨折总论部分。

股骨髁间骨折

【概述】

股骨髁间骨折是指股骨远端离关节面 7cm 以下的骨折,且骨折线累及关节面者,多为复合损伤,是股骨远端骨折中损伤最严重,治疗最困难的骨折。对膝关节、髌股关节和伸膝装置有直接损害。

【主要病因病机】

股骨髁间骨折大多由间接暴力导致,如从高处坠落受伤,足或膝部着地,身体重力和向上传达的暴力共同集中在股骨髁部这一皮质骨与松质骨交界的结构薄弱部位,形成股骨髁上骨折;如暴力强大,除破坏股骨髁上外,残余暴力继续作用,使骨的两个断端相互挤压,近端插入股骨两髁之间;再者,由于胫股关节周围肌肉收缩时,股骨髁承受来自胫骨髁及髌骨两方面的应力。在膝关节由伸到屈时,髌股关节及胫股关节之间的应力相应的增加,此两种应力的合力方向指向股骨髁的后上方。在髌骨与股骨之间,无论是伸直还是屈曲位,总有一部分关节面相接触。屈膝时,髌骨还伴有由前向后的运动,与损伤时膝关节经常处于屈曲状态相一致,这样在外力作用下,髌骨如同"楔子"一样,因此,股骨髁被撞击碎裂,骨折线多呈"T"形或"Y"形,亦可见"V"形骨折。

【辨证注意点】

一、抓住本病临床特点

股骨髁间骨折的患者,一般都有明显的外伤史,伤后患膝肿胀明显,疼痛剧烈,活动受限,功能严重障碍,无法站立。查体:患肢膝关节肿胀、畸形,可见皮下的瘀血、瘀斑,股骨下端压痛明显、可及骨擦音或骨擦感,移位明显者,还可触及骨折端、畸形及异常活动。

二、判断骨折类型及移位程度

临床上根据骨折的类型分类,可将股骨髁间骨折分为"T"形、"Y"形、"V"形骨折(图 1-38)。膝关节正侧位 X 线片可明确骨折类型及移位情况,CT 通过矢状位、冠状位和水平位重建可以详细了解骨折移位和缺损。有助于术者进行整复或制订手术计划。如怀疑有半月板或韧带损伤的,可行磁共振检查。

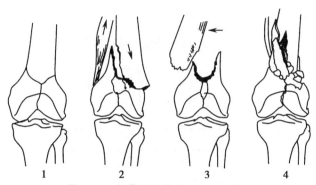

图 1-38　股骨髁间骨折 Neer 分类法

1. 轻度移位;2. 股骨髁向内移位;3. 股骨髁向外移位;4. 髁上和骨干骨折及移位

三、骨折是否存在合并伤及并发症

高能量外伤所导致股骨髁间骨折,早期由于剧烈的疼痛和骨折端的出血,可合并创伤性休克。严重的挤压伤、粉碎性骨折、多发性骨折,还可能并发脂肪栓塞。急诊发现股骨远端畸形或考虑股骨髁间骨折患者时,需第一时间监测患者生命体征、观察意识状态,判断有无其他系统的损伤,必要时请相关科室会诊。可先予石膏托或支具临时固定。开放静脉通路,急查血常规、电解质、凝血功能、D-二聚体。观察患者血红蛋白情况,考虑因出血导致的容量不足时,因及时静脉扩容。密切观察患者 D-二聚体、神志意识、呼吸情况,若发现有创伤性休克、脂肪栓塞迹象,及时积极处理。

外翻应力引起股骨内上髁的撕脱性骨折,可伴有胫骨外侧平台骨折及膝内侧韧带损伤。内翻应力引起股骨外上髁的撕脱性骨折,可伴有腓骨小头撕脱性骨折、胫骨内侧平台骨折、膝外侧韧带损伤。

严重的骨折伴移位,在腘窝处伴有巨大血肿且胫后动脉、足背动脉脉搏减弱时,应考虑腘动脉损伤。伴有小腿后 1/3、足背外侧 1/3 及足底皮肤感觉明显减退时,应考虑胫神经损伤,需及时手术探查血管、神经损伤情况。

四、决定是否需要手术

手术的适应证主要包括:

股骨髁间骨折多为高能量损伤所致,并且它的周围连接着各种组织还有肌肉,受到周围的影响,骨折复位较为困难,容易造成膝关节的不稳定。保守治疗只适用于无移位的关节外嵌插型骨折或不能耐受手术及失去行走能力的患者。

【辨证思路】

股骨髁间骨折辨证思路流程图

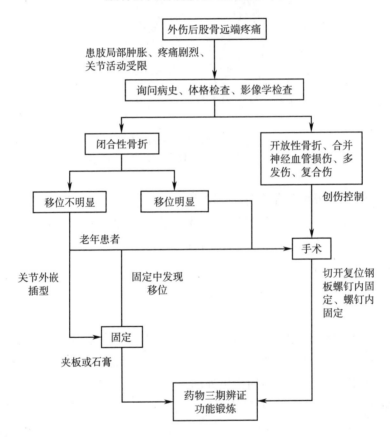

【病例思维程序示范】

朱某,男性,27岁,2019年5月25日急诊首诊,因"车祸外伤致右膝上缘疼痛活动受限半小时"就诊。否认其他部位疼痛。查体:神清,对答切题,右膝上缘肿胀明显,股骨下端压痛明显,活动受限,无法站立,右足背、胫后动脉及胫前动脉搏动,双下肢感觉对称。

辨证思维程序:

第一步:予急诊心电监护检查患者生命体征及对答情况,患者目前生命体征平稳,对答切题。详细采集病史及体格检查,明确损伤机制及暴力能力,评估是否伴随有其他部位、系统损伤,是否伴有神经、血管损伤,如本病例为高能量的损伤,累及单一骨折部位。

第二步:通过对患者的观察、问诊及查体,初步考虑股骨远端闭合性骨折,检查生命体征平稳,予长腿石膏临时固定后,摄右股骨正侧位 + 右膝关节正侧位 X 线片明确诊断及骨折类型便于评估损伤严重程度及指导下一步治疗。

第三步:摄片提示右股骨髁间粉碎性骨折,为 "Y" 形粉碎性骨折。考虑患者高能量粉碎性骨折,骨折复位较为困难,容易造成膝关节的不稳定,保守治疗骨折畸形愈合可能大,建议手术治疗。

第四步:入院后嘱患者患肢制动,急查血常规、C 反应蛋白、肝肾功能、电解质、凝血功能、乙肝、丙肝、梅毒抗体、艾滋病抗体、血糖,开放静脉,营养支持、纠正容量不足。完善下肢静脉超声、心脏超声、胸片、心电图等检查。予胫骨结节骨牵引,临时固定。

第五步:患者完善检查,除外手术禁忌证,入院后第 2 天在腰麻下行右股骨髁间骨折切开复位内固定术,术前备悬浮红细胞 2 单位,术顺。

第六步:术后第 1 天复查血常规、肝肾功能、电解质、凝血功能,血象回报未见明显异常。

第七步:术后第 2 天,查术后右股骨正侧位片提示内固定位置良好。

第八步:术后第 3 天,嘱患者在助步器辅助下,患肢无负重下下地功能锻炼。

第九步:术后 1 周,复查右股骨关节正侧位片提示内固定位置良好。医嘱离院,并在术后 2 周、4 周、8 周、12 周、6 个月复诊复片。

【医案、外治法、经验方及常用中成药】

一、医案

林如高医案(《中国百年百名中医临床家丛书》)

许某,男,35 岁,农民。就诊日期:1983 年 5 月 27 日

病史摘要:患者于 1 天前因建筑房屋时不慎从 3 米多高处跌下,以足部先着地,当时无昏迷,右膝上部畸形、肿胀、疼痛明显,不能站立行走,由他人送当

地医院,拍 X 线片诊为:右股骨髁间骨折,给石膏托固定后送笔者医院。

检查:患者面色苍白,痛苦呻吟,舌黯紫,脉洪大。右膝部畸形、明显肿胀、膝内侧部皮下有大片瘀斑,股骨内外髁处均有压痛,有骨擦音,浮髌试验(+)。X 线片:右股骨髁间骨折,呈 T 形,内外骨折块分离约 2cm。

诊断:右股骨髁间骨折。

治疗经过:先在严格无菌下抽出右膝关节内积血,约 50ml 采用扣挤法整复,在两助手牵引下,医者以两手掌对扣后即复位,复位后用超膝关节夹板固定,并做小腿皮肤牵引,重量 3kg。局部外敷消肿散,内服消炎退肿汤,练踝背伸、股四头肌收缩活动。1 周后右膝部肿痛明显减轻。2 周后右膝部只有轻度肿胀、压痛,改敷消毒散,内服跌打养营汤,并由医者每日做膝关节屈曲活动 5~6 次。4 周后解除牵引,以舒筋活血洗剂熏洗患膝,并练关节屈伸。6 周后练扶双拐不负重步行、扶杆站立、扶椅练走等活动。8 周后患者能不扶拐下地行走,右膝关节活动基本正常。

按语:股骨髁间骨折,属关节内骨折,是膝部较严重的损伤。其发病机制与临床表现与髁上骨折相似。当暴力造成髁上骨折后,骨折近端在暴力作用下,嵌插于股骨髁之间,并向下继续作用将股骨髁劈开成内、外两块,成为 T 形或 Y 形。因本病涉及关节面,复位要求较高,且预后一般较髁上骨折差。髁间骨折多由较严重的间接暴力所致,直接暴力(如打击、挤压等)作用于膝部亦偶有发生。根据受伤机制和骨折端移位方向,分为伸直及屈曲两型,以后者多见。药物治疗,初期可服肢伤一方或新伤续断汤;中期可服肢伤二方或接骨丹;后期可服肢伤三方或健步壮骨丸。外敷药,早期可用双柏水蜜膏外敷。后期可用海桐皮汤水外洗。整复法采用扣挤法,疗效好。具体的整复步骤如下:患者仰卧,一助手握大腿上段,另一助手握小腿下段,相对拔伸牵引。医者站在患侧,双手掌分别置于内、外髁部,手指相交叉,随着助手的牵引,两手掌用力将髁部向中线扣挤,听到骨擦音,说明骨折已对位。在施行扣挤法的同时,助手可在用力牵引下将膝关节做几次轻度屈伸动作,使骨折块准确对位,并趋于稳定。夹板固定后配合皮肤牵引或骨牵引。

二、外治法

1. 整复

(1)闭合手法复位:患者取仰卧位,一助手固定骨盆,另一助手用双手握住患者小腿上段,顺势拔伸,并慢慢将患肢屈髋屈膝各 90°,沿股骨纵轴方向用力牵引,以端提等手法矫正重叠、侧方移位后,在维持牵引下,并以推挤在腘窝内的双手作为支点将骨折远端向近端推压对位。在施行手法整复股骨髁间骨折时,应该注意保护血管、神经,注意预防脂肪栓塞发生。

(2)骨牵引复位法:有移位的屈曲型骨折,可选用股骨髁或胫骨结节骨牵引。在牵引时应使膝处于轻度外旋位,以使骨折远端能更加确切地与骨折近端对位。骨牵引后配合手法整复即可复位,整复时要注意保护腘窝神经、血管、用力不宜过猛;复位困难者,可加大牵引的重量后再行调整。

2. 固定

(1)夹板固定:前侧板下端至髌骨上缘,后侧板的下缘至腘窝中部,两侧板以带轴活动夹板超膝关节固定,小腿部的固定方法与小腿骨折相同,膝上和膝下均以 4 根布带绑扎固定。将患肢膝关节屈曲于 70°~90° 位固定。

(2)石膏外固定:用长腿石膏管型于屈膝 20° 位置固定,固定 6 周后逐渐开始膝关节功能锻炼。

三、经验方及常用中成药

见骨折总论部分。

髌 骨 骨 折

【概述】

髌骨骨折会造成伸膝装置连续性丧失及潜在的髌股关节失配,多见于成人及中老年人。

【主要病因病机】

髌骨骨折多由间接暴力所致,但也有少数是因为髌骨受直接暴力打击所导致,多为粉碎性骨折。间接暴力多见于膝关节半屈曲位跌倒时,股四头肌强烈收缩,牵拉髌骨向上,而髌韧带固定在髌骨下部,股骨髁部与髌骨关节面紧密接触向前顶压髌骨形成支点。这三种力量同时作用于髌骨下部,造成髌骨横形骨折。

【辨证注意点】

一、抓住本病临床特点

髌骨骨折的患者,有明确外伤史,伤后患膝肿胀、疼痛,活动受限,多数患者无法站立。查体:患肢膝关节肿胀,可见皮下瘀斑及膝部皮肤擦伤,髌骨压痛明显,移位明显者可及骨擦音或骨擦感。

二、判断骨折类型及移位程度

髌骨骨折临床上根据骨折线的走行方向分为:横形骨折(包括上极、中部及下极横形骨折);粉碎性骨折(包括上极、下极粉碎性骨折及星状骨折);纵行骨折;边缘骨折(图 1-39)。

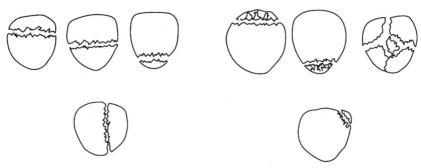

图 1-39 髌骨骨折分型

临床可先行膝关节正侧位片,初步观察髌骨骨折类型,若在正位片发现髌骨可疑纵向骨折,可加拍髌骨轴位 X 线片,进一步明确骨折类型及移位情况,CT 通过矢状位、冠状位和水平位重建可以详细了解骨折移位和缺损。

三、骨折是否存在合并伤及并发症

髌骨骨折并发症主要与骨折移位及损伤的程度呈正相关,若轻微的损伤,髌骨骨折没有移位的,一般不会遗留后遗症。若患者髌骨骨折有明显的移位,尤其是导致髌骨关节面的不平整,后期容易出现软骨的退变,从而形成髌骨软化症、创伤性关节炎等,引起膝关节屈伸活动的疼痛、活动受限的情况。

开放性髌骨骨折,短期内可能出现关节腔感染、化脓性感染等并发症。

四、决定是否需要手术

髌骨骨折的治疗,是以恢复伸膝装置功能并保持关节面的完整光滑为目的。无移位的骨折及移位不大的横断骨折,后关节面完整者,可采取抱膝圈固定膝关节于伸直位;当关节内面台阶超过 2mm,伸膝装置完整性破坏时需要手术治疗。

【辨证思路】

髌骨骨折辨证思路流程图

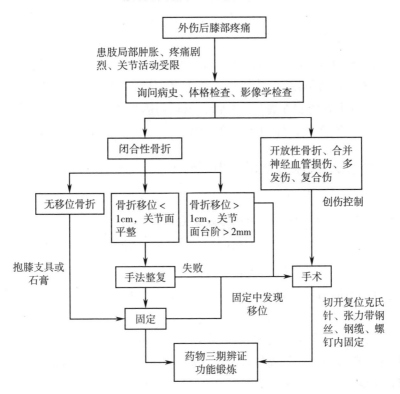

【病例思维程序示范】

李某,女性,62岁,2019年2月11日急诊首诊,因"重物撞击致右膝疼痛活动受限2小时"就诊。否认其他部位疼痛。查体:神清,对答切题,右膝肿胀,髌骨压痛(+),膝关节屈伸活动受限,末梢血液循环及感觉良好。

辨证思维程序:

第一步:详细采集病史及体格检查,明确损伤机制及暴力能力,评估是否伴随有其他部位、系统损伤,是否伴有神经、血管损伤,如本病例为低能量的损伤,累及单一关节部位。

第二步:通过对患者的观察、问诊及查体,初步考虑髌骨骨折可能大,摄右膝关节正侧位X线片明确诊断及骨折类型便于评估损伤严重程度及指导下一步治疗。

第三步:摄片提示右髌骨骨折,读片见髌骨中段纵向骨折线,遂加拍髌骨轴位片,见髌骨纵行骨折,骨折间隙<1cm,关节面良好,建议保守治疗。

第四步:手法复位后予石膏托患肢伸直位固定,嘱患肢制动,避免负重,3天后门诊复诊复片。

第五步:3天后患者复诊,疼痛较前好转,复片见右髌骨骨折,对位良好,嘱维持目前石膏托外固定,患肢制动,避免负重,伤后2周、4周、6周后门诊复诊。

第六步:患者伤后6周门诊复诊,查体:右髌骨压痛(−),复查X线片见原骨折线消失。嘱拆除石膏,下地功能锻炼。

【医案、外治法、经验方及常用中成药】

一、医案

董万鑫医案(《中国现代名中医医案精华》)

黄某,女,72岁,住中华路431号。患者于1978年5月15日不慎滑倒跪到地面摔伤右膝,当时即在丰盛医院就诊。症状与检查:膝部肿胀、疼痛,不能走路,不能屈曲,有明显骨擦音,局部有积血,可摸到明显的凹陷骨折线。X线片所见:右髌骨下1/3处骨折,两断端显著分离移位

治疗方法:首先疏散气血,然后采用上下归挤手法使折骨复位,外敷正骨散,用月牙夹板固定。每周复查1次5周后拆除固定物开始舒筋活络,3个月患膝功能恢复正常。

按语:治疗髌骨骨折时,首先要疏散或抽出膝内的积血,否则会妨碍后期膝关节功能的恢复。复位时对于移位较严重的折骨,不能要求一次就获得满意的效果,一次不成功时,可敷好外用药,将折骨做暂时固定,待局部消肿后再行整复,必要时可以做第3次整复,但时间不要拖得太久,最迟不应超过10天,应尽可能早些复位用四点归挤法棉垫固定比传统的抱膝器更为牢固,且不易移动每个小棉垫之间有空隙,这样对局部血运影响较小,因而消肿较快,折骨愈合也就快,后期膝关节功能恢复也好。固定时,前面最好使用两块半圆缺口的纸板,使用这种纸板较挖洞的整块纸板更为灵活,中间的空洞范围可注意选择,只需将两块板的距离稍加变动即可。后期做膝关节功能练习时,要缓慢进行,逐渐加大活动范围,禁止使用暴力强屈,以防发生再次骨折。关于药物治疗,早期瘀肿非常明显,应重用疏散气血药以消肿胀,中期应接骨续筋,通利关节之品,后期服补肝肾,壮筋骨药,解除外固定后应用中药熏洗。髌骨骨折固

定时间不宜过长,要尽早进行膝关节的舒筋按摩和主动功能练习。

二、外治法

1. 整复　骨折移位小于1cm且后关节面完整者可行手法复位。患者平卧,可在局部麻醉下,先将膝关节内的积血抽吸干净,患肢置于伸直位,术者用两手拇、食、中指捏住两端对向推挤,使之相互接近,然后用一手的拇、食指按住上、下两断端,另一手沿髌骨边缘触摸,以确定是否完整。必要时,可令助手轻轻屈伸膝关节,使髌骨后关节面恢复平整。

2. 固定　无移位的髌骨骨折,且其关节面仍保持光滑完整筋膜扩张部及关节囊亦无损伤的患者,在患肢后侧(由臀横纹至足跟部)用单夹板固定膝关节于伸直位,亦可用长腿石膏托或管型石膏固定患肢于伸直位4~6周;有移位的骨折经手法整复后可用前后长腿石膏托或管型石膏固定患肢于伸直位4~6周。

三、经验方及常用中成药

见骨折总论部分。

胫骨平台骨折

【概述】

胫骨近端内、外侧髁之间,关节面较为平坦,称为胫骨平台。因此胫骨平台骨折又称为胫骨髁骨折,较为常见,男性多于女性,好发于青壮年。

【主要病因病机】

临床上胫骨平台骨折多由交通事故或高处坠落等严重暴力引起,以间接暴力为主。当站立时膝部侧方受外侧暴力打击,膝关节过度外翻导致胫骨外侧平台压缩塌陷骨折,甚至合并内侧副韧带和半月板损伤;膝关节过度内翻可导致胫骨内侧平台骨折或合并外侧副韧带和半月板损伤。高处跌落时,胫骨双侧平台受垂直压缩暴力,股骨髁向下撞击胫骨平台,引起胫骨内、外侧平台同时骨折;单纯的胫骨内侧平台骨折较少见。

【辨证注意点】

一、抓住本病临床特点

损伤后,膝部可明显肿胀、疼痛、功能障碍、下肢不能负重、局部皮肤可见青紫瘀斑,关节内出血严重者,按之有波动感,可有膝外翻和内翻畸形。

二、判断骨折类型及移位程度

临床上根据骨折损伤的部位分为内侧平台骨折、外侧平台骨折、双侧平台骨折(图1-40)。膝关节正侧位X线片可明确骨折类型及移位情况,CT通过矢状位、冠状位和水平位重建可以详细了解骨折移位和关节面塌陷、移位的形态,若高度怀疑韧带损伤,则需行磁共振检查。影像学检查有助于术者进行整复或制订手术计划。

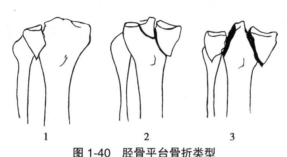

图 1-40 胫骨平台骨折类型

1. 外侧平台骨折;2. 内侧平台骨折;3. 内外侧骨折

此外目前临床上常用Schatzker分型(图1-41):Ⅰ. 外侧平台单纯劈裂。Ⅱ. 外侧平台劈裂压缩。Ⅲ. 外侧平台单纯压缩。Ⅳ. 内侧平台劈裂或塌陷。Ⅴ. 内外侧平台双骨折。Ⅵ. 平台骨折累及胫骨干骺端骨折。

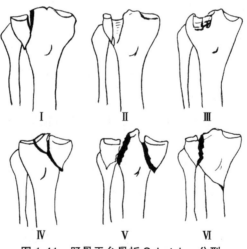

图 1-41 胫骨平台骨折 Schatzker 分型

三、注意骨折是否存在合并伤及并发症

注意合并其他损伤,若腓骨头处出现骨折表现,多合并腓骨头骨折;若小腿前外侧及足背皮肤感觉减弱或消失,常为腓总神经损伤;高能量损伤导致胫骨平台骨折多伴有膝关节韧带和半月板损伤,查体时若膝关节侧向应力试验阳性,提示侧副韧带损伤;若抽屉试验阳性提示合并有交叉韧带损伤。

严重胫骨平台骨折后早期可能会引起创伤性休克、感染、脂肪栓塞或者下肢深静脉血栓、骨筋膜室综合征等严重的并发症。后期的并发症主要有褥疮、坠积性肺炎、尿路感染、创伤性关节炎、迟发性畸形和关节僵硬等。

四、决定是否需要手术

胫骨平台骨折为关节内骨折,骨折线累及关节面,不易整复也不易固定。治疗首先应恢复关节面平整和膝关节屈伸功能。对于无移位骨折,手法整复并采用夹板固定通常能取得良好的疗效。但一般认为开放骨折、合并骨筋膜室综合征和神经血管损伤的骨折以及关节面移位超过 2mm 的骨折均为手术适应证。手法整复后出现固定失败,骨折移位的患者也应及早进行手术治疗。骨折按三期辨证结合患者身体情况调整用药,以促进关节功能恢复。

【辨证思路】

患者前来就诊后,当依照受伤部位及临床表现进行诊断,并且结合体格检查、影像学检查辨证分型。如有合并神经血管损伤或开放性损伤等应及时行急诊手术治疗,而对于无急诊手术指征的患者依骨折类型和辨证施以不同的治疗方案。

胫骨平台骨折辨证思路流程图

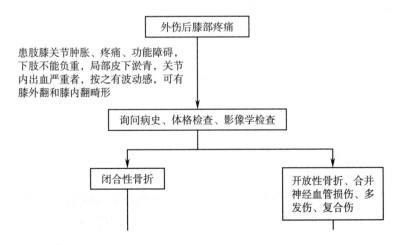

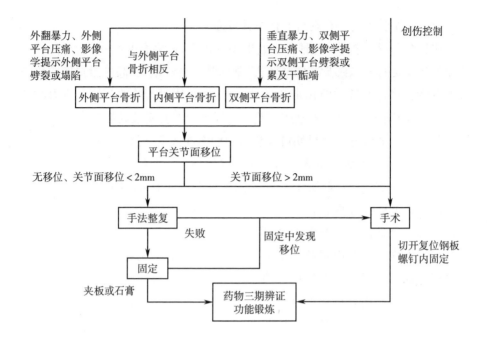

【病例思维程序示范】

王某,男,34岁。2018年8月1日就诊。患者当日上午遭遇非机动车车祸,受伤时患者欲用左腿站立,但旋即摔倒在地。伤后疼痛剧烈,左膝处肿胀如鼓,不能屈伸,否认左小腿中下段疼痛及足趾麻木。救护车送医过程中已临时予夹板固定。体检:神志清,左膝关节肿胀,皮下淤青。浮髌试验阳性,左胫骨平台外侧压痛阳性,左足背、胫后动脉及胫前动脉搏动可及,左足趾浅感觉正常。舌脉:舌苔薄腻,脉弦。辅助检查:X线片:左胫骨外侧平台骨折,外侧平台见纵行透亮影。

辨证思维程序:

第一步:明确诊断。根据患者外伤病史及受伤部位,可初步诊断为左胫骨平台骨折,应与髌骨骨折、股骨外侧髁骨折相鉴别。

第二步:判断骨折类型和患者身体条件,骨折移位情况。患者急诊进行X线片及CT扫描,可见外侧平台有纵行骨折线,但CT矢状位及冠状位未见外侧平台塌陷。故该患者为外侧平台骨折,无明显移位。

第三步:有无合并其他疾病,神经血管损伤。患者神志清醒,左小腿及足踝部无疼痛及感觉异常,远端肢体动脉搏动可及。排除神经血管损伤。进一步完善 MRI 检查,明确有无合并韧带损伤。

第四步:辨证论治。根据上述检查结果。将患者置于检查床上,左膝关节注射麻药并抽吸关节内积血。一名助手按住股骨下段向外侧挤推,另一名助手握住小腿下段牵拉并向内扳。使膝关节呈内翻位,术者用拇指挤推膝关节外侧。手法牵引整复后,助手持续牵引。术者将准备好的超膝关节夹板放置于患者患处,在外侧髁前方加入固定垫。固定完成后,复查 X 线片。

药物治疗。患者为青壮年,受伤不过半天,属于骨折早期。筋骨损伤,瘀血凝滞,肿胀疼痛。但肢体损于外,气血伤于内,故瘀血停滞不行,则是气滞证,属气滞血瘀,宜活血化瘀、消肿止痛,方用复元活血汤临证加减,外用药选用接骨续筋药膏等。

处方:桃仁 25g　川芎 9g　当归 9g　赤芍 9g　生地黄 12g　红花 9g　牡丹皮 9g　制香附 9g　延胡索 12g。随访时患者连日大便未行,口干舌燥。舌脉:舌苔黄腻,脉弦。根据患者复诊时兼证,可知患者瘀血入里化热,可予大黄 9g枳实 6g通腑泻实。

第五步:功能锻炼。患肢固定完毕,嘱以功能锻炼方法,先予踝、趾关节主动屈伸活动,防止肌肉萎缩,关节僵硬。后续待外固定拆除后,可从小范围开始逐渐活动膝关节屈伸。并于复诊摄 X 线片及临床判断骨折愈合后从部分负重过度至完全负重。2 天后患者复诊,X 线片见骨折复位满意。

第六步:调摄及生活指导。骨折后注意饮食调节,增加营养,给予高蛋白和矿物质丰富的食物。长期卧床患者及时翻身、骨突处按摩,拍背,鼓励饮水;预防褥疮、呼吸道及泌尿系感染等并发症。同时要注意患者的心理护理。

【医案、外治法、经验方及常用中成药】

一、医案

选自《古今名医骨伤科医案赏析》

邢某,女,36 岁。清华大学校办工厂技术员。患者于 1973 年 10 月被汽车撞伤左腿,摔倒后膝部及小腿部疼痛,不能站立而到附近医院就诊,2 周后来丰盛医院治疗。

症状与检查:膝关节肿胀,内侧较明显,伸屈受限,内侧压痛明显,可扪及骨擦音。膝内翻活动范围加大。当即拍 X 线片确诊为左胫骨内髁骨折(胫骨平台骨折)。

治疗方法:先在局部疏散气血,一名助手固定股骨下端,嘱患者伸直膝关节,并将小腿置于小凳上,医者一手由腓侧向里推,一手按住内踝的边缘(即股胫关节缝处)向下推,促使骨折块向下移动,并用一手于胫骨内髁处向腓骨侧挤压骨折块复位,和健侧腿相比较后长度一致,即实行固定。

在骨折局部和膝关节腓侧各压一棉垫,然后用胫腓侧纸夹板固定。每周复查1次,共固定6周,解除固定物后练习膝关节伸屈功能,2周后增加伤肢负重练习,至两个半月时功能恢复正常。

按语:胫骨髁泛指胫骨内、外侧髁,其边缘上覆有半月板,中间为髁间嵴,为非关节部位,有前后交叉韧带附着,两侧有内外侧副韧带。因两髁的关节面比较平坦,且其形呈倒锥状,故称平台。多由高处跌伤所致。此患者系汽车撞伤左腿。经复位固定后,再加上药物三期治疗,恢复较好。

二、外治法

1. 整复　外侧平台骨折:近端助手握持患肢大腿,远端助手握住患肢踝上部,相对作拔伸牵引;术者立于患肢外侧,双手抱住膝关节,向外侧用力,使膝内翻,加大关节外侧间隙;同时将置于外侧髁处双拇指用力向内、向上方推按外侧髁骨块,使其复位;然后术者以双手掌根扣挤胫骨近端,以进一步纠正残余移位。内侧平台骨折操作方向与外侧平台骨折相反。

双侧平台骨折:两助手在中立位相对用力拔伸牵引,术者以双手掌根置于胫骨内、外侧髁处,相向扣挤使骨折复位。

2. 固定　内外侧平台骨折可使用超膝关节夹板或长腿石膏固定4~6周。外侧髁的前下方放好固定垫,注意勿压迫腓总神经。内侧平台骨折固定垫放置于内侧髁下。双侧平台骨折则各自在内外侧髁下放置骨折固定垫。

3. 手术　对于手法整复失败,关节面移位仍 >2mm 的胫骨平台骨折,宜选用切开复位内固定术治疗。若合并韧带断裂,建议一期做韧带修补术或二期做重建术。Schatzker 分型对手术的选择具有指导意义:Schatzker Ⅰ 型移位明显者,应切开复位,松质骨螺钉固定;Ⅱ型及Ⅲ型撬起塌陷的骨块并植骨,恢复关节面平滑,松质骨螺钉或外侧支撑钢板内固定;Ⅳ型伴交叉韧带损伤者,恢复平台的平整,内固定及交叉韧带张力,或重建交叉韧带;Ⅴ型应用松质骨螺钉或钢板内固定。Ⅵ型采用外侧髁钢板或 T 形钢板内固定。

4. 功能锻炼　在固定期间应逐步加强股四头肌等长运动,并加强踝、趾关节屈伸活动。骨折达到临床愈合后,可拆除外固定,做膝关节主动功能锻炼。

三、经验方及常用中成药

见骨折总论部分。

胫腓骨干双骨折

【概述】

胫腓骨干骨折是胫骨结节、腓骨小头以下至内、外踝以上的骨折,各种年龄段均可发病,胫腓骨干骨折在全身长骨骨折中发生率较高,以青壮年为多。

【主要病因病机】

临床上胫腓骨干骨折可由直接暴力或间接暴力引起。直接暴力多由外侧或前外侧来,而骨折多横断、短斜面,亦可造成粉碎性骨折。胫腓骨骨折线处于同一水平,软组织损伤较严重。间接暴力由传达暴力或扭伤时的扭转暴力所致,多为斜形或螺旋形骨折。通常腓骨的骨折线较胫骨高,软组织损伤较轻。受到暴力方向、肌肉收缩以及小腿、足部的重力影响,胫腓骨干双骨折可出现重叠成角或旋转畸形。且胫骨前缘与前内侧面表浅,仅有皮肤遮盖,骨折时容易刺破皮肤形成开放性骨折。腘动脉在进入比目鱼肌的腱弓后,分为胫前、后动脉,因此胫骨上端骨折移位时,容易引起血管损伤。

胫骨干骨折可造成小腿骨筋膜间隔内肿胀,压迫血管,引起缺血性挛缩。胫骨营养血管由胫骨干上 1/3 的后方进入,在皮质骨内下行一段距离进入髓腔,胫骨下 1/3 缺乏肌肉附着,故胫骨干中下段发生骨折后,往往因局部血液供应不良,而发生延迟愈合或不愈合。

【辨证注意点】

一、抓住本病临床特点

损伤后,小腿疼痛剧烈,严重者,小腿可出现极度肿胀,瘀斑明显。患肢不能站立和行走,并可见异常活动。

二、判断骨折类型及移位程度

胫腓骨干双骨折根据受伤机制和骨折是否与外界相通,可分为闭合性骨折和开放性骨折。闭合性骨折多见长斜形或螺旋形骨折,由间接暴力所致,属于不稳定性骨折。亦可见横形或短斜形骨折,属于稳定性骨折。开放性骨折多由直接暴力引起,断端移位严重。

三、注意骨折是否存在合并伤及并发症

注意合并其他损伤,若胫骨上 1/3 骨折,可导致腘动脉损伤。若腓骨近端骨折,可引起腓总神经的损伤,小腿或足部皮肤感觉减弱或消失,足背伸活动消失。严重损伤的患者,可并发骨筋膜室综合征。

四、决定是否需要手术

胫腓骨干双骨折的治疗目的是恢复小腿的长度和负重功能。在治疗中以胫骨骨折为重点。要求复位后,骨折旋转移位完全纠正,成角不超过 5°,以避免负重时关节面受到不平衡的应力作用。成人患肢短缩在 1cm 范围内,儿童不超过 2cm。其手术指征为开放性胫腓骨干骨折,合并严重软组织损伤或胫腓骨干骨折手法整复失败者。

【辨证思路】

患者前来就诊后,当依照受伤部位及临床表现进行诊断,并且结合体格检查、影像学检查辨证分型。如有合并神经血管损伤或开放性损伤等应及时行急诊手术治疗,将开放性骨折转变为闭合性骨折。而对于无急诊手术指征的患者依骨折稳定性予以辨证并施以不同的治疗方案。

胫腓骨干双骨折辨证思路流程图

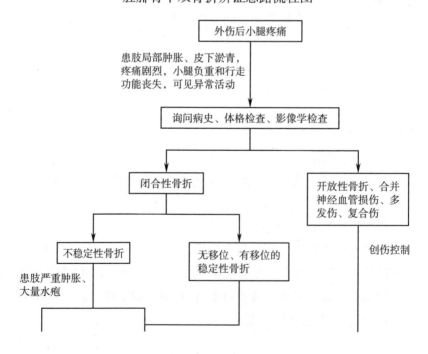

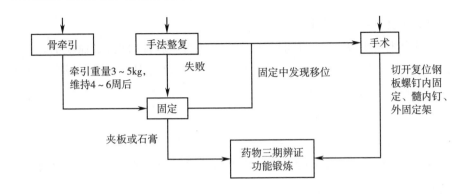

【病例思维程序示范】

李某,男,55 岁。2016 年 7 月 15 日就诊。患者 1 小时前工作时不慎被重物砸伤右小腿,患者诉重物直接砸压在右小腿中下段。伤后右小腿疼痛剧烈,否认右下肢远端肢体麻木。体检:神志清,右小腿肿胀,向后侧成角畸形,但未见皮肤破损。右小腿中下段骨擦感可及,右足背、胫后动脉及胫前动脉搏动可及,右足趾浅感觉正常。舌脉:舌苔薄腻,脉弦。辅助检查:X 线片:右胫腓骨干双骨折,断端移位并成角畸形。

辨证思维程序:

第一步:明确诊断。根据患者外伤病史及受伤部位,可初步诊断为右胫腓骨干骨折。

第二步:判断骨折类型和患者身体条件,骨折移位情况。患者急诊进行 X 线片,可见骨折端移位并成角畸形。

第三步:有无合并其他疾病,神经血管损伤。患者神志清醒,患肢远端肢体感觉及血液循环正常,排除神经血管损伤。

第四步:辨证论治。根据上述检查结果。将患者置于检查床上,平卧位,膝关节屈曲 20°~30°,助手握住腘窝部,另一助手握住足踝部,沿胫骨长轴拔伸牵引,矫正重叠及成角畸形。因患者骨折向后成角,故术者双手环抱小腿骨折端向前提。远端助手略向内旋转肢体,使完全对位。继续维持牵引,术者两手握住骨折处,嘱助手徐徐摆动骨折远端,使骨折端紧密相插,并用拇指和食指沿胫骨前嵴和内侧面来回触摸骨折处,检查对线对位情况。整复完成后选择合适宽度夹板,内、外侧夹板上达胫骨内、外侧髁平面,下平齐足底;后侧夹板上达腘窝下齐跟骨结节上缘;前内侧、前外侧夹板上达胫骨结节,下达踝上。

然后进行横扎 3~4 道扎带固定。

药物治疗。患者受伤时间短属于骨折早期。筋骨损伤,瘀血凝滞,肿胀疼痛。但肢体损于外,气血伤于内,故瘀血停滞不行,则是气滞证,属气滞血瘀,宜活血化瘀、接骨止痛,方用新伤续断汤临证加减,外用药选用接骨续筋药膏等。

处方:当归尾 12g　土鳖虫 6g　乳香 3g　没药 3g　丹参 6g　自然铜醋煅 12g　骨碎补 12g　泽兰叶 6g　延胡索 6g　苏木 10g　续断 10g　桑枝 12g　桃仁 6g

第五步:功能锻炼。患肢固定完毕,嘱以功能锻炼方法,先嘱踝、足部关节屈伸活动及股四头肌等长收缩活动。第 2 周始,进行抬腿及膝关节活动。第 4 周扶双拐非负重行走锻炼。第 8 周经 X 线及临床检查提示达到临床愈合标准后,拆除夹板。

第六步:调摄及生活指导。骨折后注意饮食调节,增加营养,给予高蛋白和矿物质丰富的食物。早期患者需长时间卧床,注意及时翻身、骨突处按摩,拍背、鼓励饮水;预防褥疮、呼吸道及泌尿系感染等并发症。运用夹板固定时,注意松紧度适当,既要防止消肿后外固定松动,也要防止绑缚过紧造成血液循环障碍。

【医案、外治法、经验方及常用中成药】

一、医案

石筱山医案(《石筱山伤科学》)

郭左,63 岁,就诊日期 1964 年 4 月 13 日。

昨日跌伤左小腿中下段,骨骼折碎移位,瘀凝肿痛引及踝背,不能动弹履地,治以拔伸捺正,夹缚固定,方拟化瘀消肿,续骨息痛。

处方:青防风 5g　炒荆芥 6g　焦山栀 9g　川独活 5g　苏木屑 6g　小生地 12g　西赤芍 6g　泽兰叶 9g　留行子 9g　骨碎补 9g　煅自然铜 12g　单桃仁 6g　落得打 9g

二诊:左小腿中下段折碎,瘀凝肿痛略减,不能履地。再以化瘀消肿,续骨息痛。

处方:当归尾 6g　炙地鳖 6g　川牛膝 6g　炒荆芥 6g　苏木屑 6g　小生地 12g　西赤芍 6g　泽兰叶 9g　留行子 9g　单桃仁 9g　煅自然铜 12g　嫩桑枝 12g

三诊:左小腿中下段折碎,瘀阻肿痛仍剧,不能动弹,胃纳不馨,骨折过剧,恐难复正常。

处方:当归尾 6g　川牛膝 6g　忍冬藤 12g　炒荆芥 6g　焦山栀 9g　小生地 12g　西赤芍 6g　泽兰叶 9g　留行子 9g　单桃仁 6g　煅自然铜 12g　炒车前(包)9g　炒建曲 12g

四诊:左小腿中下段折碎,已较平整,瘀凝肿痛亦瘥,不能动弹。再以活血舒筋续骨。

处方:青防风 5g　川牛膝 6g　大丹参 9g　制南星 5g　苏木屑 6g　小生地 12g　西赤芍 9g　泽兰叶 9g　留行子 9g　骨碎补 9g　煅自然铜 12g　单桃仁 6g　上血竭 3g

五诊:左小腿胫腓骨折碎已渐凝固,气血呆滞,肿胀疼痛,酸楚牵掣。再以活血舒筋,退肿续骨。

处方:全当归 6g　大丹参 9g　制南星 5g　川独活 5g　川续断 9g　制狗脊 12g　西赤芍 9g　木防己 9g　青皮、陈皮各 5g　茯苓皮 9g　川椒目 3g　五加皮 9g　新红花 2g　嫩桑枝 12g

按语:胫腓骨干骨折是临床最常见的骨折,石氏治疗这一骨折用手法拔伸捺正,敷药棉垫包裹后四块夹板(一夹板,或二夹板)固定,绷带包扎,并覆以软纸板加强固定。骨折治疗的早期隔二三日复诊 1 次,换敷药时如发现有残余移位可及时纠正,同时内服中药,结果复位时满意的。有些短斜面或短螺旋骨折,虽不能达到解剖复位,但往往仅相差一个皮质,无论外观还是功能都能很好地恢复,愈合和恢复功能时间比较短。郭案中下段骨折,6 周也已临床愈合,石氏治疗中的最大特点是夹板与肢体贴合,固定作用确实,能很好地维持骨折断端在复位后的位置,再加上全身局部用药,更为骨折及时愈合创造了良好的条件。胫腓骨干骨折的一个主要并发症是延迟愈合或者不愈合,但石氏治疗目前尚未发现类似病例。近代研究也人为尽管胫骨中下交界处血供不佳,存在着不利于愈合的条件,但只要治疗得当,发生延迟愈合或者不愈合者毕竟是极少数,只有伴有软组织或严重损伤者处理不当,对位极差,才会延迟愈合或者不愈合。

二、外治法

1. 整复

(1)稳定性骨折:近端助手握持患肢腘窝部,远端助手把持患肢足踝部,拔伸牵引后纠正重叠或成角畸形。维持牵引下,术者双手拇指按压骨折近端前内侧向后、外用力,其余手指握住远骨折端,由后、外侧向前内侧提托。

（2）不稳定性骨折：助手同前把持腘窝及足踝部，术者双拇指置于远折端前、外侧骨间隙，夹挤分骨手法将远折端向内侧推挤，其余手指握住近折端内侧，并用力向外提拉，同时远端助手在牵引下稍内旋骨折端，并摇摆碰触手法复位。

2. 固定　整复完成后使用五块夹板固定，内外侧夹板宽约小腿周径 1/6，前内侧和前外侧夹板宽约小腿周径 1/10，后侧夹板宽约小腿周径 1/5，长度视骨折部位而定。若使用长腿石膏托固定应注意避免内外踝等骨突处受压。不稳定性骨折可在手法整复后通过骨牵引维持整复。

3. 手术

不稳定的胫腓骨干骨折，若手法复位失败，即复位后仍存在旋转畸形或成角 >5° 建议行切开复位内固定术。手术方式可分为钢板螺钉系统和髓内钉系统。若开放性骨折损伤时间短，切口污染轻，骨折类型简单，建议在彻底清创的基础上可行内固定术。而污染较重，复杂骨折，一般清创缝合后可用外固定架固定，待软组织条件好转后行内固定。

4. 功能锻炼

（1）稳定性骨折：整复固定后第 2 周起，抬腿及膝关节活动。第 4 周开始扶双拐非负重步行。第 8~10 周达到临床愈合后去除外固定。

（2）不稳定性骨折：整复固定后第 2 周起，抬腿及膝关节活动。不稳定骨折或骨牵引患者，解除固定后仍需床上锻炼 1 周，再扶双拐非负重行走。4~8 周后，可逐渐负重下地活动。

三、经验方及常用中成药

见骨折总论部分。

踝 部 骨 折

【概述】

踝部骨折指胫腓骨远端内、外、后踝的骨折，是临床常见的骨折之一，占全身骨折的 3.92%。踝关节内侧有三角韧带浅层及深层连接内踝与距骨，外侧有距腓前韧带、距腓后韧带连接外踝与距骨，跟腓韧带连接外踝与跟骨。同时，胫腓骨远端之间有下胫腓韧带和骨间膜，以上三组韧带与骨一同维持踝关节的稳定性。

【主要病因病机】

踝部骨折损伤原因复杂,高处坠落、扭伤或行走不平整的路面时均可引起踝部损伤。韧带损伤、骨折和脱位可单独或同时发生。根据受伤的姿势可分为内翻、外翻、外旋、纵向挤压、侧方挤压、跖屈和背伸等多种,其中以内翻和外翻暴力最多见。

一、内翻骨折

高处跌下,足底外侧缘着地;或步行在平路上,足底内侧踏在凸处,使足突然内翻。骨折时,内踝多为斜形骨折,外踝多为横形骨折;严重时可合并后踝骨折、距骨脱位。

二、外翻骨折

高处跌下,足底内侧缘着地;或外踝受暴力打击,可引起踝关节极度外翻。骨折时,外踝多为斜形骨折,内踝多为横形骨折;严重时可合并后踝骨折、距骨脱位。

三、外旋骨折

跌倒时或间接暴力使足过度外旋,或足部不动而小腿内旋,使足外旋加外翻,内踝被撕脱,外踝被距骨撞击,骨折线可为螺旋形或长斜形,外旋加外翻过大,可造成三踝骨折,距骨脱位。

四、纵向挤压骨折

高处坠落,足跟着地,可引起踝关节纵向挤压骨折。严重时,胫骨远端包括关节面在内,发生粉碎性骨折,即 Pilon 骨折。腓骨远端往往也有横断或粉碎骨折。若踝关节极度背伸或跖屈时受到纵向暴力,胫骨远端前缘或后缘可受到距骨体的冲击而骨折,引起部分关节面骨折。

五、Lauge-Hansen 分型

另外临床中,常使用 Lauge-Hansen 分型来判断患者损伤机制,并根据逆损伤机制原则进行手法整复或于手术中进行复位。该分型是根据力学机制将受伤时足的位置及足部(距骨)相对于小腿的运动分为旋后外旋、旋后内收、旋前外旋和旋前外展四种类型,每种类型按韧带和骨折情况进行分度(图 1-42)。

1. 旋后外旋型　旋后位足部的外旋应力是踝部骨折的常见损伤机制,当小腿内旋足猛烈外旋时,距骨相对腓骨的螺旋剪切应力造成了腓骨的骨折,即旋后外旋型骨折。其中Ⅰ度为距骨的旋转剪切应力作用于腓骨,维系胫腓骨远端的下胫腓前韧带首先断裂。Ⅱ度为下胫腓前韧带断裂后,距骨继续作用

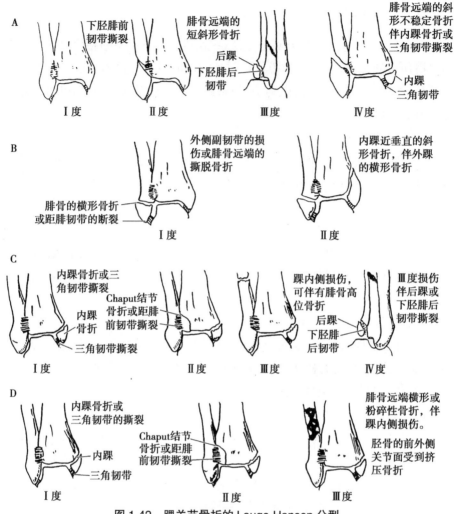

图 1-42 踝关节骨折的 Lauge-Hansen 分型
A. 旋后外旋型;B. 旋后内收型;C. 旋前外旋型;D. 旋前外展型

于腓骨,造成了腓骨在胫骨远端平台水平的斜形骨折,即外踝骨折。Ⅲ度为旋转应力的继续作用造成下胫腓后韧带断裂或后踝发生骨折。Ⅳ度为踝关节内侧损伤,三角韧带断裂或内踝发生撕脱性骨折,多为横形,少数斜形。

2. 旋后内收型 旋后位足部收到内收应力,导致踝关节外侧韧带过度牵拉,内踝受到距骨的挤压而导致骨折,即旋后内收型骨折。Ⅰ度为外侧副韧带的断裂或外踝骨折,其中最常见距腓前韧带和跟腓韧带损伤。外踝骨折多在距腓前韧带或以下水平的横形骨折,与外力的方向垂直。Ⅱ度为踝关节外侧损伤后失去了力的维系,足的内翻造成距骨进一步向内侧撞击,从而造成了内踝的斜形骨折。

3. 旋前外旋型 受伤时足处于旋前位,踝关节受到外旋应力,以外侧为轴向前方旋转,踝关节的内侧结构受到牵拉而破坏,即旋前外旋型骨折。其中Ⅰ度为踝关节内侧受到外旋力的作用发生三角韧带断裂或内踝的横形骨折。Ⅱ度为下胫腓前韧带断裂或撕脱性骨折。Ⅲ度为腓骨在下胫腓联合水平以上发生螺旋形或斜形骨折。侧位片上可见骨折线多从前上向后下。Ⅳ度为下胫腓后韧带断裂或后踝骨折。

4. 旋前外展型 受伤时足处于旋前位,距骨受到强力外展或外翻暴力,踝关节内侧结构受到强力牵拉,外踝受到挤压外力,即旋前外展型骨折。Ⅰ度为踝关节内侧损伤,三角韧带断裂或内踝的横形骨折。Ⅱ度为外翻应力继续,造成下胫腓前后韧带断裂或骨性撕脱。Ⅲ度为前两度损伤后外力继续作用于外踝,造成在下胫腓联合水平的骨折,腓骨的骨折由最初的横形到后来的粉碎性骨折。

【辨证注意点】

一、抓住本病临床特点

损伤后,踝部剧烈疼痛,肿胀明显,踝关节主动活动障碍,局部皮肤青紫瘀斑,或出现张力性水疱。并呈现内翻或外翻畸形,距骨脱位时踝部畸形明显。

二、判断骨折类型

根据患者受伤时足部位置,暴力方向和大小评估骨折的受伤机制。要注意旋前外旋型骨折中,腓骨易发生近端骨折,即 Maisonneuve 骨折,体格检查时不可遗漏膝关节处。结合 X 线片和 CT 检查明确骨折类型和移位程度。评估复杂的骨折类型时,尤其要注意患者的受伤机制,因为不同方向的暴力,虽然可发生同样的骨折,但是其整复和固定方法则不尽相同。

三、及时纠正踝关节脱位

注意合并其他损伤,如有脱位者,应先行予手法复位夹板或石膏固定后再行影像学检查,若骨块嵌插,影响复位者可行跟骨骨牵引辅助复位。

四、把握治疗原则

踝关节相对于髋、膝关节面积小,承重却远大于髋、膝关节。踝部骨折后易发生创伤性关节炎等,因此其治疗原则是恢复踝关节负重行走功能,要求达到解剖复位,恢复关节面平整,内外踝能正确对位,恢复正常的生理斜度。给予有效的内外固定后,待骨性愈合后才能考虑负重,以避免和减少创伤性关节炎的发生。

手术适应证为:手法整复失败;骨折不稳定,踝穴增宽超过 1~2mm 或距骨有脱位;关节面移位 >2mm,后踝骨折涉及大于胫骨远端关节面 1/4 者;关节内有游离骨片者;开放性骨折,清创后可同时作内固定;陈旧性骨折遗留功能障碍者。

【辨证思路】

患者前来就诊后,当依照受伤部位及临床表现进行诊断,并且结合体格检查、影像学检查辨证分型。如有合并神经血管损伤或开放性损伤等应及时行急诊手术治疗,而对于无急诊手术指征的患者依骨折类型和辨证施以不同的治疗方案。

踝部骨折辨证思路流程图

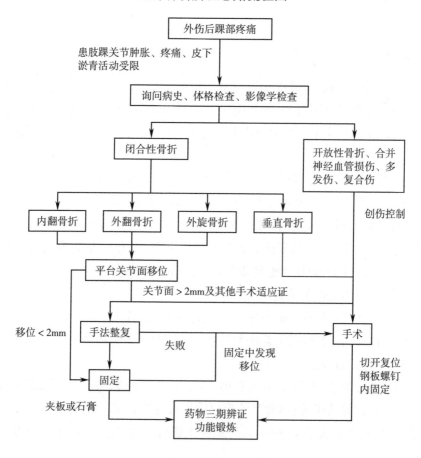

【病例思维程序示范】

李某,女,54 岁。2018 年 4 月 27 日就诊。患者行走时不慎扭伤右踝,随即出现右踝关节肿胀、疼痛,活动受限。体检:神志清,右踝关节肿胀,皮下淤青。内、外踝压痛,右足趾浅感觉正常。舌脉:舌黯,苔薄腻,脉细。辅助检查:X 线片:右踝关节骨折。CT 提示右三踝骨折,后踝骨折累及胫骨远端关节面 >1/4。急诊予石膏托固定后收治于病房。5 天后在腰硬联合麻醉下行右踝关节切开复位内固定术。

辨证思维程序:

第一步:明确诊断。根据患者外伤病史及受伤部位,可初步诊断为右踝关节骨折,应与踝关节脱位、距骨骨折相鉴别。

第二步:判断骨折类型和患者身体条件,骨折移位情况。患者急诊进行 X 线片及 CT 扫描(图 1-43),明确右侧内、外、后踝均有骨折,且后踝骨折累及胫骨远端关节面超过 1/4,具有手术适应证。

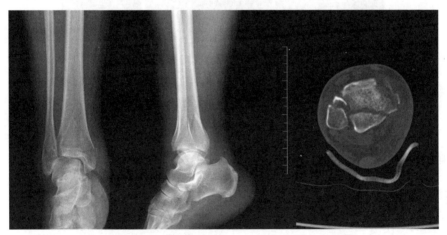

图 1-43 患者右踝关节正侧位 X 线片及 CT 扫描横断面

第三步:有无合并其他疾病,神经血管损伤。经查体,可排除血管及神经损伤可能。

第四步:辨证论治。根据上述检查结果。急诊予石膏托固定,防止骨折移位进一步加重后收入病房。予抬高患肢、冰袋冷敷及消肿治疗 5 天后,待踝关节周围软组织条件好转后,行骨折切开复位内固定术治疗。

药物治疗。患者骨折属于早期。筋骨损伤,瘀血凝滞,肿胀疼痛。但肢体损于外,气血伤于内,故瘀血停滞不行,则是气滞,但加之患者历经手术治疗,术中耗血伤气。证属气虚血瘀,宜益气化瘀、消肿止痛,方用复元活血汤临证加减,外用药选用接骨续筋药膏等。

处方:桃仁 25g　川芎 9g　当归 9g　赤芍 9g　生地黄 12g　红花 9g　牡丹皮 9g　制香附 9g　延胡索 12g　黄芪 12g　党参 12g

第五步:功能锻炼。术后复查 X 线片,内固定满意(图 1-44)。嘱以功能锻炼方法,先予右膝、踝、足诸关节主动屈伸活动,抬高患肢,促进手术部位消肿,防止关节僵硬。

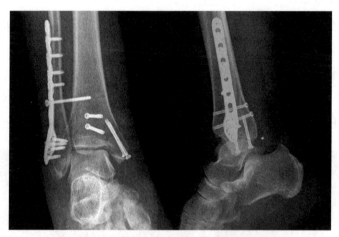

图 1-44　手术后患者右踝关节正侧位 X 线片

第六步:调摄及生活指导。骨折后注意饮食调节,增加营养,给予高蛋白和矿物质丰富的食物。告知患者定期随访,待骨折临床愈合后方可负重行走。

【医案、外治法、经验方及常用中成药】

一、医案

石筱山医案(《石筱山伤科学》)

刘君,38 岁。1962 年 6 月 29 日就诊。左足外踝腓骨下端折裂,筋膜损伤,已经 1 周。瘀血肿胀渐退,骨折处压痛仍然显著。苔薄腻,脉濡滑。纳呆神倦,胃肠运化少能。敷缚固定,并拟活血生新,健脾悦胃,内外并顾法。

处方:忍冬藤 12g　川牛膝 9g　炙地鳖 5g　大丹参 9g　泽兰叶 6g　川续断 9g　香谷芽 12g　制苍术 5g　白茯苓 9g　炒广皮 3g　采芸曲 9g　嫩桑枝

12g

二诊：7月3日。

左足外踝下端骨折，压痛已减，青紫肿胀渐退，步履尚觉牵掣，二便正常，寐不甚宁，消化力弱，脉转濡弦。再拟活血生新健中为治。

处方：大丹参9g 西赤芍6g 杜红花3g 制苍术5g 炒广皮3g 川续断肉6g 骨碎补9g 采芸曲9g 朱茯苓9g 扦扦活9g 嫩桑枝12g 千年健9g

三诊：7月10日。

左外踝下端骨折已呈接续，唯周围筋膜尚感酸楚，时觉心悸，脉来迟缓，气血不足，无以煦濡筋骨，今拟调益扶正为主。

处方：炙绵芪6g 炒党参6g 生白术5g 全当归5g 川牛膝9g 原生地12g 制狗脊12g 新红花3g 白茯苓9g 扦扦活9g 嫩桑枝12g 千年健12g

按语：踝部骨折是一种较常见的骨折。骨折可能仅是外踝的无移位骨折，也可能是三踝骨折伴距骨脱位，有的骨折严重，而韧带无明显损伤，有的则骨折并不严重，却见韧带严重损伤，损伤程度有很大差异。现代研究认为治疗应以闭合复位为主，尽量达到解剖复位，同时处理韧带损伤，采用适当的固定，适时功能锻炼，尽量缩短外固定时间。石氏采用的治疗是闭合复位，固定用纸板加夹板置于中立位，夹板下有棉花垫衬垫，使夹板固定妥帖而牢靠，又不限制踝部的适当活动，中药外敷并内服，换药时舒理筋络，活动关节。从本案看，临床最常见的外踝骨折，伤后两旬已能步履。这是由于比较良好的复位，又能适时活动关节以模造塑形；药物内服外敷有利于包括韧带在内的组织修复；损伤组织修复快便于适时功能锻炼，缩短了固定的时间。

二、外治法

1. 手法整复 内、外翻骨折的整复方法：麻醉后，患者平卧，屈膝90°，一助手站于患肢外侧，用肘部套住患肢腘窝，另一手抱于膝部向上牵拉。另一助手站于患肢远端，一手握前足，一手托足跟，拔伸牵引，并使踝关节略跖屈，循原来骨折移位方向徐徐牵引。内翻骨折使踝徐徐由内翻至稍外翻，外翻骨折反之至稍内翻。外旋骨折的整复方法同内外翻骨折，先复位内、外踝，然后术者将足部先稍屈曲，然后将足跟向前方挤推，以纠正距骨后移，再背伸踝关节，直至与胫骨远端关节面相平。

2. 固定 所有类型骨折整复后先在内、外踝的上方放一个塔形垫，下方各放一个梯形垫,或放置一空心垫,防止夹板直接压在骨突处。用5块夹板进行固定,其中内、外、后侧夹板上平小腿上1/3处,下达足跟部,前内侧及前外侧夹板较窄,其长度上平胫骨结节,下至踝关节前缘。将内翻骨折固定于外翻位,外翻骨折固定于内范围。也可加用踝关节活动夹板,将踝关节固定于中立位约4~6周。若夹板固定不稳定,可选用管形石膏、石膏托或U型石膏等进行固定。

3. 手术 对于手法整复失败者;骨折不稳定如前踝或后踝骨折端大于1/4,且距骨有脱位者;关节内有游离骨片者;开放性骨折,清创后可同时作内固定;陈旧性骨折者均可采取切开复位内固定术治疗。

4. 功能锻炼 整复固定后,应鼓励患者抬高患肢做轻微足趾屈伸活动。伤后2~3周,小腿肌肉等长活动及轻度踝关节屈伸。3周后,进一步旋转。夹板去除后,开始扶拐下地非负重行走。

三、经验方及常用中成药

见骨折总论部分。

距 骨 骨 折

【概述】

距骨骨折较为少见,占全身骨折的0.15%,但并发症较多,好发于青壮年男性。距骨表面60%为软骨覆盖,无肌肉附着,其与周围胫骨、腓骨、跟骨、舟骨仅依靠韧带及关节囊而形成多个足踝部关节。发生骨折时,骨折线多经过关节面,因此发生创伤性关节炎的概率很大,而且距骨血液供应主要来自距骨颈部,距骨颈骨折后易发生缺血性坏死。

【主要病因病机】

距骨骨折多因踝关节背伸外翻暴力所致,如机动车驾驶员足踩刹车而发生撞车时,足踝部强烈背伸,胫骨远端前缘像凿一样插入距骨颈、体之间,将距骨劈成前后两段,并可导致距下关节、踝关节或距舟关节脱位。根据暴力作用方向和受伤时体位不同,可分为:距骨颈骨折、距骨体骨折、距骨头骨折和距骨后突骨折。

距骨颈骨折根据 Hawkins 分型(图 1-45)可进一步分为 I 型:距骨颈无移

位骨折；Ⅱ型:距骨颈骨折移位伴距下关节脱位或半脱位；Ⅲ型:距骨颈骨折移位伴胫距关节和距下关节脱位或半脱位；Ⅳ型:距骨颈骨折移位伴距舟关节、胫距关节和距下关节脱位或半脱位。

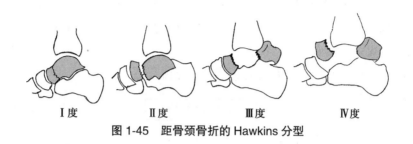

Ⅰ度　　　　　　Ⅱ度　　　　　　Ⅲ度　　　　　　Ⅳ度

图 1-45　距骨颈骨折的 Hawkins 分型

【辨证注意点】

一、抓住本病临床特点

损伤后,足踝部肿胀、剧烈疼痛、踝关节屈伸活动受限,不能站立行走。若距骨体骨折向后脱位,可见踝关节后、内侧有突出畸形,可扪及突出骨块,但此类骨折少见;若距骨后突骨折,可见跟腱两侧肿胀、疼痛,踝关节跖屈时疼痛加剧,此类骨折一般无移位;若距骨头骨折,仅在距舟关节处可见肿胀疼痛,一般无明显移位。

二、判断骨折类型

若距骨颈骨折,踝部肿胀明显,可于踝前存在压痛点或距骨头突出而见畸形。

三、重视距骨颈骨折的愈后

Hawkins 分型Ⅰ型患者愈后多为良好,距骨缺血性坏死率仅为 8%。Ⅱ型患者距骨坏死率 42%,且多数患者合并创伤性关节炎。Ⅲ型和Ⅳ型距骨颈骨折患者距骨坏死率文献报道 90%~100%,其原因在于距骨脱位后对皮肤和血管神经的压迫程度远高于前两型距骨颈骨折,需要急诊处理。

四、把握治疗原则

距骨骨折属于关节内骨折,要求解剖复位。对于无移位的距骨颈骨折、距骨体骨折、距骨后突骨折可采用石膏或夹板固定;对于距骨颈 Hawkins Ⅱ型及移位 >2mm 的距骨其他部位骨折需进行手法整复,整复失败、Hawkins Ⅲ、Ⅳ型骨折及陈旧性骨折遗留功能障碍的应当采取手术治疗,手术方式包括切开复位内固定、胫距关节或距下关节融合、全距骨置换术。

【辨证思路】

患者前来就诊后,当依照受伤部位及临床表现进行诊断,并且结合体格检查、影像学检查辨证分型。如有 Hawkins Ⅲ 型或Ⅳ型患者应当及时予以纠正脱位,术后需短腿石膏。由于距骨骨折容易引起缺血性坏死,在骨折三期辨证中后期应重用补气血、益肝肾、壮筋骨的药物。

距骨骨折辨证思路流程图

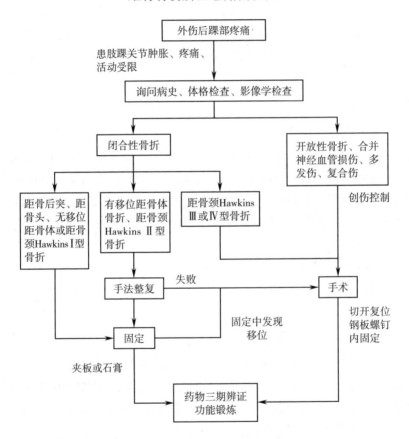

【病例思维程序示范】

唐某,男,27岁。2014 年 6 月 20 日就诊。患者从高处跳下后即感右踝处疼痛不适,不能站立行走,右踝关节略有肿胀、疼痛,活动受限。体检:右踝关节前方压痛,内、外踝无压痛,足背动脉可及,右足趾浅感觉正常。舌脉:舌淡,苔薄腻,脉平。辅助检查:X 线片:右距骨颈骨折。CT 提示右距骨颈骨折,无移位。

辨证思维程序：

第一步：明确诊断。根据患者外伤病史及受伤部位，应与踝关节骨折脱位、胫骨远端骨折和跟骨骨折相鉴别。

第二步：判断骨折类型和患者身体条件，骨折移位情况。患者急诊进行 X 线片及 CT 扫描，明确右距骨颈骨折，按骨折形态和移位程度，明确为 Hawkins Ⅰ型骨折。

第三步：有无合并其他疾病，神经血管损伤。经查体，可排除血管及神经损伤可能。

第四步：辨证论治。根据上述检查结果。急诊采用短腿石膏托将踝关节固定于中立位。

药物治疗。患者骨折属于早期。筋骨损伤，瘀血凝滞，肿胀疼痛。但肢体损于外，气血伤于内，故瘀血停滞不行，则是气滞，但加之患者历经手术治疗，术中耗血伤气。证属气虚血瘀，宜益气化瘀、消肿止痛，方用复元活血汤临证加减。

处方：桃仁 25g　川芎 9g　当归 9g　赤芍 9g　生地黄 12g　红花 9g　牡丹皮 9g　制香附 9g　延胡索 12g　黄芪 12g　党参 12g

患者多次复诊，未见骨折有进一步移位或加重。8 周后，拆除石膏，嘱患者拄双拐，开始部分负重行走锻炼，并配合下肢损伤外洗方熏洗。

第五步：功能锻炼。术后复查 X 线片，内固定满意，嘱以功能锻炼方法，先予右膝、踝、足诸关节主动屈伸活动，抬高患肢，促进手术部位消肿，防止关节僵硬。拆除外固定后，鼓励患者进行踝关节屈伸、内外翻等活动。

第六步：调摄及生活指导。骨折后注意饮食调节，增加营养，给予高蛋白和矿物质丰富的食物。告知患者定期随访，观察距骨有无出现缺血性坏死征象。

【医案、外治法、经验方及常用中成药】

一、医案

林如高医案（《中国百年百名中医临床家丛书》）

朱某，女，25 岁，闽侯城门乡（原公社）农民。就诊日期：1983 年 5 月 13 日。病案号：830546。病史摘要：患者 3 天前在家上楼时不慎从 3 米高处楼梯上坠落，以足先着地，当时无昏迷，右踝部畸形、肿胀、疼痛，不能行走，曾送郊区乡村医师治疗未见效,今转笔者医院。检查:神清,面色黯,痛苦表情,舌淡,苔薄白;脉细涩。右踝部畸形,肿胀,踝前可触及高低不平骨折块,局部压痛明显,右踝活动障碍。X线片(片号14996):右距骨颈体间骨折,远骨折块向前移位,踝关节轻度向后脱位。

诊断:右距骨骨折。

治疗经过:按距骨骨折复位手法整复,医者与助手对抗牵引后,一手握前足强力跖屈,另一手握小腿下端向前提托,即达复位。复位后置踝关节稍跖屈外翻位,在内踝下方和距骨头部背侧各置一平垫,然后以夹板固定,外敷活血散,内服活血镇痛汤,练趾、踝部屈伸活动。2周后局部肿痛明显减轻,改敷接骨散,服跌打补骨丸,继续练踝部活动。5周后,X线复查:骨折处已有少量骨痂生长。患部无肿痛,解除夹板固定,以舒筋活血洗剂熏洗,内服续骨丸,练踝关节屈伸活动。6周后可扶拐练走。8周后踝部活动基本正常,可自行走路。

按语:距骨骨折少见,多由足部突然强力跖屈或由高处跌下时,踝关节强力背伸外翻或汽车驾驶员刹车时用力过度所致。前者多为距骨后突被跟骨冲击而折断,骨折多为小块骨折,骨折片向后、向上,一般以为不多。后者较常见,按骨折线分颈部、体部或颈体间骨折。距骨颈骨折后,距骨体已发生缺血性坏死,故中、后期应重用补气血、养肝肾、壮筋骨药物,以促进骨折愈合。解除外固定后,应加强中药熏洗,促进踝关节功能恢复。

二、外治法

1. 整复 若只是距骨后突骨折或是距骨头、无移位距骨体或距骨颈Hawkins Ⅰ型骨折无需手法整复。有移位的距骨体骨折可让患者取仰卧位,助手将踝关节置于背伸位拔伸外翻。术者向后、内(外)侧脱位的距骨体,用拇指从踝关节后、外(内)侧推挤骨块。而对于Hawkins Ⅱ型骨折则让患者取仰卧位,将患足伸出床头,在小腿下段后方置一枕头,术者握住足踝部,使关节处于跖屈15°,沿小腿纵向拔伸,在将前足向后上方推挤,做轻度摇晃和内外旋转,双手拇指在踝前推挤距骨前段,使断端对合。

2. 固定 距骨后突骨折可采用足部托板或石膏固定5~6周。距骨头、无移位距骨体或距骨颈Hawkins Ⅰ型骨折可采用超踝关节夹板、石膏托中立位固定6~8周。有移位的距骨体骨折和Hawkins Ⅱ型骨折整复后采用超踝关节夹板、石膏托跖屈稍外翻位固定6~8周。

3. 手术 对于有手术适应证的患者,建议行切开复位内固定术、胫距关节或距下关节融合术、全距骨置换术。

4. 功能锻炼 整复固定后,距骨骨折的患者应做趾、膝关节屈伸锻炼。解除外固定前 2~3 周,可扶双拐逐渐负重行走。

三、经验方及常用中成药

见骨折总论部分。

跟 骨 骨 折

【概述】

跟骨骨折较为常见,约占跗骨骨折的 60%,好发于成年人,男性多见。自跟骨起,向足内外侧形成内侧和外侧纵弓,跟骨为两弓共同的力臂,负担体重约 60% 的重量。跟骨结节上缘与跟距关节面形成 30°~45° 的结节关节角(Bohler 角),跟骨外侧沟底向前结节最高点连线与后关节面之间的夹角(Gissane 角)约为 120°~145°,这两个角度为跟骨形态重要的标志,也是跟骨骨折整复的参考指标。

【主要病因病机】

跟骨骨折多由传达暴力造成。从高处坠落或跳下时,足跟先着地,身体重量从距骨下传至跟骨,地面的反作用力从跟骨负重点上传至跟骨体,使跟骨被压缩或劈开,亦有少数因跟腱牵拉而导致撕脱性骨折。跟骨骨折后,足纵弓塌陷,结节关节角减小,减弱了跖屈力量及足纵弓的弹簧缓冲作用。

【辨证注意点】

一、抓住本病临床特点

受伤后足跟疼痛、肿胀,局部皮下瘀斑,压痛明显,患足不敢触地,足部成宽扁畸形,严重者足弓变平。X 线检查可明确诊断。

二、判断骨折类型及移位程度

X 线跟骨侧位、轴位片可明确骨折类型、程度、移位方向,轴位片还可显示距下关节和载距突的情况,必要时与检测对比。临床上根据骨折线有无累及距下关节面而将其分为不累及距下关节面骨折和累及距下关节面骨折两类(图 1-46、1-47)。

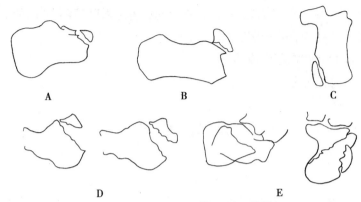

图1-46 不累及距下关节面的跟骨骨折

A. 跟骨前端骨折；B. 跟骨载距突骨折；C. 跟骨结节纵形骨折；D. 跟骨结节横形骨折；E. 跟骨体部关节外骨折

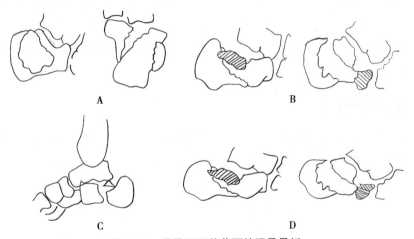

图1-47 累及距下关节面的跟骨骨折

A. 外侧塌陷；B. 完全塌陷；C. 舌形骨折；D. 半月形骨折

　　1993年Sanders发展了一种经关节骨折块位置与数量为基础的CT扫描分型，通过矢状位、冠状位和水平位重建可以详细了解骨折移位和关节面塌陷、移位的形态，有助于术者进行整复或制订手术计划（图1-48）。Ⅰ型为所有无移位的关节骨折，无论骨折线的数量。Ⅱ型类似于胫骨平台劈裂型骨折的两部分骨折，根据主要骨折线的位置又分为ⅡA、ⅡB、ⅡC三个亚型。Ⅲ型类似于胫骨平台劈裂压缩型骨折的中间有一压缩骨块，共三部分骨折。亚型包括ⅢAB、ⅢAC、ⅢBC。Ⅳ型为包括四部分关节骨折，高度粉碎，通常CT扫描可见不止四块碎骨。Sanders分型对跟骨骨折诊疗方法的选择和预后判断有较高的临床价值。在距下关节面的最宽处,距骨被两条线分为相等的三个柱。这两条线与位于后关节面内侧缘内侧的第三条线把后平面分为三块,并与载距突合并成为四块潜在的关节骨块(图1-48)。

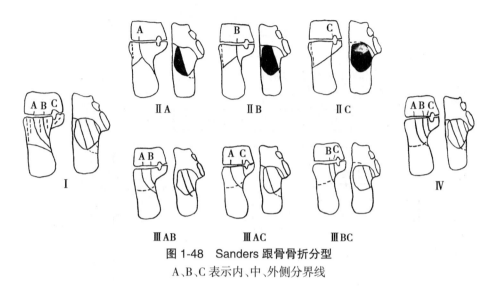

图 1-48　Sanders 跟骨骨折分型
A、B、C 表示内、中、外侧分界线

三、注意骨折是否存在合并伤及并发症

跟骨骨折多因坠落伤导致,若冲力强大,继跟骨着地后,臀部着地,脊柱前屈,可并发脊椎压缩性骨折或脱位,甚至冲力沿脊柱上传,引起颅底骨折或颅脑损伤,所以在诊断跟骨骨折的同时,应当常规询问和检查脊柱及颅脑的情况。

四、决定是否需要手术

跟骨骨折治疗应注意恢复距下关节治疗首先应恢复距下关节后关节面的外形、高度、宽度及结节关节角。无移位或移位较小的骨折应制动,避免负重;不累及距下关节面的简单骨折可用克氏针撬拨复位固定;关节压缩骨折、累及距下关节面骨折即 Sanders Ⅱ、Ⅲ型骨折且移位 >2mm 及严重移位的跟骨关节外骨折、或经整复失败的骨折可行切开复位内固定术。陈旧性骨折遗留功能障碍者和Ⅳ型可选用切开复位内固定或关节融合术治疗。骨折按三期辨证结合患者身体情况调整用药,以促进关节功能恢复。

【辨证思路】

患者前来就诊后,当依照受伤部位及临床表现进行诊断,并且结合体格检查、影像学检查辨证分型。如有开放性损伤等应及时行急诊清创处理,待创面愈合后再进行骨折治疗,而对于无急诊手术指征的患者依骨折类型和辨证施以不同的治疗方案。

跟骨骨折辨证思路流程图

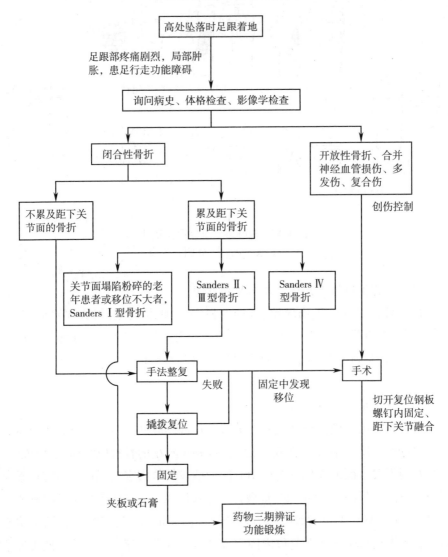

【病例思维程序示范】

　　钱某,男,22岁。2015年10月9日就诊。患者上午从约2米高平台跳下,双足跟着地,顿时感到右足跟疼痛不适,不能站立行走。体检:神志清,右足跟肿胀,后跟较左侧增宽,局部压痛阳性,可及骨擦感,脊柱无叩痛及压痛。舌脉:舌黯,苔薄腻,脉细涩。辅助检查:X线片:右跟骨骨折。

辨证思维程序:

第一步:明确诊断。根据患者外伤病史及受伤部位,可初步诊断为右跟骨骨折,跟骨体骨折,应与踝关节骨折、距骨骨折相鉴别。

第二步:判断骨折类型和患者身体条件,骨折移位情况。患者再行CT扫描,未见骨折线累及距下关节面。

第三步:有无合并其他疾病,神经血管损伤。跟骨骨折患者尤其要注意脊柱及颅脑部查体,该患者无相关体征,排除脊柱压缩性骨折或颅底骨折可能。

第四步:辨证论治。根据上述检查结果。将患者置于检查床上,右跟骨外侧壁局部麻醉,屈膝90°后,助手环抱固定患者小腿,术者双手交叉置于足底,手掌紧扣跟骨两侧,同时挤压并向下牵引纠正跟骨体增宽及高度丢失。整复完成后,选用石膏靴固定于中立位,固定时在踝关节骨隆突处垫上压垫防止局部压疮产生。固定完成后,复查X线片。

药物治疗。患者为青壮年,属于骨折早期。筋骨损伤,瘀血凝滞,肿胀疼痛。但肢体损于外,气血伤于内,故瘀血停滞不行,则是气滞证,属气滞血瘀,宜活血化瘀、消肿止痛,方用复元活血汤临证加减,外用药选用接骨续筋药膏等。

处方:桃仁25g 川芎9g 当归9g 赤芍9g 生地黄12g 红花9g 牡丹皮9g 制香附9g 延胡索12g 黄芪12g 党参12g

第五步:功能锻炼。患肢固定完毕,嘱以功能锻炼方法,先予膝、趾关节主动屈伸活动,防止肌肉萎缩,关节僵硬。2周后嘱患者拄拐非负重行走,6周经X线片确认骨折愈合后拆除石膏,并加强踝关节屈伸功能锻炼。

第六步:调摄及生活指导。骨折后注意饮食调节,增加营养,给予高蛋白和矿物质丰富的食物。外固定拆除后早期不可做过量的足背伸活动,后期以锻炼时无痛为度。

【医案、外治法、经验方及常用中成药】

一、医案

董万鑫医案(《中国现代名中医医案精华》)

李某,男,25岁。第五建筑公司工人。1975年3月,患者在高空(距地7米左右)作业时不慎摔下,造成双侧跟骨骨折,已在某医院做石膏固定,因患者想改用中医治疗,所以又来丰盛医院骨科就医。症状与检查:双足踝关节及跟部肿胀,跟骨变宽,足弓消失呈扁平状,疼痛、皮下出血、不能站立,有明显骨擦音,跟腱松弛。当即拍摄 X 线片确诊为双足跟骨粉碎性骨折。向上移位,骨折线通过关节面。

治疗方法:重压、归挤、下搬。患者仰卧,足心向外,在内外踝下各垫一纱布垫。医师首先使用归挤法,促使碎骨片复位。然后患者俯卧,医师一手握其前足部,使足部跖屈,另一手向下搬跟骨,使跟骨向下转动,恢复足弓。整复后折骨基本恢复对位对线。应用上法固定后 3 天改为每周复查 1 次,7 周解除固定物,开始按摩和功能练习,3 个月后恢复行走和完全负重功能。

按语:本病多由传达暴力造成,从高处坠下或跳下时,足跟部先着地,身体重力从距骨下传至跟骨,地面的反作用力从跟骨负重点,上传至跟骨体,使跟骨被压缩或劈开,亦有少数因跟腱牵拉而致撕脱骨折。本案患者从高空坠下,造成双足粉碎性骨折,并向上移位,骨折线通过关节面。有移位,手法复位后应实施外固定治疗。药物治疗按骨折早、中、后期辨证用药。复位固定解除后即可做膝足趾屈伸活动,待肿胀稍消减后,可扶双拐下地行走。3 个月后恢复了行走和负重功能。

二、外治法

1. 整复

(1)对于不累及距下关节面的跟骨骨折:若跟骨结节横形骨折,则视骨折移位程度决定如何手法整复。移位不大无需整复,骨折块大且向上移位者,则让患者在麻醉后取仰卧位,屈膝,助手跖屈足部,术者以两拇指在跟腱两侧用力向下推挤。若跟骨体骨折则让患者麻醉后屈膝 90°,一助手固定小腿,术者两手指相叉于足底,手掌紧扣跟骨两侧,矫正侧方移位和跟骨体增宽,并向下牵引恢复 Bohler 角。必要时可联合骨牵引。

(2)累及距下关节面的跟骨骨折患者:若关节面塌陷粉碎的老年患者或是移位不大者,即 Sanders Ⅰ型患者可不作复位。若关节面塌陷、粉碎而移位者,可用手掌叩击跟骨,尽量摇晃足跟时,用力向下,恢复 Bohler 角或先纠正跟骨体增宽后纠正 Bohler 角。

2. 撬拨复位　适用于跟骨压缩性骨折,跟距关节面塌陷但尚且完整者。患者健侧卧位,在硬膜外麻醉下,C 臂机透视下,用骨圆针带电钻从跟骨外侧缘跟骨结节上部向内倾斜 10°~15°,针尖对准塌陷骨块的下缘进针。针尖达骨块下缘后,助手使患者屈膝并跖屈踝关节,在近端对抗牵引,术者一手握骨圆针向下牵引撬拨,另一手握足背跖屈踝关节,两手拇指同时向上顶足底中部。C 臂机透视下见塌陷的骨块翘起,恢复 Bohler 角后在继续牵引撬拨的同时,嘱另一助手锤击骨圆针,直达距骨,起到内固定作用。

3. 固定

(1)跟骨横形骨折移位不大:保持跖屈位 4 周石膏固定,移位较大者屈膝、足跖屈 30° 位固定 4~6 周。跟骨体骨折的患者需要长腿石膏靴中立位固定 4~6 周。

(2)累及距下关节面的骨折:在手法整复后长腿石膏靴固定 6~8 周,如有克氏针或骨牵引时,一并固定在石膏中,4~6 周后拆除克氏针。

(3)采用撬拨复位的骨折:可采用长腿石膏靴屈膝、足跖屈位固定 4 周后拔除骨圆针,改用短腿石膏靴再固定 4 周。

4. 手术 手术治疗包括有限切开复位内固定、切开复位内固定和距下关节融合术。

5. 功能锻炼 整复固定后,可进行足趾屈伸活动,待肿胀减轻后,扶双拐下地不负重行走,锻炼足部功能。但累及关节面塌陷粉碎明显的移位患者,2 周后下地做不负重活动,6~8 周逐渐负重,通过关节活动自适应作用,恢复部分关节功能。

三、经验方及常用中成药

见骨折总论部分。

跖 骨 骨 折

【概述】

跖骨骨折是足部跗骨以远至趾骨之间的骨折,为足部常见外伤性骨折,多发于成年人。在多发创伤的患者中较为容易被漏诊。跖骨共 5 块,每块跖骨可分为头、干和基底部。足跟、跗骨和跖骨组成足底内、外侧纵弓和横弓。第一、第五跖骨头及足跟构成足部主要的三个负重点。5 块跖骨间又构成足的横弓。因此在跖骨骨折后,必须恢复其横弓和纵弓的关系。

【主要病因病机】

跖骨骨折多因直接暴力导致,骨折好发于第二、三、四跖骨体部,单根或多根同时骨折都易发生。骨折线可呈横形、短斜形或粉碎性,远端骨块易向跖侧移位。第五跖骨基底部因跖筋膜外侧束、腓骨短肌强力收缩可发生撕脱性骨折,骨折后移位较少或无移位。长途跋涉或行军也可导致跖骨疲劳性骨折。

【辨证注意点】

一、抓住本病临床特点

损伤后,膝部可明显肿胀、疼痛、功能障碍、下肢不能负重、足背及足底皮肤可见青紫瘀斑,局部纵向叩击痛。疲劳骨折,发病初期仅感到前足疼痛,休息后缓解,行走运动后又加重,无骨擦音及异常活动,2~3周后可在局部皮下触及骨性隆起。

二、判断骨折类型及移位程度

临床上根据骨折损伤和原因分为跖骨干骨折、跖骨基底部撕脱性骨折和跖骨颈疲劳骨折。其中跖骨基底部撕脱性骨折多为第五跖骨基底部。跖骨颈疲劳骨折多发于第二、三跖骨颈部,由于肌肉过度疲劳,前足横弓下陷,第二、三跖骨头负重加大,共振的积累超过其承受能力,逐渐发生骨折。

三、注意骨折是否存在合并伤及并发症

多发跖骨干骨折多由于直接暴力导致,常合并开放损伤,需要急诊处理,清理创面。第一、二、三跖骨基底部与相应楔骨形成关节,且第二跖骨基底部与内侧楔骨之间依靠 Lisfranc 韧带紧密连接,骨与韧带结构共同构成维持中足稳定最重要的结构——跗跖关节复合体(Lisfranc 韧带复合体)。在跖骨基底部骨折中尤其需要注意是否合并韧带损伤及跖骨脱位(Lisfranc 损伤)。

任何直接暴力和间接暴力都可能造成 Lisfranc 损伤,临床上容易细微的骨折脱位或无明显半脱位的扭伤。这些足部扭伤或者轴向挤压伤的患者常表现为中足疼痛、肿胀、Lisfranc 关节处压痛。尤其要注意中足跖侧皮肤表面出现瘀斑区是 Lisfranc 损伤的经典表现和重要诊断依据。且因为足部骨的结构重叠,约有 40%Lisfranc 损伤在首次影像学评估中被忽视,急诊 X 线检查多为非负重位,更加造成诊断困难。必要时 CT 检查可更好地评估 Lisfranc 损伤,利于发现楔骨和跖骨基底部隐匿性骨折。MRI 检查可鉴别正常和损伤的 Lisfranc 韧带。

Myerson 和 Chiodo 将中足分为内侧柱、中间柱、外侧柱,对手术治疗 Lisfranc 损伤的复位顺序具有指导意义,优先强调对内侧柱的复位。根据三柱损伤后骨折脱位的方向 Myerson 等人将 Lisfranc 损伤分为三种类型(图 1-49)。

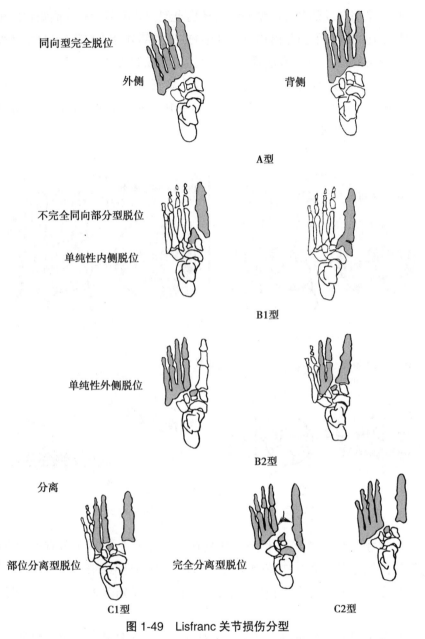

图 1-49 Lisfranc 关节损伤分型

1. A 型同向型完全脱位　所有 5 个跖跗关节作为整体向背外侧脱位。

2. B 型不完全同向部分型脱位　损伤涉及一个或多个跖骨,但不是全部跖骨。损伤类型包括第一跖骨向内移位或者一个或多个其余跖骨向背外侧移位。其中 B1 型为单纯性内侧脱位、B2 型为单纯性外侧脱位。

3. C 型完全或部分分离型脱位 损伤类型为内侧跖骨和外侧跖骨向相反方向且不在同一水平面分离移位。其中 C1 型是部分分离型脱位，只累及少于四个外侧跖跗关节。C2 型是累及所有四个外侧跖跗关节。

但 Myerson 分型对低能量暴力导致的隐匿性 Lisfranc 损伤不具有指导意义。临床上采用最多的是以第一、二跖骨基底部间隙分离程度进行分型的 Nunley 分型（图 1-50）：

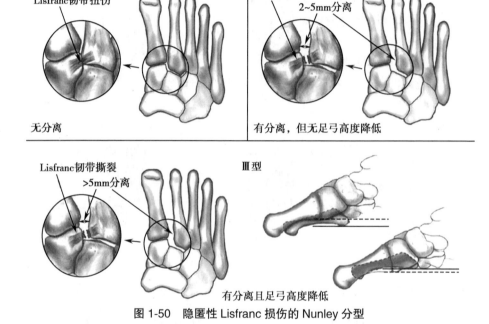

图 1-50 隐匿性 Lisfranc 损伤的 Nunley 分型

1. Ⅰ型 患者能负重，但不能恢复到受伤前活动，跖跗关节有点状压痛，负重位 X 线片提示第一、二跖列分离 <2mm，无内侧足弓塌陷。

2. Ⅱ型 表现与Ⅰ型相似，但 X 线片提示跖列分离 2~5mm，无足弓塌陷表现。

3. Ⅲ型 表现为跖列分离 >5mm，且侧位负重 X 线片提示足弓塌陷。

四、第五跖骨基底部骨折诊断要点

第五跖骨基底部骨折在足跖屈内翻时，附着在第五跖骨基底部的腓骨短肌牵拉所致。Damenon 和 Quill 将第五跖骨基底部分为三个区域。Ⅰ区为第五跖骨基底粗隆部骨折，此处连接跖筋膜外侧束和腓骨短肌，常为撕脱性骨折;Ⅱ区为第五跖骨基底干骺端骨折,骨折常为横形,又被称为 Jones 骨折,该处骨折可累及第四、五跖间关节面;Ⅲ区为干骺端以远 15mm 近端骨干骨折,常为疲劳骨折。由于只有一根营养动脉从内侧皮质进入第五跖骨骨干的近端 1/3 处,因此在 Jones 骨折中,极易发生骨延迟愈合或不愈合。

五、决定是否需要手术

无明显移位的骨折,包括完全无移位的 Lisfranc 损伤第五跖骨基底部骨折(非 Jones 骨折)、第二跖骨颈疲劳骨折在内可局部外敷药物消肿止痛,石膏托固定 4~6 周;开放性骨折、手法整复失败的有移位骨折、Jones 骨折、陈旧性跖骨骨折以及脱位或不稳定的 Lisfranc 损伤可选择手术治疗。

【辨证思路】

患者前来就诊后,当依照受伤部位及临床表现进行诊断,并且结合体格检查、影像学检查辨证分型。如有合并神经血管损伤或开放性损伤等应及时行急诊手术治疗,而对于无急诊手术指征的患者依骨折类型和辨证施以不同的治疗方案。

跖骨骨折辨证思路流程图

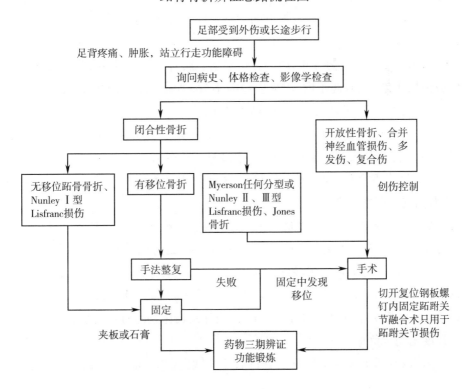

【病例思维程序示范】

薛某,女,27岁。2016年6月1日就诊。患者当日上午下楼时不慎扭伤右足,右踝极度内翻。伤后右足外侧缘疼痛剧烈,略有肿胀。体检:右足背略有肿胀,第五跖骨基底部压痛,皮下淤青。右外踝及跟骨无压痛。舌脉:舌苔薄腻,脉弦。辅助检查:X线片:右第五跖骨基底部骨折,断端无移位。

辨证思维程序:

第一步:明确诊断。根据患者外伤病史及受伤部位,可初步诊断为右跖骨骨折,应与趾骨骨折、踝关节骨折相鉴别。

第二步:判断骨折类型,骨折移位情况。急诊进行X线片,可见第五跖骨基底粗隆部有一条透亮影,未累及关节面,无明显移位。患者足部受伤时处于屈曲内翻位,外侧腓骨短肌及跖筋膜同时紧张,故引起第五跖骨基底粗隆部撕脱性骨折。

第三步:有无合并其他疾病,神经血管损伤。患者体格检查无相应血管及神经损伤体征,排除神经血管损伤。

第四步:辨证论治。患者第五跖骨基底部骨折无明显移位,当即采用石膏托固定,固定完成后,复查X线片。

药物治疗。患者为青年,属于骨折早期。筋骨损伤,瘀血凝滞,肿胀疼痛。但肢体损于外,气血伤于内,故瘀血停滞不行,则是气滞证,属气滞血瘀,宜活血化瘀、消肿止痛,方用复元活血汤临证加减。

处方:桃仁25g　川芎9g　当归9g　赤芍9g　生地黄12g　红花9g　牡丹皮9g　制香附9g　延胡索12g　黄芪12g　党参12g

4周后患者复诊,疼痛及肿胀已消,X线片提示骨折线模糊。予拆除石膏后,海桐皮汤煎水熏洗患处。

处方:海桐皮15g　透骨草15g　乳香9g　没药9g　当归12g　川椒9g　川芎9g　红花6g　威灵仙12g　甘草6g　防风12g　白芷6g

第五步:功能锻炼。患肢固定完毕,嘱以功能锻炼方法,先予踝、趾关节主动屈伸活动,防止肌肉萎缩,关节僵硬。后续待外固定拆除后,可从小范围开始逐渐活动膝关节屈伸。并于复诊摄X线片及临床判断骨折愈合后从部分负重过度至完全负重。

第六步:调摄及生活指导。骨折后注意饮食调节,增加营养,给予高蛋白和矿物质丰富的食物。

【医案、外治法、经验方及常用中成药】

一、医案

石幼山医案(《中国现代名中医医案精华》)

李某,男,21岁,军人。

初诊:铁器重压左足背第三、四、五跖骨中段骨折,第五跖骨较甚,有小骨片分离已经半月,经当地医院摄片及石膏固定。瘀血未化,青紫肿胀,疼痛酸楚引及小腿脚趾,局部发热。方拟清营化瘀、续骨退肿。

处方:全当归三钱 炙地鳖三钱 怀牛膝三钱 青防风二钱 制南星一钱五分 小生地四钱 西赤芍三钱 泽兰叶三钱 青皮、陈皮各一钱五分 留行子三钱 紫荆皮四钱 骨碎补三钱 上血竭一钱五分 单桃仁三钱 3剂。

外敷:三色、红玉膏,夹板固定扎缚。

二诊:4月13日。左足背跖骨骨折,瘀血未化,青紫肿痛略减,周身湿疹作痒。再拟祛瘀续骨、清营化湿。

处方:炒荆芥二钱 小生地四钱 金银花三钱 西赤芍三钱 粉牡丹皮二钱 全当归三钱 怀牛膝三钱 炙地鳖二钱 青皮、陈皮各一钱五分 紫荆皮四钱 地肤子三钱 白鲜皮四钱 骨碎补三钱 上血竭一钱五分 单桃仁三钱 4剂。

外敷:同初诊。

三诊:4月18日。瘀血新化,青紫肿痛较减,小腿脚趾酸楚作胀,周身皮肤仍然作痒,小溲短赤。再拟活血舒筋、续骨利湿。

处方:炒荆芥三钱 炒黄芩三钱 金银花三钱 赤芍三钱 粉牡丹皮二钱 全当归三钱 怀牛膝三钱 制苍术一钱五分 青皮、陈皮各一钱五分 赤茯苓四钱 地肤子三钱 白鲜皮四钱 骨碎补三钱 梗通草一钱五分 4剂。

外敷:同初诊。

四诊:4月22日。足背骨折瘀血已化,青紫肿胀亦退,脚趾尚觉酸痛作胀,湿气作痒渐瘥。再拟活血续骨、舒筋化湿。

处方:全当归三钱 怀牛膝三钱 川续断四钱 忍冬花、忍冬藤各三钱 西赤芍三钱 粉牡丹皮二钱 小生地四钱 制苍术一钱五分 青皮、陈皮各一钱五分 骨碎补三钱 赤茯苓三钱 焦薏苡仁四钱 生甘草一钱 5剂。

五诊:4月30日。骨折逐渐凝固,肿痛已除,履地酸楚不能着力,湿热未清,皮肤作痒虽瘥,而颈项及左面颊又起疖毒肿痛。再拟清营化湿解毒、活血续骨。

处方:炒荆芥二钱　连翘壳三钱　野菊花二钱　金银花三钱　西赤芍三钱　粉牡丹皮二钱　紫花地丁四钱　全当归三钱　大丹参三钱　盐水川续断四钱　赤茯苓四钱　炒陈皮一钱　车前子(包)四钱　生薏苡仁四钱　生甘草一钱　5剂。

外敷:夹缚同上,疖毒处敷三黄膏。

六诊:左足背骨折四旬余,摄片提示:第三、四跖骨基本连续,第五跖骨骨痂行程。步履酸楚,颈项、面颊疖毒脓出肿消,皮肤有时作痒。再拟活血续骨化湿。

处方:全当归三钱　怀牛膝三钱　川续断四钱　金银花三钱　西赤芍四钱　粉牡丹皮二钱　骨碎补三钱　青皮、陈皮各一钱五分　苍术、白术各一钱五分　生薏苡仁四钱　梗通草一钱五分　生甘草一钱　赤茯苓三钱　5剂。

外敷:软固定。

七诊:左足背骨折接续渐坚,步履尚觉酸楚少力,湿气作痒已瘥。再拟活血益气、健筋壮骨。

处方:全当归三钱　怀牛膝三钱　炒党参三钱　赤芍、白芍各三钱　粉牡丹皮二钱　焦白术三钱　川独活二钱　川续断四钱　制狗脊四钱　青皮、陈皮各一钱五分　赤茯苓三钱　骨碎补三钱　生甘草一钱　7剂。

外敷:停。

按语:跖骨骨折因直接暴力、间接暴力或长途行走引起的疲劳骨折。骨折部位有基底部、干部和颈部。骨折线呈横断、斜形或粉碎。因跖骨间互相支持,骨折移位多不明显,有时可有向跖侧成角或远、近端重叠移位。固定时间4~6周,待症状消失后即可行走。第五跖骨基底部骨折X线示骨折线消失时间较长,不必待X线显示骨折线完全消失才行走。有移位骨,行手法复位。开放骨折,在清创同时,行钢针内固定。固定期间应做踝部屈伸活动,4周后试行扶拐不负重行走锻炼。本例患者在西北多年,伤后来沪,因江南湿甚又值阴雨连绵,以致湿热蕴阻,湿疹,疖毒并发,故以疗伤及清热化湿兼顾。经随访,回原地工作,迄今数年,并无酸痛等后遗症。

二、外治法

1. 整复　有移位的跖骨骨折时,可使患者取仰卧位,屈膝屈髋时,在局部麻醉下,近端助手握住小腿下段,术者立于足端,一手拇指放于足心,其余四指置于足背,另一手拇指、食指握住相应足趾牵引拔伸,纠正重叠和成角畸形。

同时放于足心的拇指向背侧推挤骨折端。若残留侧方移位,则保持牵引下,用夹挤分骨手法在足背和跖侧骨间隙对向挤压,纠正侧方移位。

2. 固定　无移位跖骨骨折(Nunley Ⅰ型)或有移位骨折手法整复后可采用跖骨夹板或石膏托固定 4~6 周。

3. 手术　切开复位对所有脱位或不稳定 Lisfranc 损伤患者都是必要的,即 Nunley Ⅱ、Ⅲ型和所有 Myerson 分型骨折。手术主要根据从内侧柱到外侧柱的固定顺序进行切开复位内固定或跖跗关节融合术。

4. 功能锻炼　无移位跖骨骨折固定后即可锻炼趾间关节、跖趾关节和踝、膝关节的屈伸活动。约 2 周后练习扶双拐非负重行走活动。解除固定后,逐步练习负重行走。

三、经验方及常用中成药

见骨折总论部分。

第四节　躯 干 骨 折

肋 骨 骨 折

【概述】

肋骨骨折是常见骨折之一,既可以发生单根或多根的骨折,也可以出现同一肋骨的多处骨折。多发于成年人。

【主要病因病机】

直接暴力及间接暴力都可以导致肋骨骨折。暴力外伤直接作用于肋骨,可使承受打击部的肋骨向内弯曲而发生骨折为直接暴力骨折。当外伤造成胸部前后方的挤压使肋骨在腋中线附近向外过度弯曲而发生骨折,为间接暴力骨折。

肋骨骨折的移位方向主要受损伤机制的影响。当发生单处或双处骨折时,若尖锐的骨折断端向内移位,可刺破壁层胸膜和肺组织,产生气胸、血胸、皮下气肿或引起血痰咯血等。若空气或体液进入胸膜腔可使伤侧肺萎缩,甚至可将纵隔推向健侧,出现不同程度呼吸功能和血液循环障碍。

当发生多根肋骨多处骨折时,可因骨折端游离,使局部胸壁失去完整肋骨的支撑,形成浮动胸壁,出现反常呼吸运动,即吸气时因胸膜腔负压而使胸壁向内凹陷,呼气时因胸膜腔负压的减低而使胸壁向外凸出。处于反常呼吸时,肺的通气功能受损,严重影响呼吸和循环功能,甚至发生呼吸和循环衰竭。

【辨证注意点】

一、抓住本病临床特点

肋骨骨折患者伤后会出现局部肿胀、疼痛,可有血肿或瘀斑。在深呼吸、咳嗽、打喷嚏和躯体转动时加重疼痛。多根多处骨折时会出现反常呼吸,吸气时骨折处胸壁塌陷,呼气时凸起,呼吸迫促或困难,发绀,甚至血压下降等。查体:骨折处肿胀、可有瘀斑或畸形,压痛明显,有时可扪及骨擦音。胸廓挤压征阳性。

二、判断骨折类型及移位程度

临床上根据肋骨的骨折数量及程度,分为三个类型。

1. 一处肋骨一处骨折

2. 多处肋骨一处骨折

3. 肋骨多发骨折

胸部后前位 + 左右前斜位 X 线片,有助于骨折以及胸内合并症的诊断,必要时可行 CT 检查,明确诊断。

三、骨折是否存在合并伤及并发症

肋骨骨折若并发气胸,胸片提示肺萎缩 30% 以下者为少量气胸,对呼吸及循环的影响较小,一般无明显症状,无需处理。胸片提示肺萎缩 30%~50% 者为中量气胸,可出现胸闷、气促等症状,急诊可行胸穿抽气。胸片提示肺萎缩 50% 以上者为大量气胸,可能出现呼吸困难、胸痛、发绀、休克等症状,急诊需行胸腔抽气或胸腔闭式引流术,促进肺尽早膨胀,并使用抗生素预防感染。

若并发血胸时,若胸膜腔少量积血,小于 500ml,临床可无症状,无需处理。中量胸腔积液 500~1 500ml,患者可出现面色苍白、呼吸困难、脉搏细弱、血压下降等,急诊需行胸腔闭式引流术。大量胸腔积液大于 1 500ml 时,患者可出现严重的呼吸及循环障碍和休克症状,躁动不安、呼吸困难、脉搏细弱、血压下降等,急诊需行胸腔闭式引流术,必要时开胸止血。

四、决定是否需要手术

单纯肋骨骨折,因有肋间肌固定和其余肋骨支持,较少移位且相对稳定,一般不需整复,即便发生畸形愈合,也不妨碍呼吸运动。当发生以下情况,需手术治疗:

1. 连枷胸 包括胸壁矛盾运动,持续的胸壁不稳定导致呼吸困难或无法脱离呼吸机支持者;

2. 多发肋骨骨折致胸廓塌陷 胸廓存在明显畸形,致通气功能受限或患者因美观要求,需恢复胸廓外形者;

3. 多发肋骨骨折错位明显 达3处及3处断端以上;

4. 肋骨骨折错位未达3根 合并血气胸等需剖胸手术者;

5. 单纯肋骨骨折达5根(含)以上 仅1~2个断端错位,疼痛明显,保守治疗不能缓解,可以建议手术;

6. 特殊类型的肋骨骨折 只有1~2根肋骨骨折,但错位严重,断端损伤或有损伤重要血管、脏器危险,宜手术治疗。

【辨证思路】

肋骨骨折辨证思路流程图

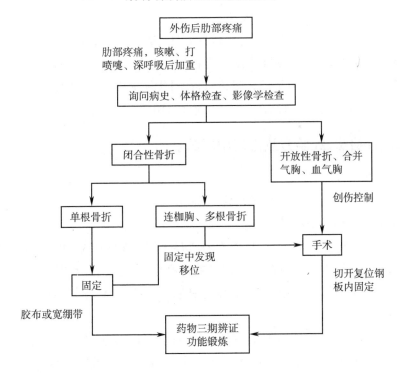

【病例思维程序示范】

孙某,男性,68岁,2018年12月23日急诊首诊,因"撞伤致左前肋疼痛1

小时"就诊。否认其他部位疼痛,否认胸闷心慌、气促,深呼吸及咳嗽疼痛加重。查体:神清,对答切题,右前第 7~8 前肋压痛(+),胸廓挤压试验(+)。

辨证思维程序:

第一步:详细采集病史及体格检查,明确损伤机制及暴力能力,评估是否伴随有其他部位、系统损伤,是否伴有神经、血管损伤,如本病例为低能量的损伤,累及单一关节部位。

第二步:通过对患者的观察、问诊及查体,初步考虑肋骨骨折可能大,摄胸部后前位＋胸廓左右前斜位 X 线片明确诊断及骨折类型便于评估损伤严重程度及指导下一步治疗。

第三步:摄片提示右侧第 7 肋骨骨折,未见明显气、血胸征象。患者为单一肋骨骨折,断端稳定,未见明显血气胸征象,建议保守治疗。

第四步:予宽形绷带固定,嘱减少活动,若 48 小时内出现胸闷气促,呼吸困难,及时来院就诊,3 天后门诊复诊复片。

第五步:3 天后患者复诊,疼痛较前好转,复片见右侧第 7 肋骨骨折,较 3 天前 X 线片无明显变化,嘱维持目前绷带固定,伤后 2 周、4 周、6 周后门诊复诊。

第六步:患者伤后 6 周门诊复诊,诉肋骨无明显疼痛感,查体:胸廓挤压试验(-),复查 X 线片见原骨折线消失。嘱拆除绷带固定。

【医案、外治法、经验方及常用中成药】

一、医案

石幼山医案(《老中医临床经验汇编》)

沈某,女,40 岁,医务工作者。

初诊:1975 年 3 月 26 日,体质素弱,肺肾两虚,咳呛日久,逐步引起左胸作痛已月余,目前剧咳后疼痛更甚,局部略形高突,有骨擦音、痰黏气促,呼吸牵制,不能转侧,有肋骨骨折之象,脉细弦苔腻。方拟活血、顺气、肃肺、化痰、续骨止痛。

处方:全当归二钱　川郁金三钱　制香附三钱　大丹参三钱　前胡、延胡索各二钱　旋复花二钱(包)　海浮石六钱　仙半夏二钱　光杏仁三钱　青皮、陈皮各钱半　苏子霜三钱(包)　煅自然铜四钱　上血竭一钱　参三七粉五分(吞)　5 剂。

二诊:左上胸第 3 肋骨骨折已经医院摄片证实,气血未和,疼痛略减,呼吸咳呛牵制,不能俯仰转侧,痰黏不爽。再拟活血顺气,肃肺化痰,续骨和络。

处方:全当归二钱　川郁金三钱　制香附三钱　前胡、延胡索各二钱　旋覆花二钱(包)　海浮石六钱　光杏仁三钱　橘络、橘红各一钱　骨碎补三钱　上血竭一钱　降香片八分　参三七粉五分(吞)　5剂。

外散三色、三黄膏,软布固定包扎。

三诊:左胸肋骨骨折,气血未和,疼痛渐减,骨擦音已除,喷呛转侧较利,骨骼略形高突,再拟活血理气肃肺、续骨和络。

处方:全当归二钱　制香附三钱　前胡、延胡索各二钱　旋覆花二钱(包)　海浮石六钱　制半夏二钱　炒陈皮钱半　白术、白芍各二钱　川续断四钱　骨碎补三钱　降香片八分　上血竭一钱　14剂。

外敷三色,三黄膏,加接骨丹。

四诊:骨折基本接续,疼痛亦微,咳呛已瘥,神疲少力,不能耐劳。再拟益气活血、壮骨和络。

处方:炒党参三钱　炙黄芪三钱　全当归二钱　白术、白芍各三钱　制香附三钱　川续断四钱　旋覆花二钱(包)　制半夏钱半　青皮、陈皮各钱半　延胡索三钱　骨碎补三钱　上血竭一钱　降香片八分　炒竹茹二钱　10剂。

五诊:左胸肋骨骨折接续,疼痛已除,咳呛虽减未止,咽干痰黏,头晕乏力,伤痛已经消失,唯体弱肺肾素虚,久咳肺阴更损,再拟益气血、润肺阴、补肝肾以巩固之。

处方:炒党参三钱　炙黄芪三钱　全当归二钱　白术、白芍各二钱　甘杞、甘菊各二钱　天冬、麦冬各二钱　北沙参三钱　光杏仁三钱　野百合三线　炙远志钱半　天花粉四钱　炒竹茹二钱　制黄精四钱　10剂。

按语:肋骨骨折较常见,单纯肋骨骨折,因有肋间肌固定和其余肋骨支持,所以多无明显移位,且较稳定,一般不需整复。即使是畸形愈合,亦不妨碍呼吸运动。如有肋骨骨折合并其他并发症时,必须及时处理,否则会造成严重后果。有移位的骨折尽量争取复位。患者仰卧位或坐位,一助手双手平按患者上腹部,令患者用力吸气,至最大限度再用力咳嗽,同时助手用力按压上腹部,术后以拇指下压突起之肋骨端,即可复位。若为凹陷骨折,在咳嗽的同时,术后双手对挤患部的两侧,使下陷者复起。常用宽绷带固定法:骨折复位后,局部肿不甚者,可外贴伸筋膏,肿甚者外敷祛瘀消肿膏,然后覆以硬纸壳,胶布贴于胸壁,再用宽绷带或多头带包扎固定。敷药者3~5天更换,后贴伸筋膏,继续固定3~4周。一般肋骨骨折都因受外来暴力造成,局部瘀凝气阻肿痛明显,治疗以化瘀调气续骨为主。本例则由于久咳受震导致骨折,局部虽亦有高突疼痛但并无瘀滞肿胀,故内服仅用少量活血和络续骨,而以肃肺顺气,化痰止咳为主。后期因体质素弱,肺肾两虚伤及气阴,故以益气血、润肺养阴、补肝肾之剂调治,卒获全功。

二、外治法

1. 整复

(1)立位整复法:患者与术者相对靠墙站立,术者用双足踏患者双足,双手通过患者腋下,交叉抱于背后,然后双手扛起肩部,使患者挺胸,骨折自然整复。

(2)坐位或卧位整复法:患者正坐或仰卧,一助手双手按患者上腹部,令患者用力吸气至最大限度再用力咳嗽,同时助手用力按压上腹部术者以拇指下压突起的骨折端即可复位。若为凹陷骨折,在患者咳嗽同时,术者双手对挤患部的两侧,使下陷的骨折复位。

2. 固定

(1)胶布固定法:适用于第5~9肋骨骨折。患者体位同上,以7~10cm宽的长胶布自健侧肩胛骨中线绕过骨折处至健侧锁骨中线紧贴,第2条盖在第一条的上缘,互相重叠约1/2,如此由后向前,自上而下进行固定。固定范围包括骨折区及上下各2根肋骨,固定时间3~4周。

(2)宽绷带固定法:适用于皮肤对胶布过敏者。骨折整复后,患者坐位深呼气,即胸廓缩至最小,用宽绷带多层环绕胸部包扎固定或以多头带包扎固定。时间3~4周。骨折固定的同时可在局部外敷中药,如伤药膏、消瘀膏等。

三、经验方及常用中成药

见骨折总论部分。

脊 柱 骨 折

【概述】

脊柱骨折是骨伤科常见的损伤,包括颈、胸、腰椎骨折,发病率占全身骨折的5%~6%,多见于男性青壮年,其中胸腰段骨折最常见,多由间接暴力引起。脊柱骨折可并发脊髓或马尾神经损伤,特别是颈椎骨折-脱位合并脊髓损伤可高达70%,严重致残甚至危及生命。

【主要病因病机】

脊柱骨折多由外伤性暴力所致,常见跌仆、碾压、堕落、打撞、闪挫等。中医学认为其均为气血瘀滞,瘀血内阻,使血不循常道而发生出血,出血后的"离经之血"不仅阻碍新血化生,而且会加重经络阻滞。前人认为,损伤之症,恶血留内,不分何经,败血凝滞,从其所属,必归于肝,患者由筋骨肌肉的损伤和脉络破裂,局部气血凝滞成痹,从而产生局部肌肉筋脉拘急、疼痛,久之局部组织硬结、关节粘连、挛缩,致使关节活动失灵,功能受限。腰椎骨折的临床辨证思路首先要辨明病因、病机和骨折分型、气血肝肾的虚实等。

【辨证注意点】

一、抓住本病特点,明确诊断。辨明损伤机制。

二、以骨折的三期辨证为要点。骨折早期以气滞血瘀为主,骨折中期多为气虚血瘀,骨折后期则以气血不足、肝肾亏虚为主证。

三、骨折患者需检查有无开放性伤口,并注意是否伴有脱位,以及其他伴随损伤如神经功能损害、脊髓损伤等。

【辨证思路】

一、明确诊断

1. 病史　多有外伤史,如高处坠下、重物落砸、车祸撞击等。

2. 临床表现　伤后疼痛及活动障碍为主要症状。颈椎骨折可见头部僵直偏歪、前屈僵硬、旋转或后凸畸形,肿胀可不明显;胸腰椎骨折时相应棘突叩压痛较为明显,站立及翻身困难,脊柱活动受限,可见后凸畸形,棘突周围软组织可有肿胀及瘀斑,可见棘突间距增大及排列不呈一直线。胸腰椎骨折由于腹膜后血肿刺激,可伴腹痛、便秘。当脊柱骨折脱位引起脊髓神经损伤时可引起截瘫。骨质疏松性压缩性骨折常较暴力引起的脊柱骨折临床表现轻。

3. 辅助检查　X线正侧位片是诊断脊柱骨折的首选方法,可以显示损伤的部位、程度和基本形态;CT能明确显示骨折的移位情况,并明确骨折块、椎体、椎管以及后方结构的解剖关系;MRI可以清晰显示出脊髓神经、椎旁软组织以及后方韧带复合体的损伤情况。

4. 诊断分型　主要是颈椎骨折和胸腰椎骨折的分型。

(1)上颈椎骨折:

①Jefferson 骨折:C1 椎体前后弓双侧对称性的骨折;

②齿状突骨折:根据齿状突稳定性分为Ⅰ~Ⅲ型;

③Hangman 骨折:枢椎双侧椎弓根的骨折;

④C2 椎体骨折:非常罕见。

(2) 下颈椎骨折:

①爆裂性骨折:发生机制与 Jefferson 骨折相同;

②Teardrop(泪滴样)骨折:前纵韧带断裂并导致椎体前分骨块撕裂,椎体向后移位进入椎管;

③单纯楔形(压缩性)骨折:椎体前方受压,但依旧保持完整。

(3) 胸腰椎骨折 AO 分型:三种基本分型是基于椎体破坏模式进行区分的(图 1-51)。

①A 型:压缩骨折;

②B 型:前方或后方张力带破坏,但前或后柱无分离或无潜在分离;

③C 型:所有结构的破坏导致脱位或移位,或者骨折无分离但附着软组织结构完全离断。

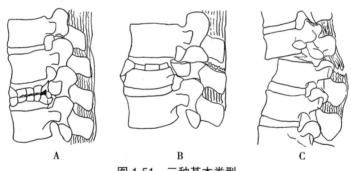

图 1-51 三种基本类型

A 型:压缩骨折,压力致前方结构破坏,张力带完整;B 型:后方张力带或前方张力带破坏;C型:整体结构破坏致旋转或移位

(4) TLICS 分型及评分:胸腰椎损伤分类系统(TLICS)使用描述性的分类,对每一位患者的神经功能状态,后方韧带复合体(PLC)的完整性以及损伤的形态学特性按特定计分标准进行评分以指导临床治疗(表 1-2)。

①脊柱骨折形态:压缩型 1 分,爆裂型 2 分,剪力或者旋转型 3 分,牵张型 4 分

②神经功能状况:完整 0 分,神经根损伤 2 分,脊髓完全损伤 2 分,脊髓不

完全损伤或者马尾神经综合征 3 分

③后方韧带复合体完整性：完整 0 分，可疑损伤 2 分，损伤 3 分（MRI 影像 T2 加权和 T2 脂肪抑制序列影像显示的 PLC 结构相应部位高信号或连续性中断提示断裂）。三个变量计分如果总评分≤3，建议保守治疗；若总评分≥5，建议手术治疗；若总评分 =4，可结合患者具体情况采取保守或手术治疗。

表 1-2　胸腰椎损伤分类及损伤程度评分系统（TLICS）

评分依据		分值
脊柱骨折形态	压缩型	1
	爆裂型	2
	剪力或者旋转型	3
	牵张型	4
后方韧带复合体	完整	0
	可疑损伤	2
	损伤	3
神经损伤状态	完整	0
	神经根损伤	2
	脊髓完全性损伤	2
	脊髓不完全性损伤	3
	马尾综合征	3
治疗总分	非手术治疗	≤3
	非手术或手术治疗	4
	手术治疗	≥5

二、鉴别诊断

1. 颈椎病　多见于老年人，无明显外伤史或伤前已有症状；诉双手麻木无力或头晕外，常不合并截瘫，部分截瘫患者常为渐进性；X 线片可明确鉴别。

2. 急性腰扭伤　多为腰部用力过度或体位不正闪扭所致；无纵向叩击痛和后凸畸形；X 线片检查可明确诊断。

3. 脊柱脊髓肿瘤　一般无外伤史；神经症状逐渐加重，疼痛晚上较甚；X 线片及 CT 扫描可协助鉴别。

三、注意事项

无论进行保守还是手术治疗，都要注意并发症的防治。包括褥疮、坠积性肺炎、尿路感染、便秘、深静脉血栓、肌肉萎缩等,需注意定期翻身,多饮水,适当活动下肢,配合按摩康复等。因骨质疏松引起的骨折,需同时进行抗骨质疏松治疗,以预防再骨折。

脊柱骨折辨证思路流程图

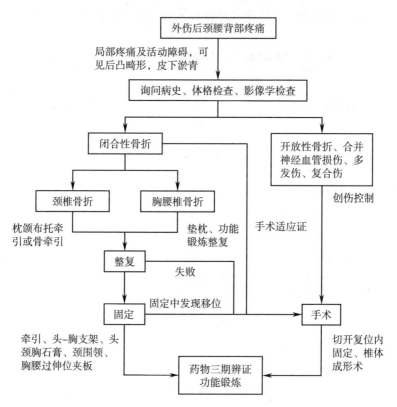

【病例思维程序示范】

孙某,男,82 岁,2019 年 5 月 8 日就诊。患者跌倒致腰背部疼痛伴活动受限 2 天。腰背部疼痛剧烈,胁肋部刺痛,脊柱各方向活动均受限,纳差,大便未下,夜寐欠安。舌黯红苔薄白,脉弦。X 线(2019-05-08):L1 椎体楔形改变。

体检:腰部活动受限明显,皮肤完好,局部未见明显肿胀,L1 椎体棘突、棘间叩压痛(+),椎旁压痛(−),双下肢肌力肌张力正常,浅感觉对称正常。

辨证思维程序:

第一步:明确诊断。患者老年男性,有明确外伤史,腰背疼痛剧烈,活动受

· 154 ·

限,结合患者 X 线及体格检查,可以诊断为 L1 腰椎骨折。

第二步:辨证分型。患者外伤后致腰背部疼痛剧烈 2 天,脊柱各方向活动均受限,纳差,大便未下,夜寐欠安。结合舌苔脉象,辨证为骨折早期,气滞血瘀证。

第三步:辨证论治。患者突然跌仆,遭受外伤暴力,因筋骨肌肉的损伤和脉络破裂,局部气血凝滞成痹,从而产生局部肌肉筋脉拘急、疼痛,诊断为 L1 腰椎骨折,且属骨折早期,辨证为气滞血瘀症。治宜活血行气,化瘀止痛,方取复元活血汤加减。

处方:柴胡 15g 瓜蒌根、当归各 9g 红花、甘草、穿山甲各 6g 酒大黄 30g 桃仁 15g

第四步:根据患者兼证对上方进行加减,患者疼痛较重,加延胡索 15g、川楝子 9g 行气止痛;患者局部瘀血刺痛,加三棱 9g、莪术 24g 以破血逐瘀、调气活血;患者便秘,予麻子仁 12g、杏仁 9g 润肠行气通便;患者夜寐欠安,加夜交藤 18g、酸枣仁 12g 养心安神。

第五步:辨证选择外治法。本病患者年老体虚,骨质疏松,便秘,夜寐欠安。可配合针灸、穴位敷贴、耳穴等综合治疗。

第六步:调摄与生活指导。患者老年女性,平素纳差,神疲乏力。嘱忌食生冷,注意补充蛋白质及钙剂,床上适当翻身拍背,骨折后 3 个月内每月复查 X 线片,之后在医生指导下进行功能锻炼。

【医案、外治法、经验方及常用中成药】

一、医案

石仰山医案(《石仰山医案》)

徐君,女,58 岁,初诊日期:1987 年 5 月 14 日。

滑跌致骶尾部挫伤 3 周余,曾经外院诊治,外院 X 摄片未见异常,刻诊,两腰肌及骶部板滞疼痛,不能起坐俯仰,伴胸脘少腹胀痛,便秘,T11-L3 压痛,并且以 T12 为甚,苔腻,微黄,脉弦。再予 X 摄片显示:T12 压缩性骨折,证属脊柱骨折后,瘀血内积,腑气不通,先以通下攻瘀为治。外敷三色三黄膏 + 黑虎丹、接骨粉。

处方:柴胡 6g 枳实 9g 厚朴 6g 玄明粉(冲)9g 生大黄 9g 当归 9g 川芎 9g 桃仁 4.5g 煅自然铜 12g(先) 红花 3g 地鳖 9g 木香 3g 炙甘草 3g 7 帖。

二诊:5月19日。腑气已行,胸脘胀痛渐平,少腹腰脊及骶部仍然酸痛板滞,苔薄白脉细弦,继予活血固腰,续骨定痛。外敷三色三黄膏＋黑虎丹、接骨粉。

处方:当归9g　丹参9g　川芎9g　桃仁4.5g　地鳖9g　赤芍9g　续断12g　寄生12g　玄胡9g　地龙9g　骨碎补9g　枳实6g　上血竭4.5g　炙甘草6g　7帖。

嘱:加强腰部功能锻炼。

三诊:5月26日。

T12压缩性骨折近5周,腰脊及骶部仍酸痛板滞,引及少腹部,苔薄白,脉细,再拟上法。外敷三色三黄膏＋黑虎丹、接骨粉。

处方:当归9g　丹参9g　川芎9g　桃仁4.5g　白术9g　白芍9g　川续断12g　狗脊12g　杜仲12g　青皮6g　陈皮6g　延胡索9g　地龙9g　骨碎补9g　上血竭4.5g　炙地草6g　7帖。

四诊:6月2日。

T12压缩性骨折,腰脊酸痛较前减瘥,骶尾部酸痛板滞已瘥,少腹部偶有胀痛,苔薄白,脉细,再拟活血固腰续骨息痛。外敷三色三黄膏＋接骨粉。

处方:当归9g　川续断12g　川芎9g　桃仁9g　白术9g　白芍9g　鸡血藤12g　狗脊12g　杜仲12g　青皮6g　陈皮6g　骨碎补9g　玄胡9g　上血竭4.5g　生地12g　熟地12g　7帖。

五诊:6月9日。

腰脊酸痛隐隐,少腹偶有胀滞作痛,苔薄白,脉细,治拟益气和营,调补肝肾。外敷三色三黄膏＋接骨粉。

处方:炙黄芪12g　当归9g　川续断12g　川芎9g　党参12g　丹参12g　桃仁9g　川桂枝6g　延胡索9g　白术9g　白芍9g　骨碎补9g　狗脊12g　杜仲12g　炒广陈皮6g　上血竭4.5g　7帖。

六诊:6月16日。

腰脊酸痛隐隐,少腹胀滞作痛减瘥,苔薄白,脉细,再拟益气和营,调补肝肾。外敷三色三黄膏＋接骨粉。

处方:炙黄芪12g　当归9g　续断9g　川芎9g　党参12g　丹参12g　桃仁9g　川桂枝6g　延胡索9g　白术9g　白芍9g　骨碎补9g　狗脊12g　杜仲12g　炒广皮6g　上血竭4.5g　徐长卿12g　7帖。

按语:患者因外伤致椎体压缩性骨折,在此类病例中便秘、腹胀是最常见的临床表现。石氏在治疗此类患者时,首先采用活血化瘀,通下导滞之法。石氏认为腑气一行,诸症皆瘥,然后根据三期分治原则,辨证论治。由于该患者素有腰椎退行性改变,时觉酸痛隐隐,故石氏在方中加用地龙,以达祛风通络,解痉缓急之功。

二、外治法

1. 急救处理 脊柱骨折和脱位的恰当急救处理,对患者的预后有重要意义。在受伤现场就地检查,主要明确两点:第一,脊柱损伤的部位。如患者清醒,可询问并触摸其脊柱疼痛部位。昏迷患者可触摸脊柱后突部位。第二,观察伤员是高位四肢瘫还是下肢瘫,从而确定系颈椎损伤还是胸腰椎损伤,作为搬运时的依据。搬运过程中,应使脊柱保持平直,避免屈曲和扭转。可采用两人或数人在患者一侧,动作一致地平托头、胸、腰、臀、腿的平卧式搬运,或同时扶住患者肩部、腰、髋部的滚动方式,将患者移至担架上。对颈椎损伤者,应由一人专门扶住头部或用沙袋挤住头部,以防颈椎转动。用帆布担架抬运屈曲型骨折者应采用俯卧位。搬运用的担架应为木板担架,切忌用被单提拉两端或一人抬肩、另一人抬腿的搬运法,因其不但会增加患者的痛苦,还可使脊椎移位加重,损伤脊髓。由于导致脊髓损伤的暴力往往巨大,在急救时应特别注意颅脑和重要脏器损伤、休克等的诊断并优先处理,维持呼吸道通畅及生命体征的稳定。

2. 整复 根据脊柱损伤的不同类型和程度,选择恰当的复位方法。总的原则是逆损伤的病因病理并充分利用脊柱的稳定结构复位。屈曲型损伤应伸展位复位,过伸型损伤应屈曲位复位。在复位时应注意牵引力的作用方向和大小,防止骨折脱位加重或损伤脊髓。颈椎损伤伴关节交锁应首选颅骨牵引复位法,胸腰椎损伤则可选用下肢牵引复位法或垫枕腰背肌锻炼复位法。

(1) 持续牵引复位法:一般多用于颈椎骨折轻度移位、压缩而无关节绞锁的颈椎骨折,一般采用枕颌布托牵引。将枕颌布托套枕部与上颌部,通过滑车进行牵引,头颈略后伸,牵引重量2~3kg,持续牵引3~4周后改用颈围保护8~10周。若颈椎骨折伴有关节绞锁者,需用颅骨牵引。在牵引复位时应注意以下问题:第一,牵引方向。先由屈曲位开始,当关节突脱位绞锁纠正后再改为伸展位,忌一开始就采用伸展位,以免加重关节突相互嵌压绞锁和脊髓损伤。第二,牵引重量。由于所有维持颈椎稳定的韧带结构均已损伤,增加牵引重量时,一定要注意观察脊髓损害是否加重及避免过度牵引。椎体间隙明显增宽为过度牵引的常见征象,此时应酌情减轻牵引重量。如重量超过15kg仍未复位,多系关节突骨折嵌顿所致,需改为手术复位。

（2）垫枕腰背肌功能锻炼复位法：胸腰椎骨折早期腰背肌肌肉锻炼可以促进血肿吸收，以骨折处为中心垫软枕高 5~10cm，致腰椎呈过伸位牵拉，使得由于椎体压缩而皱褶前纵韧带重新恢复原有张力，并牵拉椎体前缘张开，达到部分甚至全部复位，同时后侧关节突关节关系也得到恢复和改善。由于腰背肌的不断锻炼，可防止肌肉萎缩，减轻骨质疏松和减少晚期脊柱关节僵硬挛缩的可能。操作时，让患者仰卧于硬板床上，骨折处垫一高 5~10cm 的软枕，待疼痛能够忍受时，尽快进行腰背肌肉锻炼。于仰卧位用头部、双肘及双足作为支撑点，使背、腰、臀部及下肢呈弓形撑起（五点支撑法），一般在伤后 1 周内要达到此种练功要求；逐步过渡到仅用头顶及双足支撑，全身呈弓形撑起（三点支撑法），在伤后 2~3 周内达到此种要求；以后逐步改用双手及双足支撑，全身后伸腾空如拱桥状（四点支撑法），此时练功难度较大，应注意练功安全，防止意外受伤。也可于俯卧位进行锻炼，第一步，患者俯卧，两上肢置于体侧，抬头挺胸，两臂后伸，使头胸离开床面；第二步，伸直双膝关节，后伸并尽量向上翘起下肢；第三步，头颈胸及双下肢同时抬高，两臂后伸，仅使腹部着床，整个身体呈反弓形，即为飞燕点水练功法。练功时应注意尽早进行，如伤后超过 1 周，由于血肿机化，前纵韧带挛缩，复位效果不良。鼓励患者主动练功，肌肉收缩持续时间逐渐延长，并注意练功安全。

（3）牵引过伸按压法：胸腰椎骨折患者俯卧硬板床上，两手抓住床头，助手立于患者头侧，两手反持其腋窝处，一助手立于足侧，双手握双踝，两助手同时用力，逐渐进行牵引。至一定程度后，足侧助手逐渐将双下肢提起悬离床面，使脊柱得到充分牵引和后伸，当肌肉松弛、椎间隙及前纵韧带被拉开后，术者双手重叠，压于骨折后突部位，适当用力下压，借助前纵韧带的伸张力，将压缩之椎体拉开，同时后突畸形得以复平。

3. 固定　牵引结合体位可起到良好的固定作用。如颈椎屈曲型损伤用颅骨牵引结合头颈伸展位固定，过伸型损伤则需保持颈椎屈曲 20°~30° 位；另外头 - 胸支架、头颈胸石膏、颈围领等均适用于颈椎损伤。腰椎屈曲压缩性骨折腰部垫枕，使腰椎过伸结合过伸位夹板支具等，能发挥复位和固定的双重作用。

4. 手术

（1）适应证：无明显移位的单纯压缩性骨折（AO 分型 A 型）、腰痛明显的老年患者，可行椎体成形术，使患者早期下地；对于骨折脱位移位明显（AO 分型 C 型，TLICS 分型剪力及旋转型、牵张型），闭合复位失败，或骨折块突入椎管压迫脊髓者(AO 分型 B、C 型,TLICS 分型爆裂型、剪力及旋转型、牵张型)应选择手术切开复位,能在直视下观察脊柱损伤的部位和程度,复位准确,恢复椎管管径,解除脊髓压迫,重建脊柱稳定性,利于患者尽早康复训练,并且可减轻护理难度,预防并发症的发生。

（2）时间选择:脊柱骨折合并不完全性脊髓损伤者,如果患者一般情况可以耐受手术,应尽早在伤后 6~8 小时内手术,超过 8 小时也可考虑手术治疗,以便早期解除脊髓受压;3 周以上的陈旧骨折,如果存在不完全性脊髓损伤或脊柱不稳定,也可手术治疗。

（3）手术中应注意:彻底的椎管减压;稳定坚强的内固定;良好的植骨脊柱融合。内固定器械类型较多,目前多使椎弓根系统等进行内固定,可视损伤情况及医疗条件加以选择。术后可佩戴支具保护。

5. 功能锻炼　胸腰椎骨折通过练功可达复位与治疗的目的,不但可以使压缩的椎体复位,保持脊柱的稳定性,而且通过早期活动可增加腰背肌的力量,减少骨质疏松,避免后遗腰痛,单纯楔形骨折等稳定性骨折 1 周后行五点支撑功能锻炼,1 个月后行三点支撑功能锻炼,2 个月开始可以在颈托或腰托的保护下下床活动;佩戴支具者可早期下床活动。不稳定性骨折者可以行四肢功能锻炼,原则上不主张行脊柱功能锻炼,3 个月后腰托的保护下下床活动,佩戴支具者可早期下床活动。

三、经验方及常用中成药

见骨折总论部分。

骨 盆 骨 折

【概述】

骨盆骨折是指骶骨、尾骨和两侧髋骨(髂骨、耻骨和坐骨)连接而成的坚固骨环上发生的骨折。因骨盆的结构坚硬,骨折的发生率较低。

骨盆有保护内脏和传导力的功能。骨盆对盆腔内的泌尿、生殖系统和消化系统的器官有着坚强的保护作用。并有一定的伸缩性。一旦骨盆骨折就很有可能合并有相应内脏器官及盆内神经、血管的损伤。尤其大量出血会造成休克,甚至危及生命。

【病因病机】

　　骨盆骨折可由直接暴力、间接暴力和肌肉牵拉力等因素造成，其中以直接暴力最常见。如车轮压轧伤，重物倾倒砸压等。由于暴力的大小、方向、作用机制不同，骨折的程度也差别较大。直接暴力所致的，轻者可仅出现骨皮质裂纹或局部的骨质内陷。此类骨折多无合并症。若损伤严重者，多合并有内脏、血管的损伤，甚至因大量出血导致直接死亡。由间接所引起的，多为由下肢向上传导抵达骨盆的暴力，骨折多发生在上、下力的交会之处。若骨折块错位严重，甚至可引起相应处的关节或整个半侧骨盆的错位。这类骨折合并内脏损伤的不多见。

【辨证注意点】

　　一、抓住本病临床特点

　　骨盆骨折多为高能量的严重暴力外伤所致。其临床表现可包括骨折、脏器组织损伤和骨折并发症三方面。骨折的临床表现为局部肿胀疼痛、压痛、皮下血或皮肤擦伤以及下肢功能障碍等；涉及脏器组织损伤多为骨折同时合并的损伤：如脑、胸部和腹部脏器损伤，临床可出现相应的症状体征，如意识障碍、呼吸困难、发绀、腹痛、腹膜刺激症状等；骨盆骨折的并发症主要包括髂部血管损伤引起的出血甚至失血性休克（严重的骨盆骨折出血量可达2 500~4 000ml），尿道膀胱损伤出现的血尿潴留或尿外渗等，直肠损伤引起的肛门出血及下腹疼痛等，子宫阴道损伤出现的局部血肿、瘀血、疼痛以及非月经期阴道流血等；神经损伤出现的臀部或下肢麻木、感觉减退等。

　　二、判断骨折类型及移位程度

　　临床上骨盆骨折的分型可根据其变形情况分为3型（图1-52）。

　　1. 分离型　又称前后挤压型。当暴力外伤通过前后方向挤压骨盆时，首先作用于骨盆前侧及髂骨两翼部，致使耻骨骨折或耻骨联合分离。外力继续作用，由于骨盆环前宽后窄，可使髂骨翼像打开书本一样，向外翻外旋，导致骨盆环后侧骨折脱位，骨盆向伤侧旋转变形［图1-52（1）］。

　　2. 压缩型　又称侧方挤压型。当外力通过侧方挤压骨盆时，髂骨翼处于骨盆环的最高位置，最先受累，然后外力继续作用，沿骨盆环的前后向下传递；由于骨盆环前侧较后侧薄弱，易发生骨折。外力持续作用，压缩一侧髂骨向内（中线）移位，并内翻内旋致使骨盆环后部受力，发生骶髂关节脱位或关节附近骶、髂骨骨折;因而将骨盆分为两半,失去了稳定性,致使髋骨向中线移位,髂骨翼内翻内旋,骨盆压缩变形。如前后断裂发生在同侧,半个骨盆连同下肢可因脊柱旁肌肉的牵拉向上移位[图 1-52(2)]。

3. **垂直型** 又称垂直分离型。多因高处坠落,单足着地,地面反作用力从下肢向上传递到达骨盆和由上而下之重力,汇聚致骨盆部,发生巨大剪力,致使骨盆前侧耻骨上下支骨折[图 1-52(3)]或耻骨联合分离与同侧或对侧骶髂关节脱位或骶骨、髂骨同时骨折[图 1-52(4)],伤侧半个骨盆连同下肢向上移位。

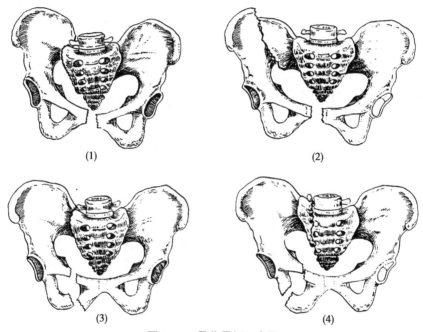

(1)   (2)

(3)   (4)

图 1-52 骨盆骨折示意图

骨盆正位片及出、入口位可帮助了解骨折的部位及移位情况。CT 三维重建通过骨盆环的重建,对骶髂关节损伤的部位、类型和程度,骶骨骨折及骨盆旋转畸形、髋臼骨折等有十分重要的意义。

三、骨折是否存在合并伤及并发症

骨盆骨折多由高能量外伤所导致,急诊考虑患者为骨盆骨折时,需第一时间监测患者生命体征、观察意识状态,判断有无其他系统的损伤,必要时请相关科室会诊。可先予床单交叉加压临时固定骨盆。开放静脉通路,急查血常规、电解质、凝血功能、D- 二聚体。观察患者血红蛋白情况,考虑因出血导致的容量不足时,因及时静脉扩容,必要时可行骨盆外固定支架稳定骨盆环。密切观察患者 D- 二聚体、神志意识、呼吸情况,若发现有创伤性休克、脂肪栓塞迹象,及时积极处理。

骨盆骨折可合并腹膜后血肿及失血性休克、尿道或膀胱损伤、直肠、肛管损伤、神经损伤、腹部脏器损伤、女性阴道及子宫损伤等。

四、决定是否需要手术

稳定的骨盆骨折和大部分不稳定性骨盆骨折可以通过卧床休息、手法复位、牵引、固定等非手术治疗方式获得治愈。少数不稳定骨折需要手术治疗。包括:

1. 垂直不稳定的骨折

2. 合并髋臼骨折

3. 外固定后残存移位

4. 韧带损伤导致骨盆不稳定

5. 闭合复位失败

6. 无会阴污染的开放性后部损伤

【辨证思路】

骨盆骨折辨证思路流程图

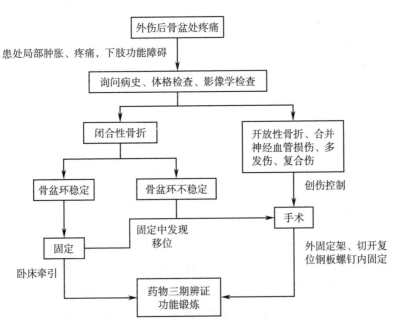

【病例思维程序示范】

钱某,男性,53 岁,2019 年 1 月 28 日急诊首诊,因"高处坠落导致右臀部疼痛不适 2 小时"就诊。一米高处坠落,否认其他部位疼痛,否认胸闷心慌气促。查体:神清,对答切题,右髋关节活动受限,骨盆挤压试验(+),右耻骨联合部压痛(+),右下肢血循及感觉可。

辨证思维程序:

第一步:急诊心电监护检查患者生命体征及对答情况,患者目前生命体征平稳,对答切题。详细采集病史及体格检查,明确损伤机制及暴力能力,评估是否伴随有其他部位、系统损伤,是否伴有神经、血管损伤,如本病例为高能量的损伤,需除外颅脑、内脏损伤。

第二步:通过对患者的观察、问诊及查体,初步考虑骨盆、右髋骨折可能大,予床单交叉固定于骨盆处,增加骨盆稳定性,摄骨盆正位片 + 右髋关节正位 X 线片明确诊断及骨折类型便于评估损伤严重程度及指导下一步治疗。

第三步:摄片提示右耻骨上下肢骨折、右髋臼骨折。患者高处坠落,为垂直分离型高能量不稳定骨折,建议手术治疗。

第四步:入院后嘱患者制动,心电监护密切观察患者血压及心率波动,急查血常规、C 反应蛋白、肝肾功能、电解质、凝血功能、乙肝、丙肝、梅毒抗体、艾滋病抗体、血糖,开放静脉,营养支持、纠正容量不足。完善下肢静脉超声、心脏超声、胸片、心电图等检查。

第五步:患者完善检查,除外手术禁忌证,入院后第 2 天在全麻下行骨盆骨折切开复位钢板内固定术,术前备悬浮红细胞 4 单位,术顺,术中输悬浮红细胞 2 单位。

第六步:术后第 1 天复查血常规、肝肾功能、电解质、凝血功能,血象回报血红蛋白偏低,提示低度贫血,予输悬浮红细胞 1 单位。

第七步:术后第 2 天,继续输悬浮红细胞 1 单位,查术后骨盆片提示内固定位置良好。

第八步:术后第 3 天,嘱患者加强卧床状态下的下肢功能锻炼。

第九步:术后 1 周,复查骨盆片提示内固定位置良好。医嘱离院,并在术后 2 周、4 周、8 周、12 周、6 个月复诊复片。

【医案、外治法、经验方及常用中成药】

一、医案

石幼山医案（《老中医临床经验汇编》）

孙某,女,50岁,干部。

初诊:1975年12月8日。患者3周前从楼梯上跌下,骶骨末节骨折,尾骨移位,气瘀凝阻,疼痛颇剧,行动转侧不利,不耐久坐。头晕胀痛,耳鸣,目糊,心悸,脉细数,苔薄腻。曾患末梢神经炎,腿膝畏冷乏力,腰椎肥大增生。方拟活血续骨、健腰、宁神。

处方:当归三钱　丹参三钱　香附三钱　前胡二钱　青皮、陈皮各一钱五分　川续断四钱　骨碎补三钱　牛膝三钱　白蒺藜三钱　龙齿五钱　远志一钱五分　没药一钱　苍耳子三钱　灯心草五束　5剂。

二诊:药后疼痛较减,余恙较瘥。

原方去苍耳子、灯心草,加桃仁三钱,夜交藤四钱。5剂。

三诊:骶骨末节骨折,尾骨移位,疼痛较减,酸楚不耐俯仰,久坐头晕,夜寐梦多欠安。记忆减退,腿膝乏力,腑行不畅。再拟活血续骨、平肝宁神。

处方:当归三钱　香附三钱　牛膝三钱　川续断四钱　延胡索二钱　青皮、陈皮各一钱五分　白蒺藜三钱　石决明五钱　远志一钱五分　北秫米四钱　夜交藤五钱　全瓜蒌四钱　枸杞、菊花各二钱　苍耳子三钱　骨碎补三钱　5剂。

四诊:瘀血渐化,疼痛减轻。再守原意出入。

处方:上方去苍耳子,加枳壳二钱　龙齿五钱　石决明五钱　10剂。

五诊:气血未和,连日较多劳累,疼痛反复,腰背酸楚,腿膝劲力较增,头晕胀痛略减,有时心动过速,胸闷不舒,腑引欠畅,胃纳尚可,脉细弦苔薄。再拟活血续骨、健腰、宁神。

处方:当归三钱　香附三钱　丹参三钱　白术、白芍各二钱　川续断四钱　龙齿五钱　白蒺藜三钱　青皮、陈皮各一钱五分　延胡索二钱　骨碎补三钱　远志一钱五分　枳壳一钱五分　全瓜蒌四钱　6剂。

六诊:药后疼痛渐减,眩晕心悸较瘥,唯不耐劳。

处方:上方去丹参,加党参三钱　黄芪三钱　6剂。

七诊:骶骨末节骨折、尾骨移位,活动过多疼痛复剧,腰酸不耐久坐,头晕心慌。再拟活血益气、续骨、平肝宁神。

处方:当归三钱　丹参三钱　党参三钱　白术、白芍各三钱　独活一钱五分川续断四钱　狗脊四钱　延胡索二钱　青皮、陈皮各一钱五分　蒺藜二钱龙齿四钱　远志二钱　全瓜蒌四钱　骨碎补三钱　6剂。

八诊:气血未和,腰背酸楚,不耐久坐,头晕作胀。再拟活血益气、壮骨健腰。

处方:上方去丹参、独活、全瓜蒌、骨碎补,加枳壳二钱　益母草三钱　6剂。

九诊:骶骨末节骨折、尾骨移位3个月余,疼痛减而未除,不耐操劳,头晕腹胀较瘥。再拟活血益气、壮胃健腰和络。

处方:当归三钱　党参三钱　白术、白芍各三钱　川续断四钱　狗脊四钱牛膝三钱　珍珠母一两　钩藤三钱　延胡索二钱　青皮、陈皮各一钱五分全瓜蒌四钱　远志一钱五分　骨碎补三钱　6剂。

按语:此案患者从高处跌下,骶骨末节骨折,尾骨移位。初诊方拟活血续骨、健腰、宁神。用药后疼痛较减,余恙较瘥。患处因筋骨脉络损伤,气血受损,血离经脉,瘀积不散,气滞血瘀。"不通则痛"故患者夜休差。方拟活血续骨、平肝安神之剂,以渐化瘀血,减轻疼痛。后期筋骨虽续,肝肾已虚,方拟补肾壮腰之品。继续治疗3个月余,上述症状基本消失,恢复较好。

二、外治法

1. 整复

(1)闭合手法复位:对不影响骨盆环稳定的耻骨支、坐骨支和髂骨翼骨折需卧床2~3周,有移位的尾骨骨折可行肛内手法复位。前后挤压型骨折,术者用双手从两侧向中心对挤髂骨翼,使之复位。侧方挤压型骨折,术者用两手分别置于两侧髂前上棘向外推按,分离骨盆使之复位。但对于不稳定的骨盆骨折,手法整复应慎重。骨盆边缘孤立性骨折一般无须复位,卧床休息3~4周即可;骨盆环单处无移位骨折一般无须整复,卧床休息3~4周即可。骨盆环双处移位骨折根据骨折类型需区别对待,在采用手法时应慎重,可以采用骨牵引逐步复位法。

(2)骨牵引复位:对垂直方向移位明显的骨盆骨折,行股骨髁上骨牵引,牵引重量为体重的1/7~1/5,牵引时间为8~10周。牵引同时可以配合骨盆外固定支架可以获区更安全稳定的骨盆结构。

2. 固定　骨盆边缘和骶尾骨骨折卧床休息即可;骨盆边缘撕脱骨折采取相应肌肉放松体位,骶尾骨骨折骶尾部垫气圈以减轻疼痛;骨盆环单处骨折可用多头带环形固定以减轻疼痛;前后挤压型骨盆环双处骨折可用骨盆兜悬吊固定,骨盆兜是由厚帆布制成,其宽度为上达髂骨翼,下达股骨大转子,悬吊重量以患者臀部抬离床面为度,其原理为依靠挤压合拢骨盆的力量使骨折复位与固定;纵向垂直剪切骨折可采用股骨髁上牵引进行固定。

三、经验方及常用中成药

见骨折总论部分。

参 考 文 献

[1] 詹红生,冷向阳.中医骨伤科学[M].北京:人民卫生出版社,2015.

[2] 张铁良.闭合复位技术在四肢骨折治疗中的应用[M].北京:人民卫生出版社,2017.

[3] 高新彦,郭永良.古今名医骨伤科医案赏析[M].北京:人民军医出版社,2006.

[4] 邹本贵.骨伤科疾病中西医诊疗技术[M].北京:科学出版社,2009.

第二章　脱位

【概述】

凡因损伤或疾病造成骨关节面相对正常位置发生改变,出现关节功能障碍者称为脱位。临床中多见于肩、肘、髋、颞颌关节等大关节,也可出现在诸多小关节部位。

脱位古称脱骱、脱臼等,即关节面相对位置失常。《唐律疏义》曰:"跌体者谓骨关节错跌,失于常处。"晋·葛洪最早记录了下颌关节脱位的整复法。唐·蔺道人《仙授理伤续断秘方》首先描述了肩关节与髋关节脱位,并分出前后脱位两大类型,名曰"出臼",并较详细地记述了其诊断、复位等治疗方法。清·杨时泰《本草述钩元·自然铜》载:"盖骨之上下相合处,有臼有杵使脱臼之骨未归其窠",对脱位的理解表述得十分明确。

【主要病因病机】

造成关节脱位的原因不外乎是内外因综合作用的结果。

一、暴力机制。暴力分为直接暴力和间接暴力,其中以间接暴力造成关节脱位较为多见。如跌仆、挤压、扭转、冲撞、坠堕等损伤。由于这些暴力作用的作用力相等,方向相反产生相对运动即产生脱位。

二、脱位的发生。关节在外力作用下之所以发生脱位,是由于稳定关节的因素,如关节囊、韧带等遭到损伤所致。

1. 韧带损伤　常因限制其脱位的骨端韧带在暴力下出现部分或完全撕裂。若韧带被损伤撕裂,产生脱位的条件即已形成。

2. 关节囊撕裂　脱位时,关节囊的薄弱点最容易被撕裂,致使骨的一端从关节囊破口处突出。有时较小的撕裂孔将脱出骨端套住,形如纽扣,妨碍复位。

3. 关节关系改变　脱位后关节周围合并骨折,使得关节脱位更加复杂,增加了复位难度。

【辨证注意点】

一、病史结合影像,明确诊断类型

1. 详细了解病史,积极体格检查 通常脱位有明显的外伤史。了解损伤的时间长短,暴力的大小、方向、性质、形式及其作用部位。询问肿胀、疼痛的区域,功能障碍的部位。查体时须检查局部压痛、关节畸形、活动度、异常活动以及周围的骨性、非骨性结构的完整性。这些对于初期判断脱位最早的临床依据。

2. 结合影像确诊,准确判断类型 X线检查是诊断脱位最基本的方法,需注意投照范围、体位的选择,对小儿往往需要加照健侧对比。复杂脱位,尤其是肩关节后脱位、髋关节脱位、肘关节脱位等多需行CT扫描及重建来详细了解脱位及周围骨结构改变情况,伴有血管、神经损伤的患者还需要根据具体情况选择血管彩超、数字减影、磁共振及肌电图等检查,磁共振还可显示骨挫伤、脱位周围软组织情况等并发症。影像学检查有助于术者进行整复或制订手术计划。

二、寻找是否存在合并伤及并发症

1. 合并伤 脱位的同时合并有血管、神经和内脏损伤者称之为合并伤。单纯脱位极少有严重合并伤。严重暴力损伤所致脱位往往伴有脑、脊髓(颈椎)和肺部损伤(肩关节、胸椎),其次为周围神经损伤、泌尿系损伤、血管损伤和腹腔内脏损伤(髋关节)。

2. 并发症 脱位后引发的机体病理性反应称之为并发症。并发症有早期和晚期之分。早期并发症包括骨折、血管损伤、神经损伤、感染;后期并发症包括关节僵硬、骨的缺血性坏死、骨化性肌炎、创伤性关节炎。

(1)骨折:多发生于关节邻近的骨端或关节盂的边缘,如肩关节前脱位并发肱骨大结节撕脱性骨折,肘关节后脱位并发尺骨喙突骨折和髋关节脱位并发髋臼后上缘骨折等,大多数在脱位整复后,骨折片亦随之复位。亦有少数发生在脱位的同一肢体的骨干,如肩关节脱位合并肱骨干骨折,髋关节脱位合并股骨干骨折等,这种类型常在关节脱位整复后再行骨折的整复。

(2)血管损伤:一般多因压迫牵拉伤所致。如肩关节前下脱位伴发腋动脉挫伤,肘关节后脱位伴发肱动脉挫伤。随着脱位得到整复,除动脉断离外,多能逐渐恢复。若是伴有动脉硬化症的老年患者,可因动脉挫伤导致血栓形成,影响患肢血循环。发生大动脉破裂者极为少见,应作急诊处理,用手术修补或结扎血管,同时整复脱位,并内服活血祛瘀中药,预防血栓形成。

（3）神经损伤:多为脱位的骨端压迫或牵拉所致。如肩关节脱位时腋神经被肱骨头牵拉或压迫,髋关节脱位时坐骨神经被股骨头压迫或牵拉等。这种神经损伤,一般在关节复位以后,随着压迫或牵拉因素解除,可在 3 个月左右功能逐渐恢复,不必手术治疗。若能证明关节脱位时神经已经完全断裂者,应早期施行神经吻合手术,效果较好,晚期神经吻合术,一般效果较差。

（4）感染:开放性脱位如不及时清创或清创不彻底,可引起关节与创口化脓性感染,或发生特异性感染如破伤风、气性坏疽等,严重者可危及生命故应特别注意预防。

（5）关节僵硬:由于关节内、外血肿机化后形成关节内滑膜反折等处粘连,关节周围组织粘连或瘢痕挛缩,导致关节运动严重受限甚者僵硬不能屈伸活动。

（6）骨的缺血性坏死:主要原因是脱位时损伤了关节囊和关节内、外的韧带,破坏了骨的血液供应,导致骨的缺血性坏死,大约多在伤后 6~12 个月出现,将会遗留关节的疼痛和活动功能障碍。常见的缺血性坏死部位依次有股骨头、腕舟骨、月骨、距骨等。

（7）骨化性肌炎:脱位时损伤了关节附近的骨膜,并与周围血肿相沟通,随着血肿机化和骨样组织形成,可引起骨化性肌炎。尤其是严重损伤或在关节作强烈被动屈伸活动时,更能引起骨膜下血肿扩散形成广泛的骨化性肌炎,最好发的部位是肘关节,其次是膝和肩等处。

（8）创伤性关节炎:脱位时关节软骨面受损伤,造成关节面不平整或由整复不当,关节面之间关系未完全复原所致。当活动、负重时,关节面不断遭受磨压,引起退行性变与骨端边缘骨质增生,产生创伤性关节炎,常见于下肢负重的髋、膝、踝关节。

三、把握治疗原则及确定治疗方案

中医骨伤科对于脱位的治疗遵循动静结合、内外兼治、筋骨并重和医患合作的指导原则。脱位的治疗具体包括复位、固定、药物、练功四个方面的内容。

1. 复位　《伤科汇纂·上髎歌诀》云:"上髎不与接骨同,全凭手法与身功","法使骤然人不觉,患如知也骨已拢",施行复位手法应早不宜迟,手法不能粗暴,必须稳健,使用巧力,力争复位一次成功。复位手法分为牵拉复位,原路返回,旋转复位。

2. 固定　关节脱位整复后,必须将伤肢固定于功能位或关节稳定的位置,以减少出血,并有利于伤部的修复,防止发生习惯性脱位和骨化性肌炎。

3. 药物　治疗关节脱位时,关节周围的筋肉都有不同程度的损伤,治疗以伤筋为主。某些脱位还可合并骨折,治疗应筋骨并重。清·吴师机《理瀹骈文》说:"外治之理,即内治之理,外治之药,亦即内治之药,所异者法耳。"因此,脱位的内外用药,亦遵循早、中、后三期进行辨证论治。

(1)早期:伤后1~2周内,关节周围的筋肉与络脉受损,血离经脉,瘀积不散,经络受阻,气血不得畅通,肿胀剧烈,故以活血化瘀为主,佐以行气止痛。内服可选用舒筋活血汤、活血止痛汤、云南白药等。外用药可选用活血散、消肿散、散肿止痛膏、消瘀膏等。

(2)中期:伤后2~3周,此别疼痛瘀肿虽散而未尽,筋骨尚未修复故应和营生新、续筋接骨为主。内服药选用壮筋养血汤、跌打养营汤、续骨活血汤、和营止痛汤等;外用药可选用舒筋散、接骨续筋药膏、舒筋活络药膏等。

(3)后期:损伤3周以后,即解除固定之后,筋骨续连,肿痛消退,但因筋骨损伤内动肝肾,气血亏损,体质虚弱,故应养气血、补肝肾、壮筋骨。内服方可选用补肾壮筋汤、壮筋养血汤、生血补髓汤、壮骨丸、补筋丸等。后期合并风寒湿可选用独活寄生汤,外治以熏洗为主,可选用五加皮汤、海桐皮汤、八仙逍遥汤、上肢损伤洗方、下肢损伤洗方等。

4. 练功　练功治疗脱位我国历代医家也强调动静结合的原则,十分重视练功活动,练功方法必须循序渐进,持之以恒。复位后,其他未固定的关节应开始作主动活动锻炼,受伤关节附近的肌肉也应作主动的舒缩活动。解除固定之后,开始逐步地锻炼受伤关节的活动。练功的目的在于避免发生肌肉萎缩、肌腱韧带挛缩、骨质疏松和关节僵硬等并发症,还可增强血液循环,促进损伤组织的修复。同时,防止关节粘连,尽快地恢复关节的最大活动范围。练功活动既要不失时机,又要循序渐进,避免粗暴的被动活动,也可配合适当手法按摩,促进关节功能和关节周围组织的恢复。

四、随访关节功能,关注周围软组织

无论上述的复位、固定、药物、练功都是为了能在脱位后,尽量恢复原有的关节功能。然而,脱位所致的关节损伤往往有不可逆的结果。在随访过程中,一定要根据脱位类型及脱位部分,结合必要的检查如CT、MRI进一步明确。比如:肩关节的关节盂损伤(Bankart、反Bankart)、肱骨头损伤(Hill-Sachs)冈上肌的损伤都会影响关节长期性。髋关节脱位所致的股骨头坏死,早期只有MRI相对敏感。肘关节严重脱位对肘关节的功能影响,更加让医生困扰。往往要根据患者年龄,生活工作的需求,以及患者自身对关节的期望的多方面综合,在治疗及后期功能复建上予以最为合适的治疗。

【经验方及常用中成药】

一、经验方

(一) 早期

1. 舒筋活血汤(《伤科补要》)

功能:舒筋活络。

主治:治筋络、筋膜、筋腱损伤,并用于脱臼复位后之调理。

组成:羌活 6g　防风 9g　荆芥 6g　独活 9g　当归 12g　续断 12g　青皮 5g　牛膝 9g　五加皮 9g　杜仲 9g　红花 6g　枳壳 6g

用法:水煎服,日 1 次,分 2 次服。

2. 活血止痛汤(《伤科大成》)

功能:活血止痛。

主治:治跌打损伤肿痛。

组成:当归 12g　川芎 6g　乳香 6g　苏木 5g　红花 5g　没药 6g　土鳖虫 3g　三七 3g　赤芍 9g　陈皮 5g　落得打 6g　紫荆藤 9g

用法:水煎服,日 1 次,分 2 次服。

3. 新伤续断汤(《中医伤科学讲义》)

功能:活血祛瘀,止痛接骨。

主治:用于骨损伤初、中期。

组成:当归尾 12g　土鳖虫 6g　乳香 3g　没药 3g　丹参 6g　自然铜醋煅 12g　骨碎补 12g　泽兰叶 6g　延胡索 6g　苏木 10g　续断 10g　桑枝 12g　桃仁 6g

用法:水煎服,日 1 次,分 2 次服。

4. 双柏散(《中医伤科学讲义》)

功能:活血祛瘀,消肿止痛。

主治:治跌打损伤早期,疮疡初起,局部红肿热痛。

组成:侧柏叶 2 份　大黄 2 份　黄柏 1 份　薄荷 1 份　泽兰 1 份

用法:上为细末,开水,蜜调敷。

5. 活血散(《中医正骨经验概述》)

功能:舒筋活血,散瘀止痛。

主治:治跌打损伤,瘀肿疼痛,或久伤不愈。

组成:乳香 15g　没药 15g　血竭(生)15g　贝母 9g　羌活 15g　南木香 6g　厚朴 9g　川乌(制)3g　草乌(制)3g　白芷(生)24g　麝香 1.5g　紫荆皮 (生)24g　生香附 15g　炒小茴 9g　甲珠 15g　煅自然铜 15g　独活 15g　川续 断 15g　虎骨 15g　川芎 15g　木瓜 15g　上安桂(去皮)9g　当归(酒洗)24g

用法:上药二十三味,共研细末。开水调成糊状,外敷患处。一般扭、挫伤 用 6~15g,可视伤处大小酌量用。

6. 消瘀止痛药膏(龙华医院经验方)

功能:活血祛瘀,消肿止痛。

主治:治骨折筋伤,初期肿胀疼痛剧烈者。

组成:木瓜 60g　栀子 30g　大黄 150g　蒲公英 60g　地鳖虫 30g　乳香 30g　没药 30g

用法:共为细末,饴糖或凡士林调敷。

7. 消肿散(龙华医院经验方)

功能:消瘀退肿止痛。

主治:治各种闭合性损伤肿痛。

组成:制乳香 1 份　制没药 1 份　玉带草 1 份　四块瓦 1 份　洞青叶 1 份 虎杖 1 份　五香藤 1 份　天花粉 2 份　生甘草 2 份　叶下花 2　虫萎粉 2 份 大黄粉 2 份　黄芩 2 份　五爪龙 2 份　白及粉 2 份　红花 1 份　苏木粉 2 份 龙胆草 1 份　土黄连 1 份　飞龙掌血 2 份　绿葡萄根 1 份　大红袍 1 份

用法:研末混合,用适量凡士林调煮成膏,外敷患处。

8. 定痛膏(《疡医准绳》)

功能:祛风消肿止痛。

主治:治跌打损伤肿痛。疮疡初期肿痛。

组成:芙蓉叶 4 份　紫荆皮 1 份　独活 1 份　生南星 1 份　白芷 1 份

功效与适应证:祛风消肿止痛,用法:共为细末。用姜汁、水、酒调煮熟敷; 或用凡士林调煮成软膏外敷。

(二) 中期

1. 桃红四物汤(《医宗金鉴》)

功能:通络活血,行气止痛。

主治:治骨伤气滞血瘀而肿痛者。

组成:当归 15g　熟地 15g　川芎 15g　白芍 15g　桃仁 15g　红花 15g

用法:水煎服,日 1 次,分 2 次服。

2. 四物汤(《仙授理伤续断秘方》)

功能:养血补血。

主治:治伤患后期血虚之证。

组成:川芎 6g 当归 10g 白芍 12g 熟地黄 12g

用法:水煎服,日 1 次,分 2 次服。

3. 接骨紫金丹(《杂病源流犀烛》)

功能:祛瘀、续骨、止痛。

主治:治损伤骨折,瘀血内停者。

组成:土鳖虫 乳香 没药 自然铜 骨碎补 大黄 血竭 硼砂 当归各等量

用法:共研细末。每服 3~6g,开水或少量酒送服。

4. 和营止痛汤(《伤科补要》)

功能:活血止痛,祛瘀生新。

主治:治损伤积瘀肿痛。

组成:赤芍 9g 当归尾 9g 川芎 6g 苏木 6g 陈皮 6g 桃仁 6g 续断 12g 乌药 9g 乳香 6g 没药 6g 木通 6g 甘草 6g

用法:水煎服,日 1 次,分 2 次服。

5. 壮筋养血汤(《伤科补要》)

功能:活血壮筋。

主治:治软组织损伤。

组成:当归 3g 川芎 6g 白芷 9g 续断 12g 红花 5g 生地 12g 牛膝 9g 牡丹皮 9g 杜仲 6g

用法:水煎服,日 1 次,分 2 次服。

6. 接骨续筋药膏(《中医伤科学讲义》)

功能:续筋接骨。

主治:治骨折、骨碎及筋断、筋裂等严重筋骨损伤证之中期。

组成:自然铜 荆芥 防风 五加皮 皂角 茜草 川续断 羌活 独活各 90g 乳香 没药 桂枝 红花 赤芍 活地鳖虫各 60g

用法:共为细末,饴糖或蜂蜜调敷。

7. 舒筋散(《普济方》)

功能:追风散寒,舒筋活血。

主治：治手足麻木，腰腿痛疼，风湿性的关节炎。

组成：延胡索（炒）、辣桂（去粗皮）、当归各等分。

用法：上为末。每服 2 钱，食前温酒调下或外敷。

（三）后期

（1）六味地黄汤（《小儿药证直诀》）

功能：滋水降火。

主治：治肾水不足，腰膝酸痛，头晕目眩，咽干耳鸣，潮热盗汗，骨折后期延迟愈合等。

组成：熟地黄 25g　怀山药 12g　茯苓 10g　泽泻 10g　山茱萸 12g　牡丹皮 10g

用法：水煎服，日 1 次，分 2 次服。

（2）八珍汤（《正体类要》）

功能：补益气血。

主治：治损伤中后期气血俱虚，创面脓汁清稀，久不收敛者。

组成：党参 10g　白术 10g　茯苓 10g　炙甘草 5g　川芎 6g　当归 10g　熟地黄 10g　白芍 10g　生姜 3 片　大枣 2 枚

用法：水煎服，日 1 次，分 2 次服。

（3）左归丸（《景岳全书·新方八阵》）

功能：滋肾补阴。

主治：治真阴肾水不足，不能滋养营卫，渐至衰弱，或虚热往来，自汗盗汗，或神不守舍，血不归原，或虚损伤阴，或遗淋不禁，或气虚昏晕，或眼花耳聋，或口燥舌干，或腰酸腿软。

组成：熟地黄八两　炒山药　山茱萸　枸杞子　制菟丝子　鹿角胶（炒珠）　龟甲胶（炒珠）各四两　川牛膝（酒蒸）三两

用法：上药为细末，先将熟地黄蒸烂杵膏，加蜜炼为丸，梧桐子大。每服百余丸，食前开水或淡盐汤送下。

（4）补筋丸（《医宗金鉴》）

功能：补肾壮筋，益气养血，活络止痛。

主治：主跌仆伤筋，血脉壅滞，青紫肿痛者。

组成：五加皮　蛇床子　好沉香　丁香　川牛膝　白云苓　白莲蕊　肉苁蓉　菟丝子　当归（酒洗）　熟地黄　牡丹皮　宣木瓜各 30g　怀山药 24g　人参　广木香各 9g

用法:共为细末,炼蜜为丸,如弹子大,每丸重9g。

(5) 补肾壮筋汤(《伤科补要》)

功能:补益肝肾,强壮筋骨。

主治:治肾气虚损,习惯性关节脱位等。

组成:熟地黄12g 当归12g 牛膝10g 山萸肉12g 茯苓12g 续断12g 杜仲10g 白芍药10g 青皮5g 五加皮10g

用法:水煎服,日1剂。或制成剂服。

(6) 健步壮骨丸(《伤科补要》)

功能:舒筋止痛,活血补气,健旺精神。

主治:治跌打损伤,血虚气弱,下部腰胯膝腿疼痛,筋骨酸软无力,步履艰难。

组成:龟胶(蛤粉炒成珠) 鹿角胶(制同止) 虎胫骨(酥油炙) 何首乌(黑豆拌,蒸、晒各九次) 川牛膝(酒洗,晒干) 杜仲(姜汁炒断丝) 锁阳 威灵仙(酒洗) 当归(酒洗,晒干)各60g 黄柏(酒洗,晒干,盐水拌,酒少许炒) 人参 羌活 白芍(微炒) 白术(土炒)各30g 熟地60g 大川附子45g(童便、盐水各250ml,生姜30g切片,同煮一日,令极熟,水干再添盐水,煮毕取出,剥皮切片,又换净水,入川黄连15g、甘草15g,同煮约2小时,取出晒干,如琥珀色,明亮可用)

用法:每服9g,空腹时用淡盐汤送下,冬日淡黄酒送下。

(7) 补中益气汤(《脾胃论》)

功能:补中益气,升阳举陷。

主治:治脾胃气虚,少气懒言,四肢无力,困倦少食,饮食乏味,不耐劳累,动则气短;或气虚发热,气高而喘,身热而烦,渴喜热饮,其脉洪大,按之无力,皮肤不任风寒,而生寒热头痛;或气虚下陷,久泻脱肛。现用于子宫下垂;胃下垂或其他内脏下垂者。

组成:黄芪 甘草(炙)各1.5g 人参(去芦)0.9g 当归身0.6g(酒焙干或晒干) 橘皮(不去白)0.6~0.9g 升麻0.6~0.9g 柴胡0.6~0.9g 白术0.9g

用法:上药咬咀,都作一服。用水300ml,煎至150ml,去滓,空腹时稍热服。

(8) 伸筋膏(《临床正骨学》)

功能:散瘀止痛,舒筋活血,疏风通络。

主治:治骨折脱位的中后期及软组织损伤等症。

组成:马钱子9g 地龙12g 透骨草9g 红娘虫12g 生山甲9g 僵蚕

12g 汉防己 9g 威灵仙 12g 归尾 15g 生大黄 12g 泽兰叶 12g 没药 乳香 骨碎补 王不留行 细辛 五加皮 豨莶草各 9g 十大功劳叶 30g 蜈蚣 4 条 丝瓜络 麻黄 䗪虫各 12g 独活 生草乌各 9g 甘遂 30g 五倍子 肉桂各 9g 防风 12g 枳实 牛蒡子 血余炭各 9g

用法:取麻油 2 000ml 置锅内,将上药放麻油内炸枯去渣,炼油滴水成珠,下樟丹 1 000g 搅匀而成,取药膏适量摊于布上,贴患处。

(9) 损伤风湿膏(《中医伤科学讲义》)

功能:祛风湿,行气血,消肿痛。

主治:治损伤肿痛或损伤后期并风湿痹痛。

组成:生川乌 4 份 生草乌 4 份 生南星 4 份 生半夏 4 份 当归 4 份 黄金子 4 份 紫荆皮 4 份 生地黄 4 份 苏木 4 份 桃仁 4 份 桂枝 4 份 僵蚕 4 份 青皮 4 份 甘松 4 份 木瓜 4 份 山奈 4 份 地龙 4 份 乳香 4 份 没药 2 份 羌活 2 份 独活 2 份 川芎 2 份 白芷 2 份 苍术 2 份 木鳖子 2 份 山甲片 2 份 川续断 2 份 栀子 2 份 土鳖虫 2 份 骨碎补 2 份 赤石脂 2 份 红花 2 份 牡丹皮 2 份 落得打 2 份 白芥子 2 份 细辛 1 份 麻油 320 份 黄铅粉 60 份

用法:用麻油将药浸泡 7~10 天后,以文火煎熬至色枯,去渣,再将油熬,约 2 小时,滴水成珠,离火,将黄铅粉徐徐筛入搅匀,成膏收贮,摊用。

(10) 海桐皮汤(《医宗金鉴》)

功能:行络止痛。

主治:治跌打损伤疼痛。

组成:海桐皮 6g 透骨草 6g 乳香 6g 没药 6g 当归 5g 川椒 10g 川芎 3g 红花 3g 威灵仙 3g 甘草 3g 防风 3g 白芷 2g

用法:共为细末,布袋装,煎水熏洗患处。亦可内服。

(11) 上肢损伤洗方(《中医伤科学讲义》)

功能:活血舒筋。

主治:治上肢骨折、脱位、扭挫伤后筋络挛缩酸痛。

组成:伸筋草 15g 透骨草 15g 荆芥 9g 防风 9g 红花 9g 千年健 12g 刘寄奴 9g 桂枝 12g 苏木 9g 川芎 9g 威灵仙 9g

用法:水煎熏洗患肢。

二、中成药

可选用伤科接骨片、三七血伤宁胶囊、活血止痛胶囊等。

第二节　颞颌关节脱位

【概述】

颞颌关节,是头面部唯一能活动的关节。颞颌关节脱位是临床上很常见的脱位之一。好发于老年人或身体虚弱者。

【主要病因病机】

一、张口过大

当张口时,髁状突和关节盘向前方滑动至关节下方,此时颞颌关节处于不稳定状态。如果再继续过度张口,髁状突和关节盘继续向前滑动,经过薄弱的前壁关节囊,越过关节结节最高峰,落入结节前窝,又因嚼肌痉挛,以及颞下颌韧带紧张,使髁状突交锁于关节结节前颧弓下的凹内,不能返回原位,即发生双侧髁状突的前脱位。日常张口过大,常见于大笑、打呵欠、张大口拔牙、呕吐、或全身麻醉时使用开口器等。

二、暴力打击

当下颌骨遭受暴力打击时,特别是侧向暴力打击,或单侧咬硬食物时,关节囊侧壁韧带和嚼肌张力失去平衡,可发生下颌骨向一方的扭动,而使受暴力侧产生单侧脱位;如果暴力过大,也可发生双侧脱位。平日常见的原因是拳击、汽车摇把打击、张大口咬啃硬食物(如咬核桃)等。

三、身体虚弱

以老年人、久病者或气血不足、肝肾亏损、关节韧带过于松弛者为常见原因;也可由于颞颌关节各种病症,髁状突发育不良等,这些继发原因常引起复发性或习惯性脱位的因素之一。

【辨证注意点】

临床上根据脱位的时间和频次,分为新鲜性、陈旧性和习惯性脱位三种;根据脱位的侧别,分为单侧和双侧脱位。

一、明确诊断,排除暴力

一般通过病史及临床表现都能确诊此病。患者双侧脱位时,下列齿突出于上列齿之前,口张呈半开合状,不能闭合,语言不清,流涎不止,吞咽困难,咬肌痉挛呈块状突出颧弓下可触及高起的髁状突,耳屏前方有明显凹陷。单侧脱位的患者表现为口角歪斜,口呈半开合状,语言不甚清楚,有流涎和吞咽困难,下颌骨向健侧偏斜且低于健侧,患侧颧弓下能触及高起的髁状突,患侧耳屏前方有凹陷感。直接暴力损伤者,患侧面部有伤痕,或软组织肿胀,皮下瘀血等。一般不需拍片检查,如为确定是否合并骨折,或了解先天性骨结构异常,可拍张口位和闭口位 X 线片,以做参考。若是暴力损伤严重者,则需颌面外科进一步治疗。

二、分清新旧,随访复查

颞颌节脱位后,根据病史分为陈旧脱位、新鲜脱位、习惯性脱位。超过 3 周以上陈旧脱位复位前需要热敷及按摩,或者局部麻醉下进行,复位时可能需要借助工具。习惯性脱位复位相对容易,但固定时间要比新鲜脱位延长。长期反复脱位会诱发颞颌关节炎,随访时需进一步治疗。

三、复位手法

1. 腔内复位法　患者坐位,助手立于后固定头部,或患者依墙而坐,头靠墙固定。放松肌肉。术者立于患者前方,纱布包裹两拇指,伸入患者口内,分别按于双侧后臼齿咬合面上,余各指在两侧托住下颌角及下颌体。以两拇指向下后方按压,逐渐用力,余指把住下颌体向后上方端托,可闻及短暂的入臼声响,随即抽出手指。单侧脱位复位手法类似,只需健侧同时下按用力即可。

2. 腔外复位法　对韧带松弛者,或年老体弱齿落者,可用。患者坐位,头枕部靠墙。术者立于患者正前方,两手拇指分别置于两侧下颌体与下颌支前缘交界处,其余指托住下颌体,术者双手拇指由轻而重向下按压缓缓推入后方陈旧性脱位复位手法　可先热敷,按摩或麻醉复位下复位。常采用软木垫整复法,即先在第 2、3 臼齿的咬合面上垫一软木,后徐徐上抬颏部,杠杆作用,将髁状突向后下方牵拉,滑入下颌关节窝内。

【辨证思路】

颞颌关节脱位辨证思路流程图

> 张口过后或暴力外伤致颞颌关节疼痛, 活动受限

| 关节疼痛, 张口成半闭合状, 不能闭口。语言不清, 流涎不止, 吞咽困难。患侧咬肌痉挛突出, 耳屏前明显凹陷 | 询问病史。暴力外伤后, 结合X线, 必要时CT, 严重损伤转入专科 |

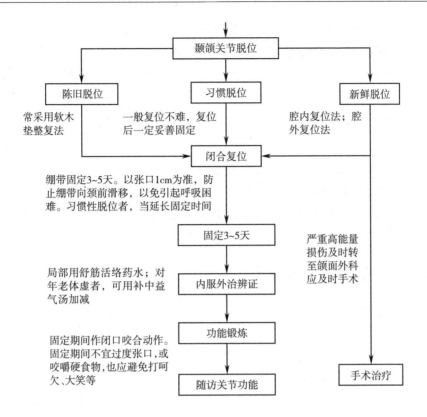

【病例思维程序示范】

杨某,女,32岁。2017年8月11日就诊。患者下午吃饭时张嘴不慎至右面颊疼痛,闭口不能。既往无颞颌关节脱位病史。否认外伤史。体检:神志清,半张口态,言语模糊,上下齿不齐。左侧颧弓下能触及高起髁状突,左侧耳屏前方有凹陷感。

辨证思维程序:

第一步:明确诊断。根据患者病史及体征,可初步诊断为左颞颌关节脱位,无暴力损伤,诊断明确。

第二步:判断脱位类型和患者身体条件,脱位程度情况。患者青年女性,新鲜单侧脱位。可直接进行复位。

第三步:辨证论治。根据上述检查结果。患者坐位,头枕部依墙,肌肉放松。术者站于患者正前方,先用纱布数层包在两拇指,伸入患者口内,分别按于双侧后臼齿咬合面上,其余各指在两侧托住下颌角及下颌体。两侧两拇指向下后方按压,逐渐用力,左侧用甚,右侧轻用。当感到下颌骨有移动感时,余指把住下颌体向后上方端托,使髁状突滑入关节窝,可闻及短暂的入臼声响,两拇指迅速滑出。患者张口闭口皆可,上下齿齐,颧骨隆起消失,耳屏前方无凹陷,疼痛缓解。复位成功。予以弹力绷带固定5天。

第四步:药物治疗。患者为青年,受伤不过片刻,属于脱位早期。筋骨损伤,瘀血凝滞,肿胀疼痛。但肢体损于外,气血伤于内,故瘀血停滞不行,则是气滞证,属气滞血瘀,宜活血化瘀、消肿止痛,外用舒筋活络水。

第五步:功能锻炼。固定期间应嘱患者作闭口咬合动作,以增强咬肌肌力。

第六步:调摄及生活指导及复诊随访。脱位后注意饮食调节,固定期间不宜过度张口或吃嚼硬食物,也应避免打呵欠、大笑等。

【医案、经验方及常用中成药】

一、医案

石幼山医案(《老中医临床经验汇编》)

李君,57岁,就诊日期:1962年3月7日。

本素羸弱,寝纳欠佳,昨晚临睡而频频呵欠,以致下颌脱落,下腭向前,张口不能合,当为按捺端托而复位,唯体弱气虚。防其再落。诊脉细软,当以扶正调治。

组方:炙绵黄芪9g　炒党参6g　全当归5g　炙冬术6g　小生地黄12g　川续断9g　白蒺藜9g　制何首乌9g　白茯苓12g　夜交藤12g　合欢皮9g　香谷芽12g

按语:此例为石幼山治疗颞颌关节脱位验案。颞颌关节脱位并不罕见,有相当一部分是习惯性脱位。一般说来,复位不困难。但是,临床上也见到因复位困难,以至转口腔科局麻下再行整复的。这是未得复位要领的缘故。幼山先生指出:"这个关节脱位的复位要点是拇指用力地向下后推按,如果强调其余手指同时端托下颌可能顾此失彼以致拇指用力不足而难奏效。"这是很重要的经验。脱位后关节位置异常,复位时手指(或再加上缠裹手指的纱布)纳入口腔的刺激,手法整复时的疼痛都会使面部肌肉紧张。这样的肌紧张是复位失败的原因。正因为如此,有时会几次复位都未成功,先嘱已显得疲惫的患者坐在一旁休息不自觉地自行按摩颊部,片刻后术者只是轻轻地将其下颌向后推或者是患者无意中把自己下颌向后一推,竟获复位。反复复位后的疲惫再加上按摩,也没有"一本正经"复位时的紧张,肌疼解除后复位就很方便。所以也只要拇指充分用力克服面颊部肌肉的紧张，使移位的下颌骨关节突经下向后滑过颞骨关节结节，就能自然进入下颌窝而得复位。当然，拇指用力不是粗暴的用力，而是刚柔相济，持续、稳定而有力的用力。另外，复位手法前按摩面颊部穴位有助于解除肌紧张，也利于复位。幼山先生在20世纪50年代后多用口腔外复位，其长处在于按揉面颊有利于肌肉松弛，并且没有手指纳入口腔加重肌紧张的不利因素。

《千金方》在介绍颞颌关节脱位复位手法时已经指出："惟当疾指出，恐误啮伤人指也"。口腔内复位若不用纱布包裹术者手指，而患者又是齿冠残缺的老人确实有此可能，幼山先生在青年时就曾碰到过。虑被啮伤也易用力不足，口腔外复位则无此弊。颞颌关节脱位确有单侧脱位的，这时复位手法与双侧脱位相同，但是未脱位侧应用手把持固定，不能像双侧脱位那样两侧同时用力，若同时用力则可能产生脱位侧复位而未脱位侧脱位的情况，临证时当予注意。

二、经验方

详见脱位总论部分。

三、中成药

详见脱位总论部分。

第三节　肩关节脱位

【概述】

肩关节脱位又称之为肩肱关节脱位。《灵枢·经脉》称肩关节为"肩解"，《医宗金鉴·正骨心法要旨》中提及"其处名肩解，即肩骹与臑骨合缝处也"。肱骨头与肩盂构成的关节，是全身活动范围最大的关节，这与关节盂和肱骨头形成关节的特殊结构有关。

【主要病因病机】

肩关节脱位的病因有直接和间接暴力。直接暴力少见，间接暴力多见。

一、直接暴力

多因打击或撞击等高能量外力直接作用于肩关节而引起。

二、间接暴力

1. 间接暴力　患者跌倒，患肢手部或肘部撑地，暴力沿肱骨干传递到肱骨近端,使得肱骨头冲破关节囊,形成脱位。

2. 杠杆作用　当患者高举、外展、外旋时,肱骨近端与肩峰形成杠杆力的支点。此时暴力使上肢过度外展,形成脱位。

【辨证注意点】

脱位根据脱位后肱骨头位置可分为前脱位、后脱位、下脱位。脱位根据时间和复发情况可分为新鲜脱位、陈旧脱位、习惯性脱位。其中临床上以前脱位较多,约占 95%,而下脱位不到肩关节脱位的 1%,并且往往伴随严重周围肌腱血管神经损伤。

一、结合病史影像,明确诊断类型

一般通过 X 线都能较为明确地判断出肩关节脱位及类型。加之临床上最为常见的"方肩畸形"、关节按压处空虚感,搭肩试验(+)。前脱位肩关节正位片及穿胸位片都可判断出。后脱位往往发生在癫痫患者被电击治疗后。在正位片上表现出"灯泡"征,容易漏诊,腋窝位 X 线可以避免。下脱位影像学上可以明确,但其出现意味着严重的周围损伤。此外影像学检查也可以进一步明确周围的骨折情况,如肱骨大结节骨折、肱骨头骨折、关节盂边缘骨折(复位后复片可能显示更明显)、喙突骨折、外科颈骨折等。

二、神经血管损伤,勿忘遗漏

创伤性肩关节脱位,最易损伤腋神经和肌皮神经,偶见正中神经、桡神经、尺神经损伤。复位前后一定进行神经功能检查。而血管损伤在肩关节脱位的并发症中很少见,但它是一个不可忽视的严重并发症。一旦漏诊,结果会是灾难性的,可能被迫截肢,尤其在老年动脉粥样硬化的患者。

三、分清新旧,随访复查

肩关节脱位后,除了所见骨结构的异常,应当进一步考虑关节囊、盂唇、韧带和肌腱损伤存在,因为它们往往是肩关节脱位后关节失稳和功能障碍的重要因素。新鲜脱位,在确诊后及时复位后,应当复片,Hill-Sachs 损伤(肱骨头被关节盂的撞击缺损)能及时察觉,但缺损程度的评估则需要 CT 检测。Bankart 损伤(关节盂前唇损伤)在所有前脱位中几乎不同程度地存在,被称之为"基础损伤",在 MRI 中能明确。而肩袖的损伤在脱位中的并发比率随年龄的增高而升高,冈上肌和冈下肌最为常见。陈旧性脱位往往需要在麻醉(关节腔内较宜,臂丛会影响对神经损伤的判断)下进行复位。习惯性脱位则意味着上述的几种损伤情况存在,MRI 作为术前准备,必要时可行关节镜的探查。

四、复位手法

1. 前脱位复位手法 足蹬手牵法、椅背法、Stimson 法、肩背法、拔伸入托法、膝顶牵引法、对抗牵引法；杠杆：外旋法、牵引回旋法；联合：Milch、肩胛复位法；特殊：FARES（Fast,Reliable and Safe）。

（1）足蹬手牵法：以软垫垫于患肢腋窝，术者立于患侧，两手紧握患肢腕部，一足抵于腋窝。关节外旋外展缓缓拔伸，有入臼声，则复位成功。

（2）椅背法：患者侧坐椅子上，患肢绕过椅背。临床医生握持前臂，患者慢慢站起。

（3）Stimson 法：患者俯卧位，患肢悬在床边，捆绑重物进行牵引，一般 5 磅（2.27 公斤）也可以将肘屈曲 90° 以放松肱二头肌肌腱，医生也可以轻柔摇晃患肢。

（4）牵引回旋法：患者仰卧位或坐位，术者握持患肢并使患侧肘屈曲 90°。患者外展患肢并主动外旋肩关节 70°~80° 直至出现阻力。术者前屈患肢，通常肱骨头可以获得复位。

（5）Milch 法：医生将手放在患肩上方，用拇指维持肱骨头稳定，同时将患肢外展。之后轻柔地纵向牵引，然后将拇指将肱骨头向关节盂推挤。进行改良后的方法，将患肢外旋使大结节向后倾斜从而使肱骨最小的地方通过关节盂。

（6）FARES（Fast,Reliable and Safe）法：患者仰卧位，医生站在患侧，握持患肢使之外展伸肘，前臂旋转中立位，术者在没有对抗牵引的状态下对患者进行纵向牵引。过程中，将患肢进行小范围的垂直抖动，然后外置至 90° 后逐渐外旋患肢。通常外展 120° 就会获得复位。

2. 后脱位复位手法 术者将患肢前屈 90° 后外展、内旋，助手绕身固定对抗牵引，另一助手从后往前轻柔推送。完成后通过外旋确认复位是否成功。

3. 下脱位复位手法

（1）对抗牵引法：和处理肩关节前脱位一样，对患肢纵向牵引有助于复位关节下脱位。患者躯干上部缠绕布单，由助手牵拉对抗牵引。向上直接牵引患肢，可以使得肩关节逐渐获得复位。

（2）两步法：将下脱位转换成前脱位，在横向的肱骨干上施加一个力。而内侧肘部被拉向相反的方向。这将进一步引导肱骨头，将下位脱位转化为前位脱位。一旦转化成功，即可选用前脱位手法进一步复位。

4. 陈旧性脱位复位手法 脱位在 1~2 个月、无骨折及血管神经损伤的中青年可尝试麻醉下复位。轻柔地牵引,握住上臂轻轻摇动并旋转肱骨头,助手固定住肩胛骨,待肱骨头到关节盂处,根据脱位方向轻柔推挤和旋转肱骨头。复位 1~2 次,切勿暴力。

【辨证思路】

肩关节脱位辨证思路流程图

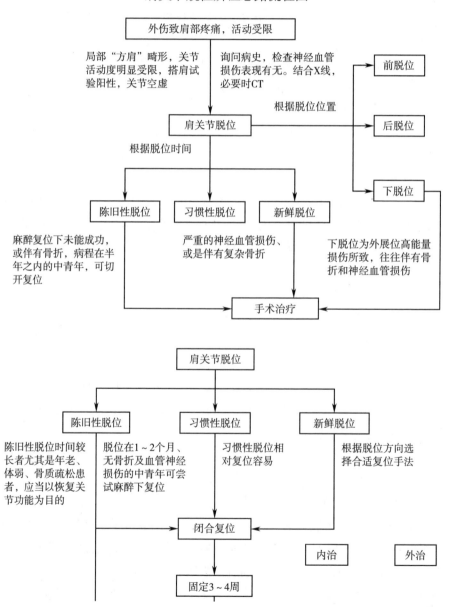

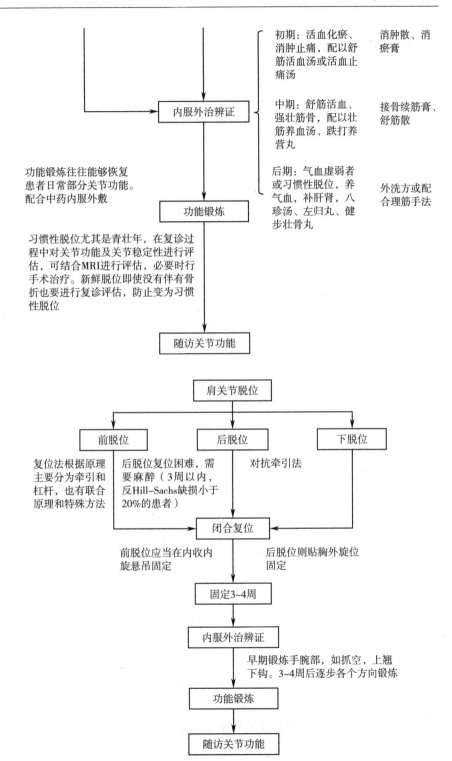

初期：活血化瘀、消肿止痛，配以舒筋活血汤或活血止痛汤 —— 消肿散、消瘀膏

中期：舒筋活血、强壮筋骨，配以壮筋养血汤、跌打养营丸 —— 接骨续筋膏、舒筋散

后期：气血虚弱者或习惯性脱位，养气血，补肝肾，八珍汤、左归丸、健步壮骨丸 —— 外洗方或配合理筋手法

内服外治辨证

功能锻炼往往能够恢复患者日常部分关节功能。配合中药内服外敷

功能锻炼

习惯性脱位尤其是青壮年，在复诊过程中对关节功能及关节稳定性进行评估，可结合MRI进行评估，必要时行手术治疗。新鲜脱位即使没有伴有骨折也要进行复诊评估，防止变为习惯性脱位

随访关节功能

肩关节脱位

前脱位　后脱位　下脱位

复位法根据原理主要分为牵引和杠杆，也有联合原理和特殊方法

后脱位复位困难，需要麻醉（3周以内，反Hill-Sachs缺损小于20%的患者）

对抗牵引法

闭合复位

前脱位应当在内收内旋悬吊固定

后脱位则贴胸外旋位固定

固定3~4周

内服外治辨证

早期锻炼手腕部，如抓空，上翘下钩。3~4周后逐步各个方向锻炼

功能锻炼

随访关节功能

【病例思维程序示范】

宋某,男,68岁。2016年6月5日就诊。患者当日上午行走不慎跌倒,受伤时患者欲用左手撑地。伤后肩关节疼痛剧烈,活动受限,否认左上肢麻木、远端活动受限、手肘部疼痛。否认既往脱位病史。体检:神志清,左方肩畸形,弹性固定,搭肩试验(+),关节空虚感,腋窝可触及肱骨头。上臂外侧感觉正常,腕背伸及握力正常,桡动脉搏动正常。舌脉:舌苔薄腻,脉弦。辅助检查:X线片:左肩关节前脱位。

辨证思维程序:

第一步:明确诊断。根据患者外伤病史及受伤部位,可初步诊断为左肩关节脱位,应与肱骨近端骨折、锁骨骨折相鉴别。

第二步:判断脱位类型和患者身体条件,脱位程度情况。患者急诊进行X线片,必要时CT扫描。患者X线可见肩关节前脱位,CT水平位见Hill-Sachs损伤(轻度)。故该患者诊断为左肩关节前脱位。

第三步:检查有无合并其他疾病及神经血管损伤。患者神志清醒,左上臂外侧感觉无异常,远端肢体动脉搏动可及,腕背伸及握力正常,桡动脉搏动正常。相关神经血管正常。若要排除肩袖损伤可进一步完善MRI检查。

第四步:辨证论治。根据上述检查结果,新鲜肩关节前脱位。将患者置于检查床上,以软垫垫于左侧腋窝,术者立于患侧,两手紧握患肢腕部,一足抵于腋窝。关节外旋外展缓缓拔伸,有入臼声。检查患肢能贴胸触及对侧肩部,则复位成功。患肢内收内旋悬吊固定后,复查X线片,提示肱盂关节复位良好。

药物治疗。患者为老年,受伤不过半天,属于脱位早期。筋骨损伤,瘀血凝滞,肿胀疼痛。但肢体损于外,气血伤于内,故瘀血停滞不行,则是气滞证,属气滞血瘀,宜活血化瘀、消肿止痛,方用活血止痛汤,外用药选用消瘀膏等。

处方:当归12g　川芎6g　乳香6g　苏木5g　红花5g　没药6g　䗪虫3g　三七3g　赤芍9g　陈皮5g　落得打6g　紫荆藤9g

第五步:功能锻炼。患肢固定完毕,嘱以功能锻炼方法,早期锻炼手腕部,如抓空,上翘下钩。3~4周后逐渐各个方向锻炼。

第六步:调摄及生活指导及复诊随访。脱位后注意饮食调节,食物应易于消化,增加营养。此外患者有Hill-Sachs损伤随访关节稳定性,必要时MRI排除肩袖损伤。同时要注意患者的心理护理。

【医案、经验方及常用中成药】

一、医案

1. 石幼山医案（《老中医临床经验汇编》）

张某,女,70岁,家务。

初诊:1975年11月15日。患者3天前跌倒,左肩骱瘀肿剧痛,经外院摄片发现"左肩关节脱臼合并肱骨外科颈骨折"。经复位后不理想。瘀血凝结,青紫肿痛四散,早年素患高血压及心脏病,时常昏厥。方拟化瘀消肿续骨、平肝化痰。

处方:防风二钱　当归二钱　赤芍三钱　石决明六钱　钩藤三钱　陈胆星二钱　石菖蒲二钱　川芎一钱五分　泽兰三钱　片姜黄二钱　炒陈皮一钱五分　骨碎补三钱　新红花一钱　伸筋草四钱　鸡血藤四钱,10剂,煎服,每日2次。

外敷膏药;小夹板固定,嘱功能锻炼。

六诊:骨折接续后,关节筋络气血尚未通畅,举提酸楚牵掣,畏冷少力。再拟活血益气温筋壮肌。上方去川芎、泽兰、姜黄,加川桂枝一钱,黄芦三钱,10剂。

外敷停,去夹板,加强功能锻炼。

七诊:左肩肱骨外科颈折碎移位接续后,气血尚未通畅,高举、后挽牵掣不利,畏冷少力。改以丸剂调治以资巩固。佐以热敷熏洗、舒筋通络。

健筋壮骨丹四两,十全大补丸四两,分12天服。

外用洗方:川桂枝三钱,全当归三钱,透骨草四钱,川独活三钱,油松节四钱,新红花二钱,伸筋草四钱,扦扦活四钱。每日早、晚熏洗,加强功能锻炼活动。

按语:本案为石幼山治疗肩关节脱臼合并肱骨外科颈骨折验案之一。肩关节脱位亦称肩胛骨出,髃骨骱失或肩骨脱臼。本例骨折移位明显,且近关节,当时瘀阻青紫,肿痛亦剧,经外敷、小夹板固定并服中药3个月,功能基本恢复正常。在1961年曾患左股骨颈骨折,亦由笔者医院治疗,卧床休息2个月逐步锻炼,去年已恢复正常。该患者虽年逾古稀而平素好活动,二次骨折俱影响关节,然骨折接续较快,功能恢复满意。迄今仍每日清晨打太极拳、舞剑等活动,故体育活动对增强体质促进骨折愈合确有很好作用。肩关节的解剖特点是：肱骨头大，呈半球形，关节盂小而浅，关节囊和韧带薄弱松弛，其结构不稳定，活动度大，因此肩关节脱位是临床上常见的关节脱位之一。

2. 成业田医案（《北京市老中医经验选编》）

侯某，女，58 岁。初诊日期：1972 年 7 月 6 日。

右肩着地摔倒，当即来笔者医院治疗。右肩肿胀，呈方形肩，杜加征阳性，拍 X 线片为右肩盂下脱臼，合并大结节撕脱骨折，采取手法复位，一次成功，绷带固定。将患肢肘关节屈伸 90°，用三角巾吊于胸前，然后嘱其练习功能运动，在此期间，可做握掌和耸肩等活动，但让患者 3、4 周内要禁止做上肢外展，外旋动作，后痊愈，功能正常。

按语：本案为成业田治疗肩关节脱位验案之一。肩关节脱位在骨科来说，是一种常见的损伤。因为肩关节不但活动范围较大，而且加上关节盂浅小，关节囊松弛等结构上的弱点，所以在日常生活工作中，遭受直接或间接暴力打击，发生脱位的机会也相对增多。根据肩关节脱位后，肱骨头所停留的部位不同，又分为三种。①下脱位：肱骨头位于关节盂下方；②前脱位：肱骨头位于关节盂前，喙突或锁骨下部；③后脱位：肱骨头位于关节盂的后侧，前脱位较常见，其中以喙突下脱位最多，后脱位极少见。且肩关节脱位好发于 20~50 岁的男性，根据脱位的时间与复发次数，分为新鲜、陈旧和习惯性三种。

二、经验方

详见脱位总论部分。

三、中成药

详见脱位总论部分。

第四节　肘关节脱位

【概述】

肘关节脱位，古称之胅骭脱骺、肘骨脱臼、臂骭落出等。肘关节虽是较为稳定关节之一，但其脱位最常见，在全身各大关节脱位（髋、膝、肩、肘）中占 1/2 左右，居第 1 位。好发于任何年龄，但以青壮年多见，儿童与老年人少见。

【主要病因病机】

肘关节脱位多因传达暴力或杠杆作用，直接暴力较少。

　　患者跌倒时,肘关节伸直前臂旋后位手掌触地,外力沿尺骨纵轴上传,使肘关节过度后伸,以致鹰嘴尖端急骤撞击肱骨下端的鹰嘴窝,在肱尺关节处形成杠杆作用,使止于冠状突上的肱前肌及肘关节囊的前壁被撕裂,肱骨下端向前移位,尺骨冠状突和桡骨头同时滑向后方而形成肘关节后脱位。由于环状韧带和骨间膜将尺、桡骨比较牢固地夹缚在一起,所以脱位时尺、桡骨多同时向背侧移位。由于暴力作用不同,尺骨鹰嘴和桡骨头除向后移位外,有时还可以向桡侧或尺侧移位,形成肘关节侧方移位,向桡侧移位又可称为肘关节外侧脱位,向尺侧移位称为肘关节内侧脱位。

　　若屈肘位跌倒,肘尖触地,暴力由后向前,可将尺骨鹰嘴推移至肱骨的前方,成为肘关节前脱位,多并发鹰嘴骨折,偶尔可出现肘关节分离脱位,因肱骨下端脱位后插入尺、桡骨中,使尺、桡骨分离而致。

　　脱位时肘窝部和肱三头肌腱常因肱前肌腱被剥离,骨膜韧带、关节囊被撕裂,以致在肘窝形成血肿,该血肿容易发生骨化,成为整复的最大障碍,或影响复位后肘关节的活动功能。另外,肘关节脱位可合并肱骨内上髁骨折,有的还夹入关节内而影响复位,若忽视将会造成不良的后果。移位严重的肘关节脱位,可能损伤血管与神经,应予以注意。

【辨证注意点】

　　根据脱位方向,分为后脱位、前脱位、外侧脱位、内侧脱位。因肘关节后侧关节囊及韧带相对松弛,最易出现后脱位。超过3周以上未能复位为陈旧性脱位。肘关节脱位时间越久,对关节功能障碍越大,复位难度越大,后期任何治疗改善效果都不佳,因此早诊断,早治疗对肘关节脱位极为重要。

　　一、结合病史影像,明确诊断类型

　　一般外伤后关节肿胀畸形,肘后三角(屈肘时肱骨内外上髁与尺骨鹰嘴组成的等边三角形;伸肘时为一直线)关系异常提示关节脱位。通过X线都能较为明确地判断出肘关节脱位及类型。侧位片可以明确前后脱位,正位片可区分内外侧脱位。后脱位典型的弹性固定120°~140°,有微小的被动活动。前脱位、内外侧脱位极少见。前脱位出现则往往伴有周围的骨折。单纯的外侧脱位在临床表现有一定活动度,关节肿胀时极易漏诊,正位片可明确。冠状突及桡骨头骨折是常见的并发骨折。

　　二、神经血管肌肉,勿忘遗漏

　　肘关节后脱位时伴有肱骨内髁骨折最易损伤尺神经。而前脱位则少有单独出现,常常伴有周围组织的并发症,其中肱动脉损伤不容忽视,同时伴有内侧牵拉后一定检查尺、桡神经的损伤。几乎所有的副韧带都有不同程度损伤,关节囊和肱肌的损伤也是广泛存在的。

三、及时治疗,随访复查

肘关节脱位后,在没有神经血管损伤以及没有软组织或骨块卡顿在关节内的情况下,应及时复位。前脱位及内外侧脱位出现时应当进一步考虑关节囊、韧带和肌腱损伤存在,因为它们往往是肘关节脱位后关节失稳和功能障碍的重要因素。复诊中需要判断是否需要进一步手术。陈旧性脱位需要在臂丛麻醉下进行复位。复位后复查 X 线应当还需检查有无并发骨折。复位固定到期后应嘱患者不可粗暴被动活动功能锻炼,以防止骨化性肌炎出现。

四、复位手法

1. 后脱位复位方法　复位前麻醉可以缓解患者痛苦,同时有利于复位。合并骨折的脱位时,一般原则先复脱位再行复位骨折。患者仰卧或坐位。

(1)牵拉屈肘复位法:助手握患肢上臂,术者用一手握住患肢腕部,另一手握持肘关节,在对抗牵引的同时,握持肘关节前方的拇指,扣住肱骨下端,向后上方用力推按,肘后鹰嘴部位的其余手指,向前下方用力端托,当听到或触诊到关节复位弹响感觉时,使肘关节逐渐屈曲 90°~135°,复位即告成功。

(2)膝顶牵拉屈肘复位法:患者取坐位,术者与患者面部相对,用与患者患肢同侧的膝部顶压肘前肱骨下端双手握住患肢腕部,在持续牵引下,感到复位的响声,使肘关节屈曲,表明复位已成功。

2. 前脱位复位手法　患者取坐位或卧位,术者一手握肘部,另一手握腕部稍加牵引保持患肢前臂旋内,同时在前臂上段向后加压,听到复位响声,即为复位成功。

3. 侧方脱位复位手法　麻醉后上臂对抗牵引,轻度伸肘,然后对内侧或外侧直接挤压即可。

【辨证思路】

肘关节脱位辨证思路流程图

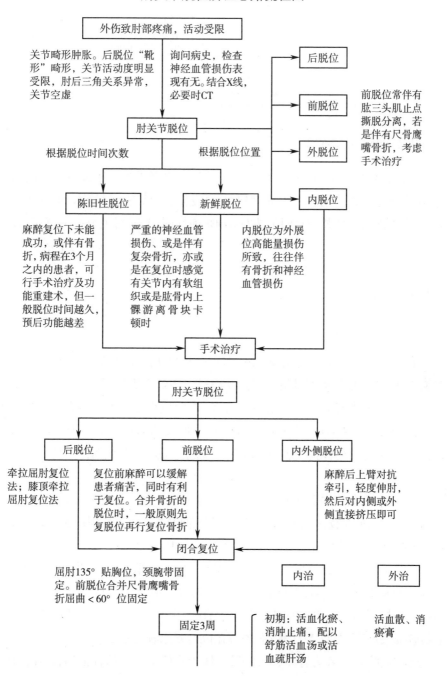

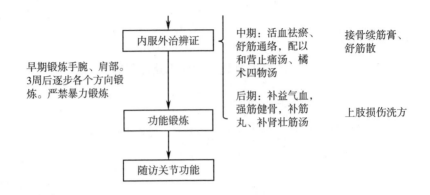

中期: 活血祛瘀、舒筋通络，配以和营止痛汤、橘术四物汤　　　接骨续筋膏、舒筋散

早期锻炼手腕、肩部。3周后逐步各个方向锻炼。严禁暴力锻炼

后期: 补益气血，强筋健骨，补筋丸、补肾壮筋汤　　　上肢损伤洗方

【病例思维程序示范】

王某，男，45岁。2017年9月15日就诊。患者当日在工地上不慎高处跌落，左手撑地。伤后肘关节疼痛剧烈，活动受限，否认左上臂麻木、远端活动受限、手肩部疼痛。体检：神志清，左肘畸形，弹性固定，肘后关节空虚感，尺骨鹰嘴后移明显。上臂浅表感觉正常，腕背伸及握力正常，桡动脉搏动正常。舌脉：舌苔薄，脉数弦。辅助检查：X线片：左肘关节后脱位。CT：左肘关节后脱位，未见周围骨折表现。

辨证思维程序：

第一步：明确诊断。根据患者外伤病史及受伤部位，可初步诊断为左肘关节脱位，应排除肱骨远端骨折、尺骨鹰嘴骨折、桡骨小头骨折。

第二步：判断脱位类型和患者身体条件，脱位程度类型。患者急诊进行X线片，必要时CT扫描。此患者X线提示左肘关节后脱位，CT未见尺骨鹰嘴骨折和尺骨冠状突骨折及其他部分存在骨折。故该患者诊断为左肘关节后脱位。

第三步：有无合并其他疾病及神经血管损伤。患者神志清醒，左前臂浅表感觉无异常，远端肢体动脉搏动可及，腕背伸及握力正常，桡动脉搏动正常。若要排除神内外侧副韧带损伤可进一步完善MRI检查。

第四步：辨证论治。根据上述检查结果。嘱患者取坐位，术者与患者面对，以自己的膝部顶压在肘前肱骨下端，双手紧握患肢腕部，持续牵引，可及复位响声，使肘关节屈曲，患肢手部触及对侧肩峰，视为复位成功。患肘屈曲135°，紧贴胸部固定后，复查X线片：肘关节在位。嘱患者固定3周。

药物治疗。患者为青年，受伤即诊，属于脱位早期。筋骨损伤，瘀血凝滞，肿胀疼痛。但肢体损于外,气血伤于内,故瘀血停滞不行,则是气滞证,属气滞血瘀,宜活血化瘀、消肿止痛,方用活血疏肝汤,外用药选用消瘀膏等。

处方:桃仁 6g　红花 9g　归尾 9g　赤芍 12g　陈皮 12g　厚朴 9g　枳壳 6g　槟榔 6g　柴胡 6g　黄芩 9g　大黄 3g　甘草 6g

第五步:功能锻炼。患肢固定完毕,嘱功能锻炼方法,练功疗法鼓励患者早期活动肩、腕及手指各关节。解除固定后,练习肘部伸、屈及前臂旋转主动活动。严禁强力扳拉,防止关节周围软组织发生损伤性骨化。

第六步:调摄及生活指导及复诊随访。脱位后注意饮食调节,食物应易于消化,增加营养。此外对患者强调禁止暴力被动运动,防止损伤性骨化。同时要注意患者的心理护理。

【医案、经验方及常用中成药】

一、医案

1. 唐志宁医案(《关节脱位及邻近骨折手法复位图解》)

患者,男,15 岁。1996 年 5 月 21 日打球时跌倒,右手掌撑地致伤。引起右肘部肿痛、畸形、活动受限。伤后 1 小时就诊。检查发现右肘关节疼痛、肿胀,肘尖后突畸形,肘前后径增宽,肘后三角关系改变,弹性固定于半伸肘位,肘屈伸功能障碍。X 线片右肘关节后脱位,合并尺骨喙突骨折(冠状突骨折),骨折片向前上方移位。即行手法整复。屈肘 110° 前臂旋后位,单侧后夹板作超肘关节固定。X 线片示:右肘关节已复位,尺骨喙突骨折片对位满意,再行捺正手法矫正其残余移位,屈肘 130°。告知患者,脱位经复位固定后,不可放松固定或用力拽屈拽直。此处筋多,吃药后若不屈直,则恐成疾,日后曲直不得。肘关节损伤后极易产生关节僵硬,故脱位整复后,应鼓励患者早期练功活动。固定期间可做肩、腕及掌指等关节活动,去除固定后,逐渐开始肘关节主动活动,以屈肘为主,伸肘功能由前臂下垂的重力及提物而逐步恢复。必须避免肘关节的粗暴被动活动,以防发生损伤性骨化。术后 3 周拆除外固定,按术后常规处理。30 天后复查,右尺骨冠状突撕脱骨折对位好,已临床愈合。肘关节屈伸活动范围 10°~145°。

按语:本案为唐志宁治疗肘关节后脱位合并尺骨喙突骨折验案之一。本病受伤机制多由传递暴力或杠杆作用所致。跌倒时,肘关节呈伸直位,前臂旋后,手掌撑地,使肘关节过度后伸,鹰嘴突尖端急骤地冲击肱骨下端鹰嘴窝,产生一个有力的杠杆作用,使止于冠状突下的肱前肌及关节囊的前壁撕裂,在关节前方无任何软组织阻止的情况下,肱骨下端继续前移,尺骨鹰嘴向后移,形成临床上常见的肘关节后脱位。肘关节后脱位合并肱动脉受压及肱动脉断裂,国内外文献均有报道,临床诊治应引起注意。如疑有血管损伤应尽早处理,特别是当肘关节复位后肘部肿痛不减反而加剧,而且患肢血运障碍无改善,不能扪及桡尺动脉搏动时应及早手术探查,否则可造成不可逆的损伤。肘关节后脱位的诊断要点及与前脱位的比较:后脱位时肘关节疼痛、肿胀、活动功能障碍。肘窝前饱满,可摸到肱骨下端尺骨鹰嘴后突,肘后部空虚,呈靴状畸形。有时可触及冠状突或肱骨内上髁的骨折片。肘关节呈弹性固定在屈曲 45° 左右的半屈位,肘后三点骨性标志的关系发生改变,前臂前面明显缩短(与健侧对比),关节前后径增宽,左右径正常。若有侧方移位,还呈现肘内翻或肘外翻畸形。前脱位时肘关节疼痛、肿胀、活动功能障碍。肘关节过伸,屈曲受限,呈弹性固定。肘前隆起,可触到脱出的尺桡骨上端,在肘后可触到肱骨下端及游离的鹰嘴骨折片。

2. 萨仁山医案(《北京市老中医经验选编》)

王某,女,51 岁,干部。初诊日期:1974 年 10 月 3 日。来院前曾在某医院诊断为左肘关节脱位,整复两次未成功,检查:左肘瘀血肿胀很重,功能障碍,经 X 线拍片为左肘关节后脱位。当即手法整复,一次成功,后因以往曾进行多次手法,高度瘀血,后期形成骨化性肌炎,经中药内服外用,治疗骨化性肌炎而获痊愈,疗程 1 个月。

按语:本案为萨仁山治疗肘关节脱位验案之一。全身所有的脱位中,以肘关节脱位最为多见。其发生原因多由间接暴力所致,当肘关节处于伸直位,手掌着地跌倒时,身体重量的冲力沿上臂下传,而地面的反冲力则沿前臂上传,此两种相对的冲力集中于肘部而致关节脱位。由于当时上肢内收或外展所处的位置不同,根据尺骨鹰嘴在脱位后所处的部位不同,肘关节脱位又分为前脱位、后脱位、内脱位、外脱位四种类型。除前脱位在临床上极罕见以外,以后脱位较多,并且常与内、外脱位合并发生,形成后外脱位或后内脱位,同时不少人还常兼有肱骨内上髁的撕脱骨折。

二、经验方

详见脱位总论部分。

三、中成药

详见脱位总论部分。

第五节 小儿桡骨头半脱位

【概述】

小儿桡骨头半脱位又称为"牵拉肘",多发生于1~4岁多以下之幼儿。幼儿肘关节特殊的生理结构易发半脱位,桡骨头发育尚不完全,头颈部几乎相等,环状韧带较为松弛。所以在外力下容易出现半脱位。

【主要病因病机】

小儿肘部在过伸牵拉下,肘关节内负压增高,将松弛的关节囊及环状韧带吸入关节腔内,加之关节囊松弛,嵌于桡骨头与肱骨小头之间,桡骨头向桡侧移位,形成半脱位。

【辨证注意点】

一、明确诊断

儿科古称之为"哑科",就是因为小儿无法准确表达自己的意思。此病主要是确诊。幼儿患肢有过牵拉病史。大人握其前臂上提或牵拉,如上楼梯,或跌倒时拉起等,均是引起本病的常见原因。发病后患儿啼哭不止,拒绝活动患臂。检查患处并无明显肿胀畸形。排除外伤后,鉴别肘关节周围常见骨折,比如肱骨髁上骨折。再不确认的情况下可以行 X 线。确诊后即可复位。复位后可在家人协助下,以物引诱幼儿上举患臂取物,如能上举至头高水平时,则证明复位成功。

二、复位手法

令其家人抱住患儿,术者一手据患儿腕部,一手拇指放桡骨头部,并慢慢将前臂旋转,一般在旋后过程中常可复位。若仍不能复位,则可稍作牵引至肘关节旋后位,左拇指加压于桡骨头处,然后屈肘关节,常可感到轻微的入臼的复位摩擦感。也可屈肘 90° 向旋后方向来回旋转前臂,亦可复位。

【辨证思路】

小儿桡骨头半脱位辨证思路流程图

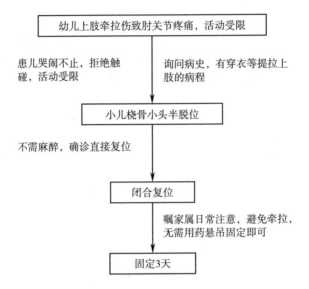

幼儿上肢牵拉伤致肘关节疼痛，活动受限

患儿哭闹不止，拒绝触　　　　询问病史，有穿衣等提拉上
碰，活动受限　　　　　　　　肢的病程

小儿桡骨小头半脱位

不需麻醉，确诊直接复位

闭合复位

嘱家属日常注意，避免牵拉，
无需用药悬吊固定即可

固定3天

【病例思维程序示范】

薛某,男,3岁。2018 年 12 月 23 日就诊。患者夜晚外婆脱衣时牵拉上臂后出现哭闹,父母诉患儿拒他人触碰肘关节。父母否认跌倒撞击等外伤病史。体检:小儿情绪激动。拒绝配合检查,桡骨小头区压痛增加小儿哭闹。肘部皮肤无肿胀青紫。

辨证思维程序:

第一步:明确诊断。患儿无外伤病史却又肘部疼痛,加之牵拉之事,可初步诊断为左桡骨小头半脱位,应与肱骨髁上骨折相鉴别。

第二步:复位。不需麻醉,令其家人抱住患儿,术者一手据患儿腕部,一手拇指放桡骨头部,并慢慢将前臂旋转,一般在旋后过程中常可复位。若仍不能复位,则可稍作牵引,肘关节旋后位,左拇指加压于桡骨头处,然后屈肘关节,常可感到轻微的入臼的复位摩擦感。也可屈肘 90° 向旋后方向来回旋转前臂,亦可复位。患儿情绪稍平,引诱上举患肢,活动时无哭闹。可确认复位成功。

第三步:嘱家长悬吊患肢 2~3 天均可。

第四步：告知家长日后避免牵拉，以免脱位。

【医案、经验方及常用中成药】

一、医案

林如高医案（《中国百年百名中医临床家丛书》）

林某，3岁，福州市郊盘屿乡人。就诊日期：1984年2月8日。病案号：84024。病史摘要：于2小时前由患儿母亲手牵其右前臂走路时，孩子不慎跌倒，其母以手提起，患儿即哭吵不安，右手不愿上举。

检查：患儿面色青，哭吵不安，右肘呈半屈曲，前臂旋前位，右肘部未见明显肿痛，但右肘外侧桡骨头处压痛，不肯触摸，右手上举障碍。

诊断：小儿右桡骨头半脱位。

治疗经过：以小儿桡骨头半脱位复位手法整复，听到响声，当即患儿不哭，右手能上举取物。复位后以绷带悬吊屈肘90°位2天，嘱家长避免牵拉患肢。

按语：本案为林如高治疗小儿桡骨头半脱位验案之一。小儿桡骨头半脱位复位手法：成人正坐椅上，抱住患儿。医者一手握住前臂下部，另一手拇指按压在桡骨头，余指握住肘部，将前臂旋前并屈曲肘部，即见小儿患肢能屈肘、上举，活动自如。若不能复位，则一手稍加牵引，然后屈曲肘关节，常可听到或感到轻微的入臼声。也可屈肘90°，向旋后方向来回旋转前臂，至闻及入臼声，则已复位。复位后可用颈腕吊带或三角巾固定屈肘90°位2~3天，并嘱家长避免牵拉患肢，以免屡次发生而形成习惯性半脱位。小儿桡骨头半脱位又称"牵拉肘"，俗称"肘错环"。多发生于4岁以下的幼儿，是临床中常见的肘部损伤。

二、经验方

详见脱位总论部分。

三、中成药

详见脱位总论部分。

第六节　掌指关节脱位与指间关节脱位

【概述】

手部的关节脱位是生活中常见损伤。掌指及指间关节脱位常伴有韧带损伤。

【主要病因病机】

一、拇指掌指关节脱位

此脱位的发生原因多由拇指过伸暴力引起。掌骨头掌侧移位,指骨基底向背侧移位。典型"滑雪棍损伤"。

二、2~5 掌指关节脱位

常由于过伸暴力引起,如进行篮球、排球运动时,运动员手指指端触球不当,或殴斗、劳动时指节被过度背伸扭曲而发生。掌骨头向掌侧移位,指骨基底部向背侧移位。食指与小指只有一侧有掌侧韧带,相对容易脱位。

三、指间关节脱位

其脱位的发生常因过伸或侧方成角而引起,背侧或内侧方脱位多见,前方脱位极为罕见,常并发指骨基底部骨折。

【辨证注意点】

根据损伤位置,可分为拇指掌指关节脱位,掌指关节脱位,指间关节脱位。2~5 掌指关节的发生率较拇指掌指关节脱位少,多见于背侧脱位,侧方和前方脱位较少见,拇指掌指关节脱位常伴有急性韧带损伤。指间关节脱位有近侧指间关节与远侧指间关节之分。

一、结合影像,明确诊断

一般通过 X 线都能较为明确的判断出手部脱位情况。加之临床上出现关节处的畸形。影像学可以进一步判断周围骨折的存在,最为常见的就是撕脱骨折。

二、损伤不一,区别治疗

手部脱位,最易损伤关节韧带,从扭伤到完全断裂。可以与对侧进行比较。拇指掌指关节脱位一定检查侧副韧带稳定性。可以在伸直与屈曲 30° 时检查其稳定性,完全断裂需要手术治疗。2~5 掌指关节虽少见但容易由于软组织嵌入变成复杂性脱位,闭合复位困难时也考虑手术治疗。指间关节脱位复位相对容易。远侧指间关节脱位虽然也会引起副韧带及掌板破裂,但复位后稳定性较好,固定时间 2 周即可。若有合并锤状指需远节指间关节伸直位、近节指间关节屈曲位固定 8 周。近节指间关节是最常见。复位时有嵌入感或复位后复查关节稳定性缺失,则需要手术。

三、复位手法

1. 拇指掌指关节脱位复位手法　用一绷带绕结于患者拇指上，然后再绕结于术者手上，医者用拇、食指捏持患者拇指，在过伸位作持续牵引，术者另手拇指推挤指骨基底部向前方，然后屈曲拇指掌指关节，即可复位。

2. 2~5掌指关节脱位复位手法　医者一手握住患者的掌部，另一手捏持患指，顺势拔伸牵引，并将患指置于极度的背伸位，在保持牵引情况下，用拇指将患者掌骨头向背侧推按，同时用食指将指骨基底部压向掌侧，并将掌指关节屈曲，即可复位。

3. 指间关节脱位复位手法　一般不需麻醉，确诊直接复位。轻柔牵引，推挤即可复位。

【辨证思路】

掌指关节脱位与指间关节脱位辨证思路流程图

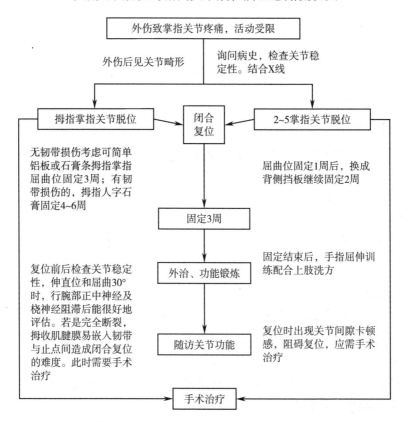

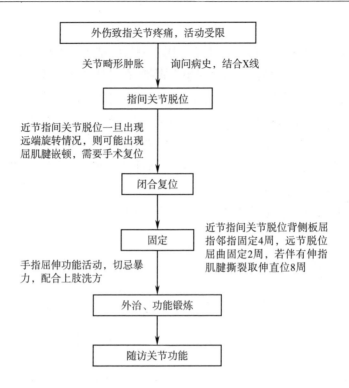

【病例思维程序示范】

李某,男,18 岁。2019 年 4 月 5 日就诊。患者打篮球时手指外伤。伤后左中指近节指间关节肿胀疼痛,活动受限。否认其他部位疼痛。体检:神志清,左中指近节指间关节肿胀压痛,余指活动正常。舌脉:舌苔薄腻,脉紧。辅助检查:X 线片:左中指近节指间关节脱位。

辨证思维程序:

第一步:明确诊断。根据患者外伤病史及受伤部位,可初步诊断为左近节指间关节脱位,应排除指骨骨折可能。

第二步:判断脱位类型和患者身体条件,脱位程度情况。患者急诊进行 X 线片,该患者诊断为左中指近节指间关节脱位。

第三步:辨证论治。根据上述检查结果。手法较为容易,适度牵引推挤矫正畸形,患者关节略有不稳,予以屈曲固定,复查 X 线片,见关节在位。固定 3 周后换成邻指固定 3 周。

第四步:调摄及生活指导及复诊随访。脱位后注意饮食调节,食物应易于消化,增加营养。此外患者有侧副韧带损伤随访关节稳定性。

【医案、经验方及常用中成药】

一、医案

1. 林如高医案(《中国百年百名中医临床家丛书》)

于某,女,31 岁,永太县蜜饯厂工人。就诊日期:1978 年 6 月。

病史摘要:患者 2 天前因走路不慎滑跌,以右拇指触地,当时右拇指根部畸形、肿胀、剧痛,经当地医院诊为:右拇指掌指关节脱位,给复位数次未成功,遂转笔者医院。检查:患者痛苦面容,舌红,脉沉细。以左手扶托右手腕部,右手拇指掌指关节弹性固定于过伸位,手指关节呈屈曲位。右手拇指掌指关节畸形,局部肿胀,皮肤有擦伤。在远侧掌横纹处可摸到第一掌骨头。右拇指活动障碍。X 线片:右手拇指掌指关节脱位。诊断:右手拇指掌指关节脱位。

治疗经过:按掌指关节脱位整复法进行整复,复位后以两块烤成弧形夹板置于掌背侧,并固定掌指关节于轻度屈曲对掌位,外敷活血散,锻炼其他未固定各指的活动能力。2 周后局部肿痛基本消失,解除固定,以化瘀通络洗剂熏洗患指,并逐渐练掌指关节的屈伸活动。3 周后右拇指掌指关节活动基本正常。

按语:本案为林如高治疗掌指关节脱位验案之一。林氏整复掌指关节手法如下:患者正坐,前臂中立位,拇指朝上。医者以一手拇、食指握住第一掌骨,另一手拇、食指握患手拇指,先在背伸位进行拔伸,并逐渐摇转患指,继而将拇指基底插入掌侧,使与掌骨头相对,然后逐渐掌屈,即可复位。掌指关节由各掌骨头与近节指骨基底构成。《医宗金鉴·正骨心法要旨》说:"手掌与背,其外体虽混一不分,而其骨在内,乃各指之本节相连而成者也。"掌指关节的活动主要是屈伸,屈力比伸力大,伸直时有 20°~30° 的侧方活动,屈曲肘侧方活动微小,故掌指关节伸直时因外力作用而发生脱位。临床中多见向掌侧脱位,尤以第一掌指关节脱位为多。当脱位时,患处疼痛,肿胀,功能丧失,指间关节屈曲,掌指关节过伸畸形,并弹性固定。掌侧面隆起,在远侧掌横纹皮下可摸到脱位的掌骨头,手指缩短。X 线片可清楚地显示移位的掌骨头及近节指基底部。

2. 唐志宁医案(《关节脱位及邻近骨折手法复位图解》)

患者,男,14 岁。1997 年 5 月 21 日打篮球时指端触球致伤。引起左掌第 5 指肿痛,活动受限。伤后 2 小时就诊。检查发现左掌第 5 指近侧指间关节肿胀、疼痛、畸形,弹性固定于过伸位,压痛明显,伸屈功能障碍。X 线片示:左掌第 5

指近侧指间关节背侧脱位。即行手法整复。患者固定于轻度对掌位。X线片示：左第5指近侧指间关节脱位已复位。整复后3周拆除外固定，按术后常规处理。45天后复查，指间关节屈伸功能恢复正常。

　　按语：本案为唐志宁治疗指间关节脱位验案之一。指间关节脱位通常是手指一侧受到撞击所引起的。侧副韧带有撕裂。伤后都能自行复位。诊断：损伤史和局部压痛应引起怀疑，如果侧副韧带在应力作用下表现出不稳定，诊断可确立。指间关节侧方半脱位，X线片可以显示一个能提示该种损伤的撕脱骨折，且骨折片有旋转移位，应予复位。骨折位复位后，用小绷带与邻指一起固定于指间关节半屈曲位3~4周。

　　二、经验方

详见脱位总论部分。

　　三、中成药

详见脱位总论部分。

第七节　髋关节脱位

【概述】

　　髋关节是全身最大的杵臼关节。结构上使得其稳定性兼具灵活性。髋关节脱位约占全身各关节脱位的5%，为四大关节脱位的第3位，仅次于肘、肩关节脱位。髋关节脱位常发生于活动力强的青壮年。髋关节脱位往往发生在一定的体位和姿势下，遭受一定方向的强大暴力，造成股骨头脱出髋臼。

【主要病因病机】

　　髋关节脱位最常见的是间接暴力，直接暴力常见于中心脱位。后脱位的出现往往是髋关节在作屈曲、内收动作时，股骨头的大部分球面位于髋臼后上缘，高能量暴力从膝前方向后冲击，冲击力可沿股骨干纵轴传递至股骨头，使已经处于髋臼后上缘的股骨头冲破关节囊后部而脱出。最为常见的就是驾车时"仪表盘损伤"或是高处坠落膝关节着地伤。或是弯腰时暴力自腰骶部传递至髋部，比如重物坍塌损伤。前脱位多数是在外展位时，使大粗隆顶端与髋臼上缘撞击，并以此为支点形成杠杆作用，迫使股骨头突破关节囊前下方薄弱处。或是外展位时髋关节受到直接暴力形成前脱位。

【辨证注意点】

临床上根据股骨头所处在位置,常分为 3 种不同的脱位类型:髋关节后脱位、髋关节前脱位和髋关节中心型脱位。髋关节后脱位最常见。约占髋关节脱位的 2/3。而中心脱位因其主要的创伤病理为髋臼损伤,常常涉及髂骨耻骨损伤,目前临床上基本已纳入髋臼骨折范畴。

一、结合病史影像,明确诊断类型

一般通过 X 线都能较为明确地判断出髋关节脱位。临床上髋关节脱位大多是高能量损伤,患者表现痛苦。一些多发伤的患者合并其他部位损伤,因患者精神和意识有所异常,往往会被忽略。后脱位关节往往固定在屈曲、内旋、内收位。前脱位则是明显的外旋伴轻度屈曲和外展。依据 X 线侧位片的 Nelaton 线(髂前上棘与坐骨结节连线)可判断前后脱位。必要时 CT 可以更加明确周围骨折情况,复位后常规 CT 检查可以明确关节内是否存在骨片。此外影像学可以明确股骨颈骨折及头部损伤,必要时及时手术减少股骨头坏死概率。

二、神经血管,勿忘遗漏

髋关节脱位是高能量损伤,最易损伤坐骨神经损伤,没有骨折情况下及时复位可以改善神经损伤情况。髋关节前脱位至闭孔部可引起闭孔神经受压;若脱位至耻骨,可使股动、静脉和股神经受压或损伤,中心脱位暴力损伤一定要检查远端循环和感觉情况。

三、随访复查,功能评估

髋关节脱位后复位成功后,需要进一步观察坐骨神经损伤情况,其预后并不佳。很多患者会出现腓总神经损伤表现。可以进一步行肌电图检查随访。此外定期复查 MRI 排除股骨头坏死和创伤性关节炎。脱位伴有股骨头或股骨颈骨折的很大概率出现股骨头坏死。创伤性关节炎则是髋关节脱位最常见的并发症,直接影响到关节功能。

四、复位手法

1. 后脱位复位手法　一般应在充分麻醉下进行复位。

(1)屈髋拔伸法:患者仰卧,一助手以双手按压髂前上棘固定骨盆,术者一手握住小腿,使屈膝屈髋 90°,另一手肘提托患肢腘窝,顺股骨干纵轴方向向上提拔牵引,并配合轻微摇晃动作,徐徐内旋患髋,当听到或感到股骨头复位入臼的声响时,再慢慢地伸直患肢。

（2）旋转复位法：适合青年无骨折患者。仰卧位，助手按住髂前上棘固定骨盆。术者一手握住踝部，另侧用肘窝前侧挎住腘提托，作屈膝屈髋90°牵引，然后在持续牵引下，先使髋关节内旋、内收，再作屈髋，尽量使大腿贴近腹部，再作外展外旋，最后伸直大腿，当伸直至100°左右时，即可听到或感到复位的声响，即告复位成功。全部复位步骤就像划了一个"?"。

（3）前脱位复位手法：患者仰卧，一助手用两手按住骨盆，另一助手握住踝部，顺势外展（30°）牵引。术者站于健侧，用双手将股骨头向外、后推挤，牵踝之助手，在持续牵引下，将患肢前屈并内旋，当前屈髋时，即可听到复位弹响声。如髋臼前方脱位，将患肢内旋内收即可复位。

2. 中心脱位复位手法　仰卧位，一助手固定骨盆，一助手握住小腿下段，纵向牵引。术者以两手交叉抱住股骨上端向外扳拉，至大粗隆处重新高起，表明股骨头已从内陷髋臼内拔出。

【辨证思路】

髋关节脱位辨证思路流程图

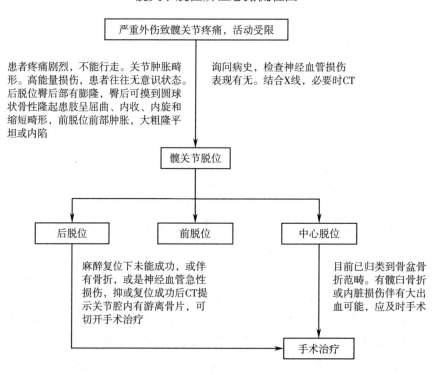

- 患者疼痛剧烈，不能行走。关节肿胀畸形。高能量损伤，患者往往无意识状态。后脱位臀后部有膨隆，臀后可摸到圆球状骨性隆起患肢呈屈曲、内收、内旋和缩短畸形，前脱位前部肿胀，大粗隆平坦或内陷
- 询问病史，检查神经血管损伤表现有无。结合X线，必要时CT

髋关节脱位

后脱位　　前脱位　　中心脱位

- 麻醉复位下未能成功，或伴有骨折，或是神经血管急性损伤，抑或复位成功后CT提示关节腔内有游离骨片，可切开手术治疗
- 目前已归类到骨盆骨折范畴。有髋臼骨折或内脏损伤伴有大出血可能，应及时手术

手术治疗

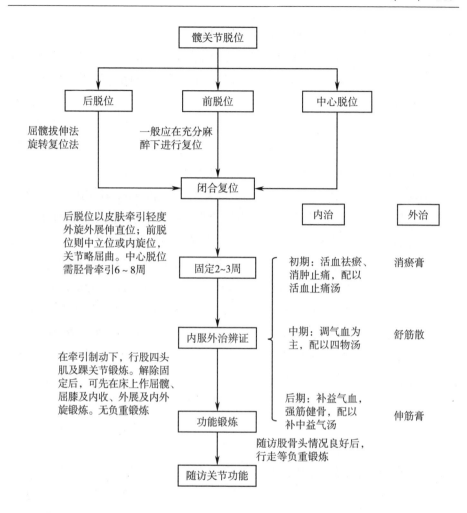

【病例思维程序示范】

邢某,男,35 岁。2014 年 11 月 5 日就诊。患者当日车祸外伤后左膝撞击伤致左髋疼痛,活动受限。左膝前部疼痛。左下肢麻木。否认远端肢体活动受限、其余部位疼痛。体检:神志尚清,大汗淋漓,面色痛苦状,左髋屈曲内收位畸形,弹性固定,关节空虚感,臀部隆起。下肢浅表感觉麻木,足背伸及股四头肌收缩正常,腘动脉搏动正常。舌脉:舌苔薄腻,脉紧数。辅助检查:X 线片:左髋关节后脱位。CT:未见明显骨折。

辨证思维程序:

第一步:明确诊断。根据患者外伤病史及受伤部位,可初步诊断为左髋关节脱位,应与股骨颈骨折、股骨粗隆间骨折相鉴别。

第二步:判断脱位类型和患者身体条件,脱位程度情况。患者急诊进行 X 线片,必要时 CT 扫描,可见髋关节后脱位,CT 未见伴有明显骨折。故该患者诊断为左髋关节后脱位。

第三步:有无合并其他疾病及神经血管损伤。患者神志尚清,下肢感觉麻木,远端肢体动脉搏动可及,足背伸及股四头肌力正常,腘动脉搏动正常。仍考虑有坐骨神经卡压。若要排除关节盂唇损伤可进一步完善 MRI 检查。

第四步:辨证论治。根据上述检查结果。予以复位,患者仰卧位,一助手以双手按住髂前上棘,固定骨盆。术者一手握住踝部,另一侧用肘窝前侧挎住腘部提托,作屈膝屈髋 90° 牵引,然后在持续牵引下,先使髋关节内旋、内收,使股骨头与髋臼上缘分离,再作屈髋,尽量使大腿贴近腹部,使股骨头向前下方滑移,再作外展外旋,使股骨头滑移至髋臼下缘,最后伸直大腿,当伸直至 100° 左右时,即可感到复位的声响,即告复位成功。复查 X 线片提示关节在位。予以左下肢维持轻度外展外旋中立位皮肤牵引。患者诉下肢麻木情况好转。

药物治疗。患者为青年,刻下受伤,属于脱位早期。筋骨损伤,瘀血凝滞,肿胀疼痛。但肢体损于外,气血伤于内,故瘀血停滞不行,则是气滞证,属气滞血瘀,宜活血化瘀、消肿止痛,方用活血止痛汤,外用药选用消瘀膏等。

处方:当归 12g　川芎 6g　乳香 6g　苏木 5g　红花 5g　没药 6g　䗪虫 3g　三七 3g　赤芍 9g　陈皮 5g　落得打 6g　紫荆藤 9g

第五步:功能锻炼。患肢卧床固定完毕,嘱患者行股四头肌及踝关节锻炼。解除固定后,可先在床上作屈髋屈膝及内收、外展及内、外旋锻炼。以后逐步作扶拐不负重锻炼。3 个月后,拍 MRI 查见股骨头供血良好,方能下地作下蹲、行走等负重锻炼。

第六步:调摄及生活指导及复诊随访。脱位后注意饮食调节,食物应易于消化,增加营养。此外患者坐骨神经损伤随访肌电图,此外必要时 MRI 排除盂唇损伤和股骨头坏死。同时要注意患者的心理护理。

【医案、经验方及常用中成药】

一、医案

1. 段胜如医案(《段胜如临床经验》)

郭某,男,36 岁,1988 年 5 月 11 日初诊。

半天前被汽车撞伤,当即左髋部及右前臂肿痛,不能站起,送 ×× 医院照片诊为左髋关节中心脱位及右桡骨远端反柯莱斯骨折,无病床转来笔者医院。神志清楚,血压正常。给股骨髁上做骨牵引。周四笔者查房,未借出X线片,未提治疗意见。第2个周四查房时,见股骨头嵌入髋臼底,头未完全突入盆腔,建议用手法拔出,争取臼底能获得比较好的平整,大家同意。翌日在硬膜外麻醉下,4人配合牵引,约10min,在手术台照X线片,股骨头未拔出,再反复牵引15min,照双侧髋关节正位X线片,股骨头拔出,髋关节间隙与健侧等宽,送回病房,挂8kg重牵引。第3周查房,笔者取下牵引锤,给患髋内收、外展、伸屈及旋转运动,稍有疼痛,以屈曲疼痛最甚,如此每日按摩,推拿1次,第7周去除骨牵引,扶双拐患肢不承重下地行走,教会髋关节锻炼。伤后70天测量患侧髋关节后伸10°,前屈120°,外展30°,内收、内外旋正常,只屈曲稍有疼痛。

1988年8月19日伤后100天丢拐步行,但不走长路,一累即休息。嘱仍坚持髋关节锻炼,X线片复查,髋臼底粉碎骨折已愈合,髋关节间隙仍保持正常,无股骨头缺血性坏死,可以出院。

按语:本案为段胜如治疗髋关节脱位验案之一。髋关节由股骨头与髋臼构成,是一个比较稳固的关节,必须有很大的暴力才能使之脱位,依照脱位后股骨头的位置,可分后脱位、前脱位、中心脱位三种,以后脱位较多,中心脱位较少见。当受到比髋关节后脱位更大的暴力,使股骨头向髋臼窝冲击而发生臼底的粉碎骨折致中心脱位,严重者股骨头能完全突入盆腔,局部疼痛,患肢不能活动。临床检查,患肢畸形不显,疼痛,不能活动,股骨头进入盆腔者,有下肢缩短,须照X线片方能确诊。《灵枢·经脉》称髋关节为"髀枢"。髋关节脱位古称"胯骨出""机枢错努""大腿根出臼""臀骱出"等。《医宗金鉴·正骨心法要旨》说:"环跳者,髋骨外向之凹,其形似臼,以纳髀骨之上端如杵者也,名曰机,又名髀枢,即环跳穴处也。"髋关节是典型的杵臼关节,由股骨头与髋臼构成,髋臼周缘附有关节盂缘软骨,以加深关节窝,可容纳股骨头的2/3,且有坚强的关节囊和与股骨头相连的圆韧带,这构成了髋关节的稳定性。因此髋关节一般不易发生脱位,只有强大暴力作用下才可能发生。髋关节脱位多见于活动力强的青壮年男性。

2. 林如高医案(《中国百年百名中医临床家丛书》)

王某,男,38岁,平潭县农民。就诊日期:1983年4月16日。病史摘要:患者1天前驾驶拖拉机下坡时,不慎翻车,当时患者人事不省片刻,醒后左髋部畸形、肿胀、疼痛剧烈不能站立,经当地医院简单处理后今转笔者医院。检查:患者面色苍白,痛苦呻吟不止,舌黯,脉滑。左下肢呈屈髋、屈膝、内收、内旋和缩短畸形,左臀部较膨隆,左侧股骨大粗隆上移突出,臀部可触及股骨头。左下肢活动障碍。X线片:左股骨头向后上方移位。

诊断:左髋关节后脱位。

治疗经过:按侧卧拔伸推入法进行整复,听到响声即复位,然后将患肢伸直放平,取2条长夹板作内外侧固定,以沙袋维持患肢外展20°中立位,局部外敷消肿散,内服安神止痛汤,练踝背伸和股四头肌收缩活动。1周后髋部肿痛明显减轻,继续按上法用药和练功,2周后髋部只有轻度肿痛,以舒筋散外敷,内服续骨丸3周后局部无肿痛,解除固定,以舒筋活血洗剂熏洗,并练扶杆站立、扶椅练走等活动。4周后患者行走正常。随访4年未发现股骨头坏死现象。

按语:本案为林如高治疗髋关节脱位验案之一。侧卧拔伸推入法是林氏特色手法,其具体步骤如下:患者侧卧位,患肢朝上,第一助手用宽布带环绕患肢大腿根部,用力向上拔伸;第二助手以一手环握患肢小腿中部,另一手环握小腿下部,与第一助手相对拔伸。医者站于患肢外侧,一手用前臂提托患膝腘部,协同拔伸,另一手用掌心按压在患肢臀部,用大力将股骨头向前推,同时嘱第二助手内外摇转大腿,将髋部屈曲,听到入臼响声即已复位,然后将患肢慢慢伸直放平。

髋关节脱位多因间接暴力引起。髋关节是结构比较稳定的关节,引起脱位常需强大的暴力,如车祸、堕坠、塌方等,亦可发生屈髋位如自高处跳下,骑马跌倒等,足或膝着地而致脱位。当髋关节屈曲90°时,如果过度内收并内旋股骨干,则使股骨头的大部分不能抵触于髋臼内,而移至较薄弱的关节囊后下方,股骨颈前后缘紧抵髋臼前缘而形成杠杆支点,此时来自腿与膝前方或腰部背侧的暴力,可使股骨头受到杠杆作用而冲破关节囊,脱出髋臼,造成后脱位,有时还合并髋臼后缘骨折,股骨头骨折或坐骨神经受到移位的股骨头压迫,牵拉而被损伤。

二、经验方

详见脱位总论部分。

三、中成药

详见脱位总论部分。

第八节　趾间关节脱位

【概述】

趾间关节是由近侧趾骨的滑车,与远侧趾骨底构成,关节囊两侧有副韧带。趾间关节是屈戍关节。跖趾关节和趾间关节脱位临床上较多见,尤其第一跖趾关节脱位时,治疗时可能发生复位困难,应当着重加以了解。

【主要病因病机】

常因足尖部直接撞击或压伤引起,末节趾骨脱位于近侧趾骨背侧。

【辨证注意点】

一、结合影像,明确诊断

患者有如上述暴力损伤史。足趾肿胀、疼痛,趾骨有上翘畸形,趾间关节前后径加大。有时合并趾甲脱落伤,或趾甲下血肿。X线正、侧位片可以确诊,也可排除有无周围趾骨骨折。若甲床损伤或开放性骨折,应当手术治疗。明确单纯关节脱位后,进行复位。复位后进行固定。关节不稳提示韧带完全断裂,手术治疗。

二、复位手法

趾间关节脱位复位手法,一般不需麻醉,确诊后直接复位手法。术者捏住趾端作拔伸牵引即可复位。

【辨证思路】

趾间关节脱位辨证思路流程图

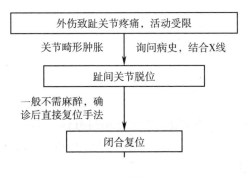

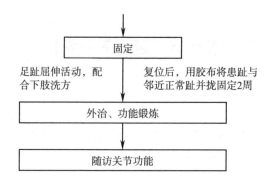

【病例思维程序示范】

肖某,女,36岁。2018年5月15日就诊。患者家中不慎踢伤小趾。伤后左侧小趾肿胀畸形,疼痛活动受限。否认其他部位疼痛。体检:神志清,左小趾趾间关节肿胀压痛,余指活动正常。舌脉:舌苔薄腻,脉紧。辅助检查:X线片:左第五趾间关节脱位。

辨证思维程序:

第一步:明确诊断。根据患者外伤病史及受伤部位,可初步诊断为左第五趾间关节脱位,应与趾骨骨折鉴别。

第二步:判断脱位类型,脱位程度情况。患者急诊进行X线片,故该患者诊断为左第五趾间关节脱位。

第三步:辨证论治。根据上述检查结果。手法较为容易,捏住趾端拔伸牵引即可复位,复位后,按捺关节周围,使之完全复原。予以胶布邻趾固定,复查X线片提示关节在位。予以邻指胶带固定。

第四步:调摄及生活指导及复诊随访。脱位后注意饮食调节,食物应易于消化,增加营养。此外复查时观察患者有侧副韧带损伤并随访关节稳定性。

【医案、经验方及常用中成药】

一、医案

唐志宁医案(《关节脱位及邻近骨折手法复位图解》)

患者,男,39岁。1996年12月1日跑步时,左足拇趾踢碰石块致伤。引起左足拇趾肿痛,畸形,活动受限。伤后2小时就诊。检查发现,左足趾肿胀,疼痛,前后径增大,短缩畸形,呈弹性固定,功能障碍。X线片示:左足拇趾间关节脱位,远节趾骨近端移位于近节趾骨背侧。用一段绷带将患趾套住,术者一手利用绷带套将患趾向足背及足尖方牵引,并将患指过伸,以解脱缠绕之肌腱或关节囊。另一手拇指置于该趾近侧背面,向足尖及足跖方向推送,使之复位。用小夹板外固定。X线片示:左蹬趾间关节脱位已复位。术后2周拆除外固定,按术后常规处理。30天后复查,趾间关节功能恢复正常,无疼痛。

按语:本案为唐志宁治疗趾间脱位验案之一。《医宗金鉴·正骨心法要旨》说:"趾骨受伤,多与跗骨相同,惟奔走急迫,因而受伤者多。"跖趾关节与趾间关节脱位,多因奔走急迫,足趾踢碰硬物或重物砸压而引起。其他使足趾过伸的暴力,如由高坠下、跳高跳远时足趾先着地,也可发生本病。由于第一跖骨较长,前足踢碰时常先着力,外力直接砸压亦易损及,故第一跖趾关节脱位较常见。脱位的机制多由外力迫使跖趾关节过伸,近节跖骨基底脱向跖骨头的背侧所致。趾间关节的脱位方向亦多见远节趾骨向背侧移位,若侧副韧带撕断,则可向侧方移位。趾间关节脱位有明显的外伤史,临床表现为局部疼痛,肿胀,畸形,弹性固定及功能障碍等,诊断多不困难。X线检查可明确诊断并发现有无撕脱骨折存在。

二、经验方

详见脱位总论部分。

三、常用中成药

详见脱位总论部分。

参 考 文 献

[1] 黄桂成,王拥军.中医骨伤科学[M].北京:中国中医药出版社,2016.

[2] 王拥军,吴弢.石氏伤科施杞临证经验集萃[M].北京:人民卫生出版社,2016.

[3] 胥少汀,葛宝丰,徐印坎.实用骨科学[M].第4版.北京:人民军医出版社,2012.

[4] 王亦璁.人民卫生出版社[M].第4版.北京:人民军医出版社,2007.

[5] 田伟.实用骨科学[M].北京:人民军医出版社,2008.

第三章 筋伤

第一节 上肢筋伤

肩 周 炎

【概述】

　　肩关节周围炎是肩关节囊及其周围肌肉、肌腱、韧带、滑液囊等软组织的慢性非特异性炎症,简称肩周炎。中医认为本病是由于感受风、寒、湿邪,造成肩关节周围疼痛、活动功能障碍,故称之为"露肩风"或"漏肩风"。属中医"肩痹""肩凝"等范畴。此外还有"肩凝症""冻结肩"等病名。本病多发于50岁左右的患者,故又称"五十肩"。因肩关节囊与周围组织发生粘连,以肩部疼痛、功能活动受限为其临床特征。

【主要病因病机】

　　五旬之人年老体弱,肝肾渐衰,气血虚亏,筋肉失于濡养,加上肩部过度劳伤,若受外伤或风寒湿邪侵袭,易致肩部经脉不运,气血凝滞,致血不荣筋、寒凝筋脉而变生诸症。

　　肩关节周围炎的发病原因,一般认为是在肩关节周围软组织退行性变的基础上,加之肩部受到外伤、积累性劳损、受凉等因素的作用后,未能及时治疗,肩部功能活动减少,以致肩关节周围组织炎症反应,出现肩痛、活动受限而形成本病。其主要的病理变化是肩关节的关节囊及关节周围软组织发生的一种范围较广的慢性无菌性炎症,肩部肌腱、肌肉、关节囊、滑囊、韧带充血水肿,炎性细胞浸润,组织液渗出而形成疤痕,造成肩周组织挛缩,肩关节滑囊、关节软骨间粘连,肩周软组织广泛性粘连,进一步造成关节活动严重受限。

【辨证注意点】

　　一、好发年龄
　　于40~60岁左右的中老年常见,女性多于男性。

二、缓慢发病

多数病例慢性发病,个别病例有外伤史。

三、主要症状

肩周疼痛,肩关节活动受限或僵硬。

四、X 线检查

多为阴性

【辨证思路】

一、明确诊断

1. 病史　病程长短不一,多由外伤或者外感风寒等原因引起,多为慢性发病。好发年龄在 40 岁以上人群,女性发病率高于男性;部分患者在 5 年内对侧肩关节再次罹患。

2. 症状体征　肩关节疼痛,夜间尤甚;肩关节轻度被动内收、内旋位,冈上肌、三角肌可出现失用性萎缩,肩关节周围广泛压痛,甚至延伸至斜方肌与肩胛间区域;肩关节各方向活动均可出现程度不同的功能障碍,尤其外展、外旋活动受限明显,出现典型的肩关节外展"扛肩"现象。

3. 分期　肩关节周围炎一般按病程长短可分为肩周炎急性期、肩周炎慢性期、肩周炎功能恢复期,3 期并无明显分界,可彼此重叠。

(1)肩周炎急性期:起病急骤,疼痛剧烈,肌肉痉挛,关节活动受限。夜间剧痛,压痛范围广泛,喙突、喙肱韧带、肩峰下、冈上肌、冈下肌、肱二头肌长头腱、四边孔等部位均可出现压痛。急性期可持续 10~36 周。X 线检查一般无明显异常。

(2)肩周炎慢性期:疼痛相对减轻,但压痛仍较广泛,关节功能受限发展到关节僵硬,梳头、穿衣、举臂托物均感动作困难。肩关节周围软组织呈冻结状态。年龄较大或病情较长者,本期可持续 4~12 个月。

(3)肩周炎功能恢复期:患者肩关节隐痛或不痛,功能可恢复到正常或接近正常。可持续 12~42 个月。

4. 自然病程与复发　肩关节周围炎有自限性,自然病程大约为 12~42 个月,平均 30 个月,最终有 50%~60% 的患者活动度难以恢复正常。肩周炎的二次复发与糖尿病有高度相关性。据报道,其在糖尿病患者中的发病率为 10%~36%,肩周炎合并糖尿病的患者往往病情更加严重和更耐药治疗。

5. 影像学检查　急性期 X 线检查多无明显异常,部分患者有时可见冈上肌肌腱钙化、局部骨质疏松等表现,MRI可见喙肱韧带及肩袖间隔增厚、喙突下三角征等表现,有助于诊断与鉴别。

二、鉴别诊断

1. 肩袖损伤 肩袖损伤的疼痛区域通常在肩关节前方或者外侧,一般在活动时加重,尤其是做过头动作时,休息时常减轻。主动活动度明显小于被动活动度,活动度受限最常表现为上举和内旋受限,Jobe试验、Lift-off试验可为阳性,B超、MRI可助于鉴别。

2. 肩峰撞击综合征 在肩的上举、外展运动中,因肩峰下组织发生撞击而产生的一系列症状、体征的临床症候群。肩关节前方慢性钝痛,患臂上举60°~120° 范围(疼痛弧)出现疼痛或症状加重,撞击试验阳性。

3. 颈椎病 急性发病,以神经根剧痛为主,疼痛沿神经分布区放射至前臂及手部,并伴有感觉及肌力改变。颈部活动受限而肩关节活动正常,颈椎MRI可见椎间盘突出或神经根受压进行鉴别。

4. 骨肿瘤 原发性骨肿瘤多见于青少年,年老患者多为转移癌,故全身症状明显。血象检查可见肿瘤指标偏高。X线检查可资鉴别,必要时行MRI、ECT、PET-CT等检查。

5. 肩关节结核 常伴肺结核。有低热、消瘦等全身症状。多发于成年人,亦可发生于任何年龄。血沉(ESR)快,可达50mm/h以上。X线上可见骨质明显疏松、骨质破坏及坏死形成,甚至出现肩关节半脱位,可通过结核感染T细胞斑点试验(TSPOT-TB)和结核菌素试验(TST)进一步鉴别。

三、辨证论治

肩关节周围炎在中医辨证的基础上进行中药和手法治疗为主,配合针灸、理疗、注射疗法和功能锻炼。早中期以祛瘀止痛、舒筋通络,缓解疼痛为主,中晚期以松解粘连、滑利关节,恢复关节活动度为主。经长期保守治疗无效者,可考虑手术治疗。功能锻炼在本病的治疗和恢复过程中有特别重要的意义。

1. 药物治疗

(1)中医辨证论治:肩周炎的辨证论治以三期辨证为主,寒湿痹阻证、气滞血瘀证、气血亏虚证是基本证型,在此基础上可加用其他多种辨证方法,以反映本病的复杂情况。

①寒湿痹阻证:肩部串痛,遇风寒痛增,得温痛缓,畏风恶寒,或肩部有沉重感。舌质淡,苔薄白或腻,脉弦滑或弦紧。

治法:祛寒化湿,宣痹通络。

主方:三痹汤(《校注妇人良方》)

②气滞血瘀证:肩部肿胀,疼痛拒按,以夜间为甚。舌质黯或有瘀斑,舌苔白或薄黄,脉弦或细涩。

治法:活血化瘀,行气止痛。

主方:身痛逐瘀汤(《医林改错》)加减

③气血亏虚证:肩部酸痛,劳累后疼痛加重,伴头晕目眩,气短懒言,心悸失眠,四肢乏力。舌质淡,苔少或白,脉细弱或沉。

治法:补气养血,舒筋活络。

主方:黄芪桂枝五物汤(《金匮要略》)

(2)中成药:根据辨证分型,可酌情选用祛寒化湿类、活血化瘀类、补气养血类药物。

(3)中药外治:根据辨证分型,可酌情选用敷贴药、搽擦药、熏洗方药与热熨药等进行治疗。如舒筋活血类膏药、跌打万花油适用于气滞血瘀证;海桐皮汤热敷熏洗或熨风散热熨适用于寒湿痹阻证。

(4)西药:非甾体类消炎止痛药、中枢性镇痛药、骨骼肌松弛药。

2. 手法治疗　早期以缓解疼痛为主,手法早期应舒筋活络,祛瘀止痛,加强筋脉功能为主;晚期则以剥离粘连,滑利关节,恢复关节活动功能为主。

基本手法:患者端坐、侧卧或仰卧位,术者运用分搓法、揉法、拿捏法作用于肩前、肩后和肩外侧,用右手拇指、食、中三指对握三角肌肌束,做垂直于肌纤维走向的拨法,揉压肩外俞、秉风、巨骨、缺盆、肩髎等穴位,再拨动痛点附近的冈上肌、胸肌以充分放松肌肉;然后术者左手扶住肩部,右手握住患手,做牵拉、抖动和旋转活动;最后帮助患肢做外展、内收、前屈、后伸等动作,以解除肌腱的粘连,促进功能恢复。手法治疗时会引起不同程度的疼痛,要注意用力适度,以患者耐受为度。

若经上述治疗肩关节功能仍然无改善者,可在麻醉下进行手法松解。方法是一手按住肩部,另一手握住上臂,先使肱骨头内外旋转,然后慢慢外展肩关节,整个过程中可感到肩关节粘连撕开声。手法由轻到重,反复多次,直至肩关节达到正常活动范围。操作中手法要轻柔,防止暴力活动而造成肩部骨折和脱位。手法完毕后,行肩关节腔内穿刺,抽出关节内积血,并注入1%普鲁卡因10ml加泼尼松龙12.5mg。术后三角巾悬吊上肢,第2天开始肩关节主动活动练习,高龄或严重骨质疏松的患者,麻醉下手法松解应禁用。

3. 物理治疗　可采用体外冲击波、超短波、红外线、超声脉冲电疗、磁疗、激光疗、热疗等，以减轻疼痛、促进恢复。对老年患者，不可长期电疗，以防软组织弹性更加减低，反而有碍恢复。

4. 针刀松解　臂丛麻醉下行针刀松解术。适应于临床症状典型、病灶局限；功能障碍明显，病理变化出现肩关节周围软组织粘连明显的患者。针刀是一种"盲视"下的操作，需要精准细心，要求术者熟悉进针部位的解剖结构，规范操作要领，避免伤及重要神经和血管。

5. 注射疗法　可选择前侧、后侧或肩峰下入路对肩关节腔进行利多卡因、类固醇激素、臭氧、透明质酸钠注射；同时可配合液压扩张，膨胀关节囊，分离关节囊内粘连，改善关节功能。经超声引导下的注射，可更有利于定位。

6. 手术治疗　经长期保守治疗无效者，可考虑手术治疗。关节镜手术适应于肩周炎关节僵硬、活动功能严重受限、生活难以自理，康复训练无效者。影像学检查除局部骨质稀疏外，多无明显异常，术中松解关节囊粘连时注意勿损伤神经和血管，手术方法分两种，分别是肱二头肌长头肌腱固定或移位术和喙肱韧带切除术。术后可配合关节活动度被动练习。

7. 功能锻炼　在治疗过程中，应在医生的指导下积极地进行肩关节的屈伸旋转及内收外展活动。早期由于肩关节的疼痛和肌肉痉挛而活动减少，主要是由于疼痛和肌肉痉挛所引起，此时可加强患肢的外展、上举、内旋、外旋等功能活动；粘连僵硬期，可在早晚反复作外展、上举、内旋、外旋、前屈、后伸、环转等功能活动，如"内外运旋""双手托天""手拉滑车""手指爬墙"等动作。锻炼必须酌情而行，循序渐进，持之以恒。否则，操之过急，有损无益。

8. 针灸疗法　体针取穴：肩髎、臑俞、肩内陵、巨骨、曲池、合谷等。

9. 综合治疗　在长期临床实践中我们发现，肩关节周围炎的临床治疗推荐以综合治疗为主，其临床疗效往往优于单一治疗。施杞教授提出"筋骨失衡，动静力平衡失调"是肩周炎发病的生物力学机制，"理筋正骨、调和气血、恢复平衡"是治疗肩周炎的基本方法，在此基础上融会石氏伤科与王氏武术伤科的特长，创立"整肩三步九法"松解手法治疗肩周炎。"整肩三步九法"分理筋法、整骨法、通络法三部分，通过整套手法的治疗可使滑膜离开粘连的肌腱，挛缩的关节囊得到松弛，关节周围其他继发的软组织粘连也得到松解，使肩关节功能得到较快恢复。配合液压扩张，通过向肩关节腔内注入利多卡因、生理盐水，使关节腔得到持续的稳定的、均匀的液性扩张,松解挛缩的关节囊,稀释关节内积累的酸性代谢产物及致痛物质,缓解疼痛。

附1:施氏整肩三步九法(龙华经验)

一、理筋手法

1. 揉法　患者取端坐位,将患者上肢轻度内旋,术者由外侧三阳筋经自远端向近端行弹拨法操作 2~3 遍;再将患者上肢轻度外旋,术者用拇指由下肢内侧三阴经自经近端至远端弹拨。在弹揉法过程中,在六条经脉中选取重点穴位,阳明经:合谷、曲池、肩髃;太阳经:后溪、小海、肩贞、天宗;少阳经:外关,天井,肩髎;太阴经:云门、尺泽、太渊;少阴经:神门、少海、极泉;厥阴经:内关、曲泽、天泉。在肩部重点揉按肩外俞、肩井、肩前、肩髃、肩髎,行回旋揉按,每穴操作 6 遍。(可根据患者情况加减量及增加阿是穴)。

2. 拿法　以拿法于斜方肌、冈上肌、三角肌筋经 3 遍;

3. 揉法　以揉法施于肩关节后侧,外侧,前方肌肉。

二、整骨平衡法

1. 牵法　平牵:将患肩在外展位置上作拔伸,幅度由小到大;过牵:将患肢屈肘后上举过头拔伸;旋牵:将患肩在内收位、外展后的内外旋位和患肢反挽至后背位上作拔伸。注意拔伸的幅度以患者能忍受为限,每个方向的手法操作 6 遍。

2. 扳法　上举扳法:术者立于受术者前方,患肩上肢伸直搭于术者肩部,施术者双手交叉扶住其肩关节,缓缓上举,至患者难以耐受时,稍用力向上扳动。内收扳法:施术者立于患者背后,患者患侧手掌搭于健侧肩部,呈"搭肩式"。施术者用患肩同侧手掌扶住其肩关节,另手扶于患者肘部向内及内后扳动。外展扳法:患者坐位,术者一手按住患肩部,另一手握住其肘部向外牵拉扳动,同时作旋内及旋外动作。也可在上肢外展位,医者站于患者侧方,同上举扳法进行外展扳动。后伸扳法:施术者立于患侧,一手扶住患肩,一手握住患肢手腕徐徐向后扳动,然后屈肘,使手背贴于腰背部,将患肢沿脊柱缓缓向上拉动。

3. 拔伸法　患者取坐位。医生站在患者患侧的前方,双手握住患者腕部(患者手掌朝里),逐渐向上拔伸患肢。拔伸过程中,也可瞬间加大拔伸的力量。

三、通络平衡法

1. 摩肩　用双手掌合抱患肩揉摩。

2. 摇肩　用手腕扣住患者腕部在外展位上旋转患肩;握手摇肩法:患者

取端坐位,术者位于患者侧后方,一手扶住患者肩部,另一手与患者握手,作顺时针或逆时针方向小幅度环旋摇动。如同划桨样,因此又称为划桨式摇法。拖肘摇肩法:患者取端坐位,医者位于患者侧方,一手扶住患者肩部,另一手托住肘关节,作顺时针或逆时针方向环旋摇动。大幅度摇肩法:患者端坐位,上肢放松,自然下垂,术者立于其外侧,双手握住患肢腕部上举,然后一手反握虎口向下抓腕部做大幅度摇转肩关节,在摇动时配合弓步与横当步的运用。如同太极推手摇法。

3. 抖肩　用双手握住患肢腕部,用提抖法抖动患肩。术毕嘱咐患者回家后加强针对性功能锻炼。

"施氏整肩三步九法"手法,原理理筋可以松解粘连、缓解筋脉拘急,整骨手法可以调筋理骨、恢复筋骨动静力平衡,并进一步松解粘连的肌肉,通络手法可以舒筋活络、调和血脉,配合九法:揉、拿、搓、牵、扳、拔、摩、抖、摇、整体调理,根据中医"不通则痛,痛则不通"的理论,肩周炎的疼痛主要是"不通则痛",所以通过循经按穴疏通筋脉可以缓解肩周炎带来的疼痛。

附2:液压扩张法(龙华经验)

患者坐位或仰卧位,患肩常规消毒后,将穿刺针自患肩喙突下刺入肩关节盂肱间隙,随后缓慢注入35ml扩张液(2% 利多卡因5ml+ 生理盐水30ml),维持压力10min。

四、注意事项

肩关节遇外伤后要及时治疗,防止迁延不愈,变成慢性劳损,日久形成肩周炎。肩关节骨折、脱位等外伤后,要在医生指导下进行及时功能锻炼,防止周围软组织的粘连。年近五十,肝肾亏虚,体质虚弱者,要避免肩关节过度劳累,防止寒冷潮湿的刺激,适当进行肩关节功能锻炼,防止肩周炎的发生。

急性期以疼痛为主,肩关节被动活动尚有较大范围,应减轻持重,减少肩关节活动。慢性期关节已粘连,关节被动活动功能严重障碍,肩部肌肉萎缩,要加强功能锻炼。肩周炎病程长、疗效慢,部分患者虽可自行痊愈,但时间长,痛苦大,功能恢复不全。因此要鼓励患者树立信心,配合治疗,加强自主锻炼,以增进疗效,缩短病程,加速痊愈。

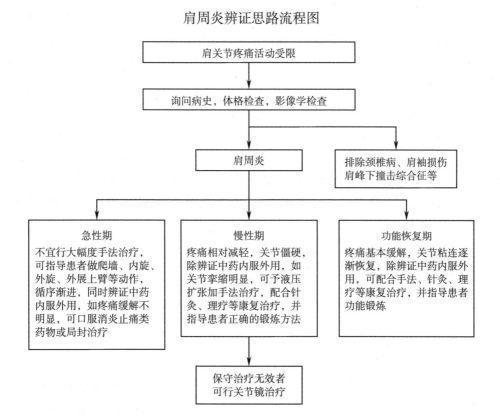

肩周炎辨证思路流程图

```
┌─────────────────────────────┐
│        肩关节疼痛活动受限       │
└─────────────────────────────┘
              │
┌─────────────────────────────┐
│   询问病史，体格检查，影像学检查    │
└─────────────────────────────┘
       │                    │
┌──────────────┐   ┌──────────────────┐
│    肩周炎      │   │ 排除颈椎病、肩袖损伤  │
└──────────────┘   │ 肩峰下撞击综合征等    │
                   └──────────────────┘
```

急性期
不宜行大幅度手法治疗，可指导患者做爬墙、内旋、外旋、外展上臂等动作，循序渐进，同时辨证中药内服外用，如疼痛缓解不明显，可口服消炎止痛类药物或局封治疗

慢性期
疼痛相对减轻，关节僵硬，除辨证中药内服外用，如关节挛缩明显，可予液压扩张加手法治疗，配合针灸、理疗等康复治疗，并指导患者正确的锻炼方法

功能恢复期
疼痛基本缓解，关节粘连逐渐恢复，除辨证中药内服外用，可配合手法、针灸、理疗等康复治疗，并指导患者功能锻炼

保守治疗无效者
可行关节镜治疗

【病例思维程序示范】

陈某,女,52 岁。因左肩部疼痛 3 个月余,加重伴活动受限 20 天来诊。3个月前无明显诱因下出现左肩部疼痛,逐渐加重,夜间尤甚并逐渐出现肩关节活动受限,20 天前天气变化受凉后开始加重,生活工作不便。

体检:左肩部无明显肿胀,肩前、后、外侧均有压痛,肩关节外展、后伸受限,被动外展肩关节,肩部随之高耸。舌质淡,苔薄白,脉弦滑。X 线检查未见明显异常。

辨证思维程序:

第一步:明确诊断。结合患者年龄、病史、症状体征等,可以初步诊断为肩周炎,同时可进一步查肩关节 MRI,排除其他肩关节疾病。

第二步:进行辨证分期。患者发病已有 3 个月,目前肩关节疼痛及粘连症状明显,属肩周炎急性期。

第三步:辨证论治。患者中年女性,肩部疼痛,肩关节活动不利,复感风寒之邪疼痛加剧,舌质淡,苔薄白,脉弦滑。证属寒湿痹阻型,治宜祛寒化湿,宣痹通络,方用三痹汤加减。

第四步:选择外治方法。如患者肩关节疼痛明显,可通过肩关节液压扩张,缓解疼痛,消除炎症。

第五步:手法治疗。液压扩张同时可配合整肩三步九法,使关节囊粘连松解,增加关节活动范围。

第六步:调摄与生活指导。避免关节受寒凉刺激,以免加重病情,注意不要使肩关节过度疲劳。同时指导患者积极功能锻炼,多做一些上举、外展、背伸运动,如爬墙锻炼。

【医案、经验方及常用中成药】

一、医案

施杞教授门诊医案

王某,女,54 岁,2014 年 8 月 7 日初诊。

主诉:右肩疼痛 1 个月,活动不利。

现病史:右肩痛痹多年,时有酸楚乏力,近 1 个月来,右肩酸痛由前而剧,日轻夜重,夜不得卧。病及右臂,活动受限。曾服消炎止痛药未解。精神不安,腰膝酸楚,便秘口干,胃纳如常。舌质黯,苔薄腻,脉细。

中医诊断:肩痹病(肝肾不足)。

西医诊断:肩关节周围炎。

辨证分析:肝肾不足,风寒入络,经脉不遂。

治疗原则:补益肝肾,活血通络。

处方:牛蒡子汤加减。炙黄芪 15g　党参、丹参各 12g　全当归 9g　赤芍、白芍各 12g　生地、熟地各 12g　大川芎 9g　炒牛蒡 12g　北细辛 9g　炒羌活 9g　生川军 6g(后下)　地鳖虫 12g　川桂枝 9g　忍冬藤 30g　炙甘草 6g　14 剂。

用法:每日 1 剂,分两次服用。嘱将药渣热敷患部,每日 1~2 次。

二诊:2014 年 8 月 21 日。右肩疼痛大减,夜间睡眠已安,腑行已畅,腰膝酸楚仍有。8 月 7 日方加厚杜仲 12g,巴戟天 12g,继进 14 帖,嘱加强右肩关节活动。

随访:1 个月后随访患者症状消失,未见复发。

按语:本案为施师治肩关节周围炎案,该症多从痹证论治,多专注于风寒湿邪之多少与存留,但施师辨证论治此病,多认为其属本虚标实之证。指出该病发病多为半百之后,患者人到中年,肝肾渐亏,气血不足,筋骨失去濡养。再兼风寒湿入络,稽留关节,阻碍气血运行,筋脉失和,导致关节疼痛加重,酸楚、麻木以及活动障碍。方中以牛蒡子汤为基本方调和气血,黄芪、党参补益气血,羌活、桂枝、细辛温筋散寒,地鳖虫逐瘀破积,通络理伤,与理气活血药川芎、当归合用一化痰瘀二通络脉,善治瘀血阻滞经络。至于牛蒡子一味,施师认为,人体气血不和,运行不畅,易导致气血瘀滞、津液凝积,进而积聚成痰,入于经络则麻痹疼痛,入于筋骨则头项胸背腰骶滞痛。牛蒡子性凉味辛苦,祛痰消肿,通于十二经络、开破痰结、导其结滞、宣达气血、滑利关节。因此,石氏在内伤杂病中经常运用,且多奏效。

二、经验方

1. 三痹汤(《校注妇人良方》)

功能:祛寒化湿,宣痹通络。

主治:肩周炎寒湿痹阻证。

组成:独活 6g　秦艽 12g　防风 6g　细辛 3g　川芎 6g　当归 12g　生地黄 15g　芍药 10g　茯苓 12g　肉桂 1g(焗冲)　杜仲 12g　牛膝 6g　党参 12g　甘草 3g　黄芪 12g　续断 12g

用法:水煎服,日 1 次,分 2 次服。

2. 身痛逐瘀汤(《医林改错》)

功能:活血化瘀,行气止痛。

主治:肩周炎气滞血瘀证。

组成:秦艽 9g　川芎 9g　桃仁 6g　红花 6g　甘草 3g　羌活 9g　没药 9g　五灵脂 9g　香附 9g　牛膝 9g　地龙 9g　当归 15g

用法:水煎服,日 1 次,分 2 次服。

3. 黄芪桂枝五物汤(《金匮要略》)

功能:补气养血,舒筋活络。

主治:肩周炎气血亏虚证。

组成:黄芪 9g　桂枝 9g　芍药 9g　生姜 18g　大枣 4 枚

用法:水煎服,日 1 次,分 2 次服。

4. 牛蒡子汤(《石氏伤科经验方》)

功能:祛风豁痰通络。

主治:肩周炎风寒痰湿证。

组成：牛蒡子 9g　白僵蚕 9g　白蒺藜 9g　独活 9g　白芷 3g　秦艽 6g
半夏 6g　桑枝 9g

用法：水煎服，日 1 次，分 2 次服。

三、中成药

可选用痹祺胶囊、风湿骨痛胶囊等。

肩 袖 损 伤

【概述】

肩袖，又称肌腱袖，是由起自肩胛骨，覆盖于肩关节前、上、后方的冈上肌、冈下肌、小圆肌和肩胛下肌的肌腱组成扁而宽的共同肌腱。肩袖与关节囊密切结合，有稳定肩关节的作用。当肩关节剧烈运动或外伤时，常可出现冈上肌腱与肩胛下肌腱抵止处撕裂。肩袖损伤在肩部筋伤中并不少见，新鲜外伤性肩袖破裂容易漏诊、误诊，而引起慢性肩部疼痛，导致肩部功能障碍；随年龄的增长，肩袖肌腱退变或因累积性损伤所致肌腱变性使其变脆，弹性和延展性降低，以致轻微外力即可造成肩袖挫伤乃至完全性肌腱断裂。

【主要病因病机】

肩袖损伤属于中医"肩痛"范畴。中医认为年过四旬，天癸渐衰，肝肾亏虚，精血不足，筋脉失养而变性，不堪受力，易受伤而断裂。

肩袖断裂多见于 40 岁以上患者，年轻患者往往伴有严重损伤。患者因职业和工种，如搬运工和投掷、棒球运动员等，因长期、反复使肩关节在活动范围极限的情况下用力转肩，反复、过度地磨损而使肌腱袖充血、水肿、增厚，导致粘连和肌腱退变。在此基础上，肩部的过度牵拉或扭擦等轻微外伤或不慎感受风寒之邪均可引起明显的临床症状。

直接暴力很少造成肩袖破裂，因为肩袖受肩峰保护，直接外力不易损伤。间接暴力多因上肢外展，骤然内收而破裂。尤以冈上肌肌腱薄弱，冈上肌位于肩袖中央，当局部上举外展活动时，经常受肩峰、喙突韧带的磨损而诱发慢性退变。从冈上肌的解剖结构和承受的机械应力来看，该部为肩袖的薄弱点，当肩关节在外展位而遭受急骤的内收活动时，承受牵拉力最大，故易发生破裂，约占肩袖损伤总发病率的 50%。

【辨证注意点】

一、急性肩袖损伤

1. 必定有相关的外伤史。

2. 伤后即刻出现肩关节外展及上举疼痛及障碍。

3. 疼痛弧试验阳性,落臂试验、Jobe 征、Lift-off 等试验阳性。

4. X 线多阴性,高度疑似者应结合 MRI 进一步明确诊断。

二、慢性肩袖损伤

1. 一般无明显外伤史。

2. 先有局限性肩关节活动下疼痛,疼痛逐渐加重,后期出现肩关节外展及上举障碍。

3. 各类体格检查无明显阳性表现,严重者疼痛弧试验阳性,落臂试验、Jobe 征、Lift-off 等试验阳性,上肢上举及外展障碍。

4. X 线多阴性,需结合 MRI 进一步明确诊断。

【辨证思路】

一、明确诊断

1. 病史 急性肩袖损伤者可有明确外伤病史;慢性肩袖损伤者,可无明显外伤史,起病缓慢。

2. 症状与体征 肩关节疼痛、乏力、活动受限以及夜间痛明显为主要表现。部分肩袖断裂者,在肩关节外展 60°~120° 范围内出现疼痛,继续外展超出 120° 以后疼痛消失。查体关节被动活动度基本正常,常伴有撞击症症状,肌群力量减弱,其中冈上肌肌力下降最常见。冈上肌肌腱损伤,Jobe 试验、落臂试验阳性;肩胛下肌肌腱损伤,压腹试验、Lift-off 试验、熊抱试验阳性;冈下肌、小圆肌损伤,外旋肌力检查、吹号征、外旋迟滞试验阳性。

3. 辅助检查 B 超和 MRI 对诊断肩袖损伤最为重要。结合患者症状、体征及辅助检查,可明确诊断。

4. 肩袖损伤分型 根据断裂程度可分为部分断裂和完全断裂两类。部分断裂仅发生在肩袖某一部分,又分为肩袖骨膜侧断裂、肩袖滑膜侧断裂、肩袖内肌纤维断裂和肩袖纵行断裂四种病理类型。完全断裂是整层肩袖破裂,关节腔与肩峰下滑囊直接相通,又可分为完全横行断裂、完全纵行断裂、完全断裂肩袖挛缩和完全断裂大部分撕裂等类型。

5. 肩袖损伤分期　Neer 把肩袖损伤分为Ⅲ期。Ⅰ期:患者年龄 <25 岁,病变可逆活动时肩痛到活动期间痛,体征上有肩峰和肱骨大结节触痛,对抗阻力时疼痛加重。Ⅱ期:年龄 25~45 岁,反复创伤引起慢性肌腱炎,持续性肩痛,常于夜间加重,体征与Ⅰ期相似但更重,可伴有肩部僵硬。Ⅲ期:包括完全性肌腱损伤、骨改变,年龄在 40 岁以上,病史长,从轻度肩痛到严重肩痛,夜间为甚,影响正常生活,多肌腱发生损伤而严重影响功能。

二、鉴别诊断

1. 肩周炎　虽同样有肩关节疼痛及功能障碍,但肩周炎无疼痛弧征象,其肩关节 MRI 和 B 超可以鉴别。

2. 颈椎病　颈椎病同样存在肩部疼,但其疼痛多无抬肩障碍,体格检查肩部征象不明显,颈部压痛及放射痛明显。

3. 肱二头肌长头肌腱炎　该病可有肩部前方疼痛,肩关节部分抬举受影响,肱二头肌腱抗阻力试验阳性,及肩关节 MRI 和 B 超可以鉴别。

三、辨证论治

对于新鲜和比较小的肩袖断裂采用非手术方法积极治疗极为有效。中医药综合治疗 3~6 周,若肩部肌力和外展活动程度均可增加,则不必手术,再继续治疗 2 个月。若 3~6 周后肌力和外展均不满意者,可考虑手术治疗。对于慢性肩袖损伤中医药综合治疗的疗效可靠,仅少数巨大肩袖撕裂肩关节不稳患者,需要手术修复。

1. 药物治疗

(1)中医辨证论治

①急性期:急性外伤,局部肿痛明显,活动受限,青紫瘀斑,舌紫黯,脉涩。证属气滞不行,瘀血内阻,治宜活血祛瘀,行气止痛。方用活血止痛汤加减,药用当归、川芎、乳香、没药、苏木、赤芍、陈皮、落得打、紫荆藤。

②慢性期:损伤日久,疼痛时轻时重,遇劳痛甚,休息痛减,舌淡,脉细。证属气血两虚,肝肾不足,治宜益气养血,调补肝肾。方用壮筋养血汤加减,药用当归、川芎、白芍、续断、红花、生地、牡丹皮、杜仲。

(2)中药外治:可外敷消瘀止痛膏或三色敷药。

2. 固定疗法　对轻度损伤者,可用三角巾悬吊;对较重损伤者,将肩部外展、前屈、外旋固定 3~4 周。

3. 手法治疗　急性期忌用手法治疗。在缓解期可在肩关节周围使用轻柔点按、拿捏、弹拨、摇肩、牵抖等手法,以放松组织,促进局部血液循环,消炎止痛。并配合肩外展及上举被动运动,争取及早恢复肩关节功能。

4. 功能锻炼 在恢复期,做肩关节功能锻炼。开始时以被动活动为主,以后改为主动运动,但避免提举重物等引起疼痛动作。进行关节活动度训练,随着疼痛减轻,开始做渐进性的肌力增强训练,强调肩胛骨稳定训练和三角肌力量训练,直到肩关节完全无痛为止。

5. 关节镜治疗 对于严重的撕裂伤,或经非手术治疗后,未见好转者,可采用手术治疗。肩关节镜下修补术的疼痛缓解率可达 80%~92%,研究表明肩袖中小撕裂损伤手术后的效果明显好于大或巨大撕裂损伤者,因此在进行肩袖修补之前记录撕裂口大小对最终预后的判定有重要价值。

肩袖损伤辨证思路流程图

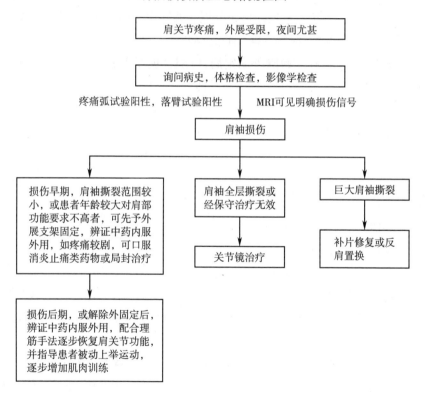

【病例思维程序示范】

黄某,男,40岁。运动后右肩疼痛伴活动受限月余来诊。患者平素时常参加无氧运动,1个月前推举重物后出现右肩疼痛症状,并逐步加重,外展上臂时疼痛明显,夜间尤甚。

体检:右肩部无明显肿胀,肩前方及肩峰下均有压痛,疼痛弧试验阳性,垂臂试验阳性。舌质黯,脉弦。X线检查未见明显异常。

辨证思维程序:

第一步:明确诊断。结合患者病史、症状体征等,可以初步诊断为肩袖损伤,同时可进一步查肩关节MRI,明确损伤程度。

第二步:评估损伤范围。MRI可帮助确定肌腱损伤的损伤部位和严重程度,明确损伤范围,如果是完全撕裂或巨大撕裂,则需进一步行手术治疗。

第三步:辨证论治。患者肩部疼痛,夜间痛剧,关节活动障碍,舌质黯,脉弦。证属急性期血瘀气滞型,治宜活血祛瘀,消肿止痛,方用活血止痛汤加减。

第四步:外治方法。急性期可予外展支架固定4周,同时如患者肩关节疼痛明显,可行局封治疗,缓解疼痛,消除炎症。

第五步:手法治疗。解除外固定后,可配合理筋手法,局部按摩、弹拨、拿捏、点按穴位等手法,逐步恢复肩关节功能。

第六步:调摄与生活指导。开始时可在旁人帮助下被动上举循序渐进,逐渐练习侧方外展,上举无痛至最大范围,并配合增强肌力训练。3个月内应避免提举重物。

【医案、经验方及常用中成药】

一、医案

石筱山先生门诊医案

徐君,45岁,就诊日期:1960年12月25日。

右肩扭伤起因,寒湿侵留,稽延已经4个月,经络气血失其流畅,以致不克濡养关节之滑利,时有酸楚,举提前后不便。脉细弦带涩。拟针刺外敷,并进祛寒湿、活血舒筋之利。

处方:炒牛蒡9g 炙僵蚕6g 白蒺藜12g 羌独活各5g 左秦艽5g 桂枝尖2g 川抚芎5g 宣木瓜5g 杜红花2g 白茯苓9g 嫩桑枝12g 伸筋草12g

二诊:1960年12月29日。

右肩臂伤筋受寒,缠绵已经4个月余,举提不利,酸胀阵阵,臂部畏寒特甚。脉濡左弦而带涩,苔薄白。气阳不足,脉络失和。再进益气通阳、泄风利络以冀图效。

处方:盐水炒绵芪9g 川桂枝3g 酒炒白芍6g 羌独活各3g 左秦艽

5g 全当归 9g 川抚芎 3g 宣木瓜 5g 片姜黄 5g 白茯苓 9g 嫩桑枝 12g 鸡血藤 9g

三诊:1961 年 1 月 7 日。

伤筋寒湿留络,气阳不克通达,近晚酸楚较减,唯肢体畏寒仍剧,咳嗽痰多。脉濡带滑,苔薄腻。进通阳益气,温经和络。

处方:盐水炒绵芪 9g 青防风 5g 川桂枝 3g 生白术 5g 制半夏 9g 橘络红各 3g 川独活 5g 左秦艽 5g 全当归 9g 白蒺藜 12g 鸡血藤 12g 鹿角胶 6g(酒炒)

按语:肩部伤筋并不少见。患者的年龄正如医案中的病例多为中年。往往损伤并不严重,有的只是提物或用力略有不慎,有的甚至似无伤情可觅,详加追问才忆及曾有轻微的外伤。然而,病情缠绵,酸痛不已,举提活动受限,迁延难愈,严重的疼痛入夜加重,寐寤不安。该病病情缠绵的原因,一方面是气血呆滞,中年以后气血渐衰,筋脉失荣,平素操持家务的女性多做固定的某几个动作,缺少合理的锻炼,易使失荣的筋脉渐受伤损而气血更滞,而日常活动偏少的文职工作人员,气血周流亦然不畅,因而稍受损伤则衰少的气血更滞,是以筋脉恢复亦难。另一方面,东南湿土,易生痰湿,中年以后,活动偏少,纳食虽佳,脾运未必强健,或过食肥甘,水谷之精微不足化生为精气营血,却成滋生痰湿之源。第三方面是气血既滞,表卫不固,风寒湿邪易于外袭。气血难得复原而痰湿之性黏滞,故而病情日久难愈。石氏正是由此设治,对病期尚短的以祛风散寒、化痰通络为法,用牛蒡子汤加减。俾风邪祛、痰湿除、络道通、气血周流得畅,筋脉始得滋荣而恢复。某些略受风寒,筋脉拘挛,气血阻滞,津失输布,痰湿凝聚,病起骤然的用牛蒡子汤,更为恰当,曾有以此为主,适当辅以手法、外敷取得良好效果的临床报告。

二、经验方

牛蒡子汤(《石氏伤科经验方》)

功能:化痰消肿,祛风散结。

主治:周身四肢麻痹酸楚,牵强掣痛,关节不利等证。

组成:牛蒡子 9g 白僵蚕 9g 白蒺藜 9g 独活 9g 白芷 3g 秦艽 6g 制半夏 6g 桑枝 9g

用法:水煎服,日 1 次,分 2 次服。

三、中成药

可选用金乌骨痛胶囊、风湿骨痛胶囊等。

肱二头肌长头肌腱炎

【概述】

肱二头肌长头肌腱炎是肱二头肌长头肌腱在腱鞘内长期遭受摩擦劳损而发生退变、粘连,使肌腱滑动功能发生障碍及疼痛的病变。本病是一种慢性劳损病变,属中医"筋痹"范畴。肱二头肌长头肌腱起于肩胛盂上粗隆,肌腱经肩关节,在肱骨结节间沟与横韧带形成的纤维管道内通过。肱二头肌的主要作用为屈肘和使前臂旋后。

【主要病因病机】

中医认为人过中年,脏腑功能逐渐减退,气血不足,肝肾亏虚,筋失所养,筋骨脆软,复受外力所伤,过劳累日久,或复感风寒湿邪,导致气血不畅,络脉不通,经气不舒,出现局部疼痛,活动不利。

本病常因反复活动劳损所致,大多数是由于肌腱长期遭受磨损而发生退行性变的结果。由于肩关节经常不断地不协调活动,损伤经筋,而致气血运行不畅,筋失所养,从而发生疼痛,活动受限。由于活动受限,则产生经筋粘连等病理改变。又因肱二头肌长头有一部分在肩关节囊内,肩关节的慢性炎症,也可引起此肌腱腱鞘充血、水肿、增厚、粘连和肌腱退变,产生炎性病变。

由于肱二头肌长头肌腱经肱骨结节间沟,沟嵴上有横韧带将肌腱限制在沟内。在肩关节活动中,肌腱与肱骨结节间沟反复摩擦,特别是上肢外展屈伸肘关节时,肱二头肌长头肌腱在腱沟内对肱骨产生压力,增大摩擦力,这种机械效应对肌腱增加了磨损,导致肱二头肌长头肌腱炎发病率较高。

【辨证注意点】

一、无急性外伤史。

二、肩部疼痛与上肢屈肘有关。

三、肱二头肌抗阻力试验阳性。

四、X 线及超声检查显示阴性。

【辨证思路】

一、明确诊断

1. 病史　好发于 40 岁以上的中年人。慢性发病，常有肩部反复牵拉或扭曲等轻微外伤史或过劳史，部分患者因受风寒而发病。

2. 症状与体征　肩关节活动受限。肩部活动时疼痛加重，常将上臂紧贴身体，避免上肢旋转活动。主动或被动牵张及肌腱均可引起疼痛。上肢外展上举时，可诱发疼痛，包括外展、旋后、后伸和伸肘旋外，以及伸肘抗阻力外展。当肱二头肌活动时，常能触及轻微的摩擦感。

查体见肩前相当于肱骨结节间沟内的肱二头肌肌腱长头部位局限性深压痛，肩部肌肉痉挛，外展外旋运动明星受限。肱二头肌抗阻力试验（Yergason 试验）阳性，即抗阻力屈肘旋后位时，肩部前内侧疼痛。若压住大小结节处之长头腱，再令患者上举时，又可增加上举范围，但上举之范围受限。

3. 影像学检查　本病 X 线检查多无明显异常，MRI 下可见肱二头肌长头肌腱信号增高，有助于明确诊断。

二、鉴别诊断

1. 肱二头肌长头肌腱断裂　该病常有暴力外伤史，受伤时有弹响感，屈肘力量减弱，肱二头肌肌力下降，MRI 及 B 超检查可见肱二头肌腱长头腱信号缺失。

2. 肩周炎　该病无明显外伤，但疼痛散在，屈肘力量无异常，肱二头肌抗阻力试验阴性，肩关节抬举可受限。

三、辨证论治

急性期应限制活动，配合中药内服外敷，局部外用药物结合针灸、手法、微波等综合非手术治疗疗效显著，疼痛缓解后积极配合渐进式功能锻炼。对于少数经患肢制动及长期综合治疗无效的患者，可考虑进一步关节镜下微创治疗。

1. 药物治疗

（1）中医辨证论治

①瘀血内阻：肩部刺痛，固定不移，按之痛甚，日轻夜重。局部青紫，瘀斑，舌质紫红或有瘀斑，脉弦涩。治宜行气止痛，祛瘀消肿，方选桃红四物汤加减，药用桃仁、赤芍、川芎、当归、生地、乳香、没药等。

②寒湿痹阻：肩部胀痛，重着。遇寒痛甚，得温痛减，或兼有发热畏寒。头

身疼痛,舌质淡红,苔白或腻,脉弦滑。治宜祛散风寒,除湿止痛,方选蠲痹汤加减,药用独活、姜黄、当归、赤芍、黄芪、防风、生姜、桑枝、威灵仙等。

③肝肾亏虚:病程日久,喜温畏寒,肩关节活动不利,伴腰膝酸软,行走无力,舌质黯红,少苔或无苔,脉细弱或弦细弱。治宜补益肝肾,强筋壮骨,方选六味地黄丸加减,药用熟地、山药、丹皮、茯苓、杜仲、补骨脂等。

④气血不足:病症后期,肩部酸痛,劳累加重,休息减轻,或伴有面色苍白,神疲乏力,舌质淡、苔白,脉沉细无力。治宜健脾和胃,补养气血,方选参苓白术散加减,药用党参、黄芪、白术、茯苓、山药、薏苡仁,扁豆、当归等。

(2)中药外治:急性疼痛者,外敷活血止痛膏或狗皮膏;局部沉重冷痛、顽麻者,可外敷温经通络膏、温通散,亦可用海桐皮汤热敷患处,每日1~2次。亦可选用损伤洗剂熏洗。

2. 手法治疗　患者上臂呈后伸外展位,术者先以揉法放松患部软组织,然后以点按法施于痛点,接着以旋转手法活动肩关节,最后以擦、抖法收功。

3. 针灸疗法　体针取穴:肩髎、肩前、合谷、阿是穴等。

4. 局封治疗　注射得宝松 1ml 或泼尼松龙 25mg 加 1% 普鲁卡因 2~4ml 做局部封闭,使用时应直接将药物注射到肱二头肌长头肌腱鞘内。

5. 物理治疗　可以采用低频电刺激疗法、超声波治疗或体外冲击波治疗,均有良好的消炎止痛作用。

6. 练功疗法　缓解期,可采用练功疗法,能增强其肌力和活动范围,起到促进康复和防止复发的目的。

肱二头肌长头肌腱炎辨证思路流程图

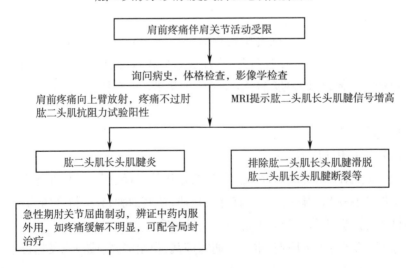

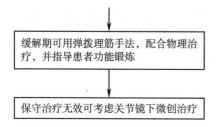

缓解期可用弹拨理筋手法，配合物理治疗，并指导患者功能锻炼

保守治疗无效可考虑关节镜下微创治疗

【病例思维程序示范】

杨某,女,45岁。因右肩部疼痛3个月余,加重伴活动受限半月来诊。患者在家长期操持家务,3个月前无明显诱因下出现右肩前部疼痛,肩关节外展、前屈活动受限,半月前天气变化受凉后开始加重,生活工作不便。

体检:右肩部无明显肿胀,肱二头肌长头部压痛明显,肩关节外展外旋、前屈外展受限,肱二头肌抗阻力试验阳性。舌质淡红,苔白,脉弦滑。X线检查未见明显异常。

辨证思维程序:

第一步:明确诊断。结合患者年龄、病史、症状体征等,可以初步诊断为肱二头肌长头肌腱炎,同时可进一步查肩关节MRI,排除其他肩关节疾病。

第二步:辨证论治。患者中年女性,长期劳累后肩部疼痛,遇寒痛剧,舌质淡红,苔白,脉弦滑。证属寒湿痹阻,治宜祛散风寒,除湿止痛,方选蠲痹汤加减。

第三步:外治方法。如患者肩关节疼痛明显,可行局封治疗,缓解疼痛,消除炎症。

第四步:手法治疗。待疼痛缓解后,可行拨筋法弹拨筋膜深部,斜抖法放松肌腱,达到肌筋平顺舒利。

第五步:调摄与生活指导。指导正确的肩部活动姿势,指导患者自我保健,适当运动,循序渐进,同时避免肩部劳损。

【医案、经验方及常用中成药】

一、医案

石筱山先生门诊医案

邵右,就诊日期:1960年9月7日。

右肩骺关节筋膜损伤,气血周流失和。酸楚已久,右臂略形瘦削,举提欠强,经汛不调。脾主肌肉,府主筋气,久病治本。拟以十全大补法加减。

处方:炙绵芪 12g　炒白术 9g　全当归 9g　炒白芍 5g　干地黄 12g　川抚芎 5g　川续断 12g　炒党参 9g　桂枝尖 1g　白茯苓 12g　炙甘草 3g

二诊:1960 年 10 月 20 日。

右肩关节筋膜受损,气血循行不和,举抬少力。关节陈伤,筋膜失其濡养,再拟气血并治。

处方:炙绵芪 9g　全当归 9g　生白术 6g　生白芍 9g　川独活 5g　左秦艽 5g　川桂枝 2g　川抚芎 3g　杜红花 3g　大生地 12g　片姜黄 5g　嫩桑枝 12g　炙甘草 3g

二、经验方

海桐皮汤(《医宗金鉴》)

功能:行络止痛。

主治:跌打损伤疼痛。

组成:海桐皮 6g　透骨草 6g　乳香 6g　没药 6g　当归 5g　川椒 10g　川芎 3g　红花 3g　威灵仙 3g　甘草 3g　防风 3g　白芷 2g

用法:水煎服,日 1 次,分 2 次服。

三、中成药

可选用金乌骨痛胶囊、风湿骨痛胶囊等。

肱骨外上髁炎

【概述】

肱骨外上髁炎是前臂伸肌总腱起点受到反复牵拉,导致肘关节外上髁部的局部性疼痛,并影响伸腕和前臂旋转功能的慢性劳损性疾病。属于中医“伤筋”“筋痹”“肘劳”范畴。

本病发病缓慢,右侧多见,好发于长期反复用力做肘部活动者,如砖瓦工、木工、水电工、厨师、家政主妇、网球运动员等,因网球运动员较常见,故临床上又称网球肘。

【主要病因病机】

中医认为,肱骨外上髁炎属于“痹证”“筋伤”“肘劳”范畴。其病因以慢性劳损为多见。病机以气血不畅,经络闭阻为主。本病的发生,在内为素体虚弱,气血不足,筋脉失养,卫阳不足,复感风寒湿邪,加之长期劳累,伤及筋腱,瘀滞于内,经络受阻,经气不舒,络脉不通,不通则痛,发为本病。本病病机以气血不畅、经络闭阻为主。

最常见的病因伸肌总腱的损伤,前臂多过度旋前或旋后,被动牵拉伸肌(握拳)和主动收缩伸肌(伸腕)将对外上髁伸肌总腱起点产生张力,反复这种动作即可引起该处的慢性损伤。由于这些部位被经常牵拉、撕裂,导致出血,周围组织粘连、机化、钙化或骨化引起无菌性炎症。

该病基本病理变化是慢性损伤性的无菌性炎症,炎症局限,但痛点不同:肱骨外上髁炎,是以筋膜、骨膜炎为主;外上髁与桡骨头间,是以肌筋膜炎或肱桡关节滑膜炎为主,伸肌总腱深处有一细小的血管神经束,穿过肌腱和筋膜时被卡压,周围有炎性细胞浸润及瘢痕组织形成,形成产生症状的病理基础,局部粘连和疤痕组织的形成,可影响局部组织血液循环,使病变局部的肌肉和肌腱无法得到充足的代偿,形成慢性迁延性病变。

【辨证注意点】

一、慢性发病,有诱发劳损的反复动作,压痛点局限于肘关节桡侧伸肌总腱部位,无放射痛。

二、根据患者疼痛性质及症状特点辨证有所不同

以酸痛为主,遇寒加重,得温痛减者属风寒湿阻证;重着疼痛为主,有热感者属湿热内蕴证;起病缓慢,肘外侧部酸痛,反复发作,喜温喜按者属气血亏虚证。

三、X线无异常表现。

【辨证思路】

一、明确诊断

1. 慢性劳损引起,多见于特殊工种或职业,如砖瓦工、网球运动员或有肘部损伤病史者。

2. 肘关节外侧部疼痛,可向前臂外侧放射。劳累加重,休息减轻。重者肌力减弱,握力减弱,甚至持物落地。

3. 肱骨外上髁伸肌起点处压痛,肘关节屈伸活动无障碍。前臂被动过度旋前,腕关节掌屈或抗阻力前臂旋后、腕背伸动作均诱发肘外侧部疼痛。

4. Mills 征阳性。

5. **X 线检查**　早期无异常所见。病程长者可见肱骨外上髁部有骨膜反应，附近软组织中有点状钙化影。

6. **MRI 检查**　一般不作为常规检查方法，但可为诊断提供可靠依据，表现为伸肌总腱于肱骨外上髁止点处增粗肥厚，伸肌腱附着部有撕裂或水肿信号，伸肌腱止点部钙化，肱骨外上髁骨密度增高，有的显示关节内积液。症状相对轻者核磁表现为局部水肿、增粗为主，镜下是炎性增生退变。症状相对重者核磁表现为病变局部破裂、钙化、出现空隙，镜下为肌腱变性颜色改变，纤维化钙化撕裂，并有局部骨质增生表现。

二、鉴别诊断

1. **肱骨内上髁骨炎**　肘痛部位在肱骨内上髁，屈肌群劳损所致，因高尔夫球运动员多见，故又称为高尔夫球肘，而网球肘痛在外侧。

2. **骨化性肌炎**　疼痛部位较广泛，多伴有肘屈伸功能障碍，X 线检查可确诊。

三、辨证论治

本病治疗首选手法、针灸和外用中药的综合治疗，若急性期，疼痛剧烈者，可以口服非甾体类消炎镇痛药或中药，三色敷药于肘关节部外敷，以消炎止痛。亦可配合轻柔手法，采用揉、按、点穴等手法治疗。急性疼痛减轻后，可加用分筋、拨络手法，以松解粘连，缓解痉挛。同时运用关节活动手法，肘关节屈、伸；内旋、外旋等活动，以舒筋活络、通利关节。或采用辨经取穴的针灸疗法。

1. **中药内服**

风寒湿阻：肘关节外侧酸痛、麻木、屈伸运动不利，遇寒加重，得温痛减。舌质淡，苔薄白或白滑，脉弦紧或浮紧。治宜祛风散寒，除湿止痛，方选蠲痹汤加减，羌活、姜黄、当归、赤芍、黄芪、防风、炙甘草、生姜、独活、白芷、延胡索。

湿热内蕴：肘外侧部重着疼痛，有热感，局部压痛明显，晨起关节僵硬，活动后减轻，伴口渴不欲饮。舌苔黄腻，脉濡数。治宜清热利湿，通络止痛，方选四妙丸加减，苍术、黄柏、怀牛膝、薏苡仁。

瘀血阻络：肘外侧疼痛日久，逐渐加重，拒按，活动后疼痛加重，舌黯或舌下淤青，脉涩。治宜活血化瘀，行气止痛，方选身痛逐瘀汤加减，秦艽、川芎、桃仁、红花、甘草、羌活、没药、当归、灵脂、香附、牛膝、地龙。

气血亏虚：起病缓慢，肘外侧部酸痛，反复发作，提物无力，喜温喜按，肱骨外上髁部压痛，伴少气懒言，身倦乏力，面色苍白。舌质淡，苔白，脉沉细。治宜补养气血,强壮筋骨,方选壮筋养血汤加减,当归、川芎、白芍、续断、党参、白术、茯苓、红花、生地、牡丹皮、杜仲。

2. 理筋手法 一般患者可采用拨筋法,术者一手握腕,一手拇指放于伸肌总腱部,做屈伸旋扭肘关节动作5~7次。然后用拇指在肱骨外上髁下方寻找痛点,并用力由外向肘窝部推挤,拨动肌筋,松解桡侧腕伸肌的附着点。如患者前臂旋前及肘伸屈受限者,术者一手握肘,一手握腕,屈肘屈腕,前臂旋前位,作肘屈伸摇动数次,腕部手顺势向伸肘方向扳,常闻听响声。

3. 中药外用 疼痛剧烈者,可采用中药熏洗法,以祛散风寒,除湿利关节。外用海桐皮汤煎水熏洗患处。或用活血通络膏药外敷。

4. 其他疗法 可以局部用痛点封闭。对症状严重者可采用小针刀治疗,一般平行肌纤维方向进刀,纵行疏通剥离。针灸取尺泽、阳溪、曲池等穴位行强刺激手法。物理疗法主要应用红外线局部照射治疗、超声波疗法、冲击波疗法等。

肱骨外上髁炎辨证思路流程图

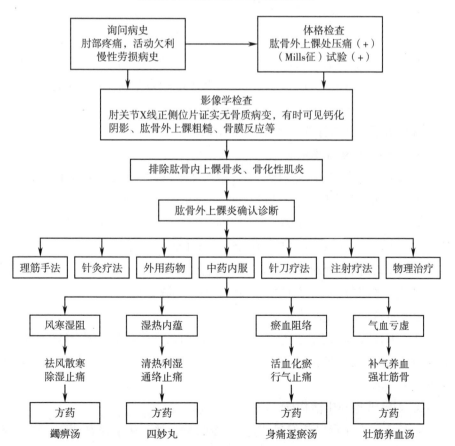

【病例思维程序示范】

患者女,42 岁,家庭主妇。2019 年 7 月 15 日就诊,患者主诉左肘部疼痛月余,加重 1 周。患者于 1 个月前出现左肘部外侧酸痛,提物或拧衣服时疼痛加重,休息后症状缓解,未治疗。近 1 周因过度劳累左肘部外侧疼痛加重,不能作握拳、旋转前臂动作,握物无力,遂来就诊。受凉后症状加重,得温痛减。发病以来,无发热及心慌胸闷等不适,饮食正常,睡眠尚可,大便溏薄,小便正常。VAS 评分 5 分。

体检:左肘部无肿胀、畸形,左肘肱骨外上髁处及桡骨小头高点压痛明显,握拳、伸腕、前臂旋前肘时左肘部外侧疼痛明显,密耳(Mills 征)试验(+)。左肘关节正侧位 X 线片未见异常。舌质淡,苔薄白,脉浮紧。

辨证思维程序:

第一步:明确诊断。

患者家庭主妇,肘部长期反复用力。左肘部外侧疼痛,握拳、伸腕及前臂旋转时疼痛加重,休息后可缓解。查体可见左肘肱骨外上髁处及桡骨小头高点压痛明显,密耳(Mills 征)试验(+)。可初步诊断为左肱骨外上髁炎。

第二步:需与哪些疾病鉴别?

需与肱骨内上髁骨炎、骨化性肌炎鉴别。

第三步:进行辨证论治。

肘关节外侧酸痛、旋转运动不利,遇寒加重,得温痛减。舌质淡,苔薄白,脉浮紧。风寒瘀阻之证,治宜祛风散寒,活血止痛,方选蠲痹汤加减。

处方:羌活 12g　姜黄 9g　当归 12g　赤芍 12g　黄芪 12g　防风 9g　独活 12g　白芷 9g　延胡 9g　伸筋草 15g　炙甘草 6g

第四步:根据患者的兼证对上述方剂进行加减。

患者大便溏薄,加白术 12g　干姜 6g 温中健脾。

第五步:辨证选择外治法。

外用海桐皮汤煎水熏洗患处。或用活血通络膏药外敷。配合针灸、推拿、局部封闭、小针刀及冲击波等其他物理治疗。严重者可予支具局部制动休息保护或手术治疗。

第六步:调摄与生活指导。

患者日常应注意局部保暖,防止寒冷刺激。避免从事拧衣、提物、打字等腕力劳动较多的活动,可根据情况改变原有劳动姿势。患者也可配合自我按摩推拿,这对本病的治疗康复是一种积极的措施。

【医案、经验方及常用中成药】

一、医案

石幼山先生医案(《古今名医骨伤科医案赏析》)

沈某,31 岁。就诊日期:1961 年 3 月 15 日。

右臂肘外侧,积劳伤筋,寒湿互阻,筋腱酸楚,举握旋转不利,已经 3 周。病在关节,一时不易恢复,拟以温经活血,祛风和络。

处方:炙蜜根 15g　青防风 5g　炙僵蚕 6g　羌活 5g　独活 5g　左秦艽 5g　片姜黄 5g　川抚芎 3g　新红花 3g　白蒺藜 9g　嫩桑枝 12g　伸筋草 9g

二诊:1961 年 3 月 24 日。

右臂积劳伤筋日久,经治之后,作痛渐减,屈伸不利,酸楚较瘥,略觉畏寒。脉形濡涩。再拟温经活血和络法。

处方:炙蜜根 15g　生白术 5g　川桂枝 3g　川独活 5g　左秦艽 5g　片姜黄 5g　川抚芎 3g　川续断 9g　白蒺藜 9g　制何首乌 9g　嫩桑枝 12g

三诊:1961 年 3 月 29 日。

右臂积劳伤筋,寒湿互阻,手三阳经气血失荣。经治之后,疼痛虽瘥,尚觉酸软举提少力。脉来濡涩,再拟温经祛风,利营舒络。

处方:生麻黄 5g　川桂枝 3g　生白术 5g　炙蜜根 18g　川独活 5g　左秦艽 3g　川抚芎 3g　宣木瓜 5g　片姜黄 5g　生甘草 1g　嫩桑枝 12g

四诊:1961 年 4 月 23 日。

右臂肘积劳伤筋,寒湿互阻,关节筋络酸痛已见痊可,举重尚觉少力,气血濡养未复。再拟扶益气血而和筋络。

处方:炙蜜根 24g　生白术 6g　川续断 9g　川桂枝 3g　小生地黄 12g　片姜黄 5g　新红花 3g　宣木瓜 5g　左秦艽 5g　嫩桑枝 12g　鸡血藤 12g(《老中医临床经验汇编》)

按语:本案为石幼山治疗肘部伤筋验案之一。肘部伤筋中最多的是积劳,慢性起病,主要症状在肘外侧的伤筋。多由于长期劳累,腕伸肌起点受到反复牵拉刺激或前臂伸肌总腱部分撕裂、扭伤、钙化或无菌性坏死,或慢性肱桡关节的滑膜炎,或局部滑膜皱襞过度增厚,桡骨头环状韧带退行性变化,前臂伸肌总腱深面的滑囊炎,皮下血管神经束的绞窄及桡神经关节的神经炎等。有的由一次明显而不严重的受伤后起病。其实只是平素积劳尚未发病，一旦稍有伤损则其病立现。中医认为是由于气血虚弱，承袭风寒湿邪而致瘀、阻经筋，流注关节引起。石氏以其寒湿为病，从温经活血，益气通络缓以图治，疗效较满意。此外，石氏常用针刺，取穴压痛点及曲池、手三里穴等，针刺后稍予按揉理筋（单用针刺也有一定效果）。目前临床上似有单以外治（又往往用西医疗法的局封）的倾向。石氏用内服、针刺、适当理筋按揉、外敷的综合治疗，丰富了临床治疗内容，诚可参考。

二、经验方

1. 三色敷药（《上海石氏伤科方选》）

功能：活血祛瘀，消肿止痛，续筋接骨，通利关节。

主治：伤筋动骨，青紫肿胀，疼痛难忍及其陈伤劳损、寒湿痹痛等。

组成：黄荆子八两（240g） 紫荆皮八两（240g） 全当归二两（60g） 五加皮二两（60g） 木瓜二两（60g） 丹参二两（60g） 羌活二两（60g） 赤芍二两（60g） 白芷二两（60g） 姜黄二两（60g） 独活二两（60g） 甘草六钱（18g） 秦艽一两（30g） 天花粉二两（60g） 怀牛膝二两（60g） 川芎一两（30g） 连翘八钱（24g） 威灵仙二两（60g） 木防己二两（60g） 防风二两（60g） 马钱子二两（60g）

用法：共研细末，用蜜糖或饴糖调拌如厚糊状，摊于韧性纸张或纱布垫上，约 0.4~0.5cm 厚，上盖桑皮纸。外用胶布或绷带固定，隔 3 天更换。需要时可在桑皮纸上局部加其他药膏或掺药。

2. 四肢洗方（《上海石氏伤科方选》）

功能：祛风除湿，舒筋活络。

主治：风湿痹痛，肢体麻木。

组成：白芷 77kg 吴茱萸 12kg 伸筋草 45kg 豨莶草 60kg 桂枝 77kg

用法：全部药物共研粗粉，装过滤纸袋（每袋 50g）每日 1 次，水洗患处。

3. 熏洗方（《上海施杞经验方选》）

功能：活血舒筋，温经通络。

主治：陈伤劳损、筋骨酸楚疼痛，或骨折后期关节粘连，活动不利等症。

组成：川乌 9g 草乌 9g 天南星 9g 当归尾 12g 红花 9g 桂枝 9g 细辛 6g 山奈 9g 松节 9g 紫草 9g 桑枝 9g 海桐皮 15g 威灵仙 15g 苏木 15g

用法：取上药，加入 3 000ml，煮沸后再用文火煎煮 10min 左右，将药汁倒入盆中待用。将患肢置于药盆上,使患肢受到药液熏蒸,待药汁不烫后患肢进入药液中泡浴,每天熏洗 2 次,每次半小时左右。

三、中成药

口服药物可选用金乌骨痛胶囊,外用雪山金罗汉止痛涂膜剂、白脉软膏,复方紫荆消伤巴布膏、通络祛痛膏、狗皮膏、红外线软膏、消痛贴膏等膏药外敷。

桡骨茎突腱鞘炎

【概述】

桡骨茎突部的肌腱在腱鞘内长时间的摩擦和反复的损伤后,滑膜呈现水肿、增生等炎症变化,引起腱鞘管壁增厚、粘连或狭窄者,称桡骨茎突狭窄性腱鞘炎。多见于腕部操作的劳动者,女多于男。起病多缓慢,逐渐加重,也有突然发生症状者。

【主要病因病机】

桡骨茎突狭窄性腱鞘炎属中医学"筋痹""伤筋""筋结"等范畴,其发病在内责之气血运行失调,在外多由外邪侵袭所致,病性多为本虚标实;年老肝肾亏虚,精血失于输布则筋失濡养,不荣则痛;腕部反复劳损耗伤气血,卫外不固,风寒湿邪外侵,结于腕部,阻滞气机,气血凝滞,不通则痛。

桡骨茎突的腱沟窄而浅,底面突出不平,沟面覆盖腕背韧带,拇长展肌和拇短伸肌就在这一狭窄而坚硬的鞘内通过,加之此处形成一尖锐角度,且拇指活动度较大,故而容易产生摩擦,造成劳损或引起创伤。由于手腕部的过度劳累,导致桡骨茎突部的腱鞘发生损伤性炎症,造成纤维管充血、水肿、肥厚、管腔变窄,肌腱在管内滑动受阻而产生症状。如迁延日久,腱鞘纤维化和挛缩,腱鞘腔变得更狭窄,将使症状更为顽固。临床多见于家庭妇女和手工操作的工人等。

【辨证注意点】

一、本病多有劳损病史,好发于手工操作人群,女性多见。

二、患者疼痛仅仅局限于桡骨茎突部位,握拳尺偏试验阳性。

三、X 线无明显异常。

【辨证思路】

一、明确诊断

1. 本病起病多较缓慢,有劳损病史,好发于家庭妇女和手工操作的工人等。

2. 初起时腕关节桡侧桡骨茎突处局限性疼痛,腕关节及拇指活动稍受限,提物乏力,尤其不能作提壶倒水等动作,休息时减轻,活动后加重。

3. 体检时于患侧桡骨茎突处有隆起,或可触及一米粒大小的结节状物,局部压痛明显。部分患者局部微红、肿、热,疼痛可放射至手部。握拳尺偏试验阳性。

4. X线显示阴性。

二、鉴别诊断

1. 桡骨远端骨折　该病有明确外伤史,伤后腕部肿胀及疼痛功能障碍明显,X线可见明确骨折表现。

2. 腕三角软骨损伤　该病多有腕部扭别损伤史,疼痛局限于腕关节尺侧间隙,腕关节应力下扭转可诱发疼痛,X线多无异常表现,需要腕部 MRI 明确。

三、辨证论治

本病治疗以外治为主,手法治疗效果明显,但常不能维持疗效;需要配合针灸、针刀、外敷药物等疗法,必要时行局部腱鞘周围局部封闭治疗或腱鞘松解术。中药内服针对本虚标实,气血耗损外感风寒湿等外邪或长期劳损的患者情况疗效较好。

1. 中药内服　治则宜调养气血,舒筋活络为主。

风寒湿阻:腕关节桡侧桡骨茎突处局限性疼痛,腕关节及拇指活动稍受限,遇寒加重,得温痛减。舌质淡,苔薄白或白滑,脉弦紧或浮紧。治宜活血祛风,消肿止痛,方选桂枝汤加减,桂枝、白芍、当归、葛根、羌活、川芎、姜黄、金银花、连翘、泽泻、红花、乳香、没药。

气血亏虚:起病缓慢,腕关节桡侧桡骨茎突处酸痛,喜温喜按,伴少气懒言,身倦乏力,面色苍白。舌质淡,苔白,脉沉细。治宜补养气血,强壮筋骨,方选壮筋养血汤加减,当归、川芎、白芍、续断、党参、白术、茯苓、红花、生地、牡丹皮、杜仲。

2. 中药外用　可用海桐皮汤煎水熏洗,以祛散风寒,除湿利关节。

3. 理筋手法　患者正坐,术者一手托住患手,另一手于腕部桡侧疼痛处及其周围作上下来回地按摩、揉捏;然后按压手三里、阳溪、合谷等穴,并弹拨肌腱 4~5 次;再用左手固定患肢前臂,右手握住患手,在轻度拔伸下缓缓旋转及屈伸腕关节;最后用右手拇、食二指捏住患手拇指末节,向远心端拉伸,其舒筋解粘、疏通狭窄的作用,结束前再按摩患处 1 次。理筋手法每日或隔日 1 次。

4. 针灸治疗　取阳溪穴为主穴,配合谷、曲池、手三里、列缺、外关等,得气后留针 15min,隔日 1 次。

5. 小针刀疗法　针刀直刺入皮下后,将刀头垂直探入,使针刀抵住肌腱鞘表面,不要深至骨面。沿肌腱走行方向由近向远端作纵向切割,切割时可感到针刀尖有"咔咔"声响以及明显的切割阻力感,切割至阻力感消失,拇指活动自如,无弹响即为松解成功。注意不要做横向切割及铲拨,也不要在肿大的硬结上切割以免切断肌腱或伤及腱系膜。术者要熟知桡神经浅支解剖,桡骨茎突部有桡神经浅支通过,并与头静脉关系较密切,操作不当可致伤。不能在"鼻烟窝"内操作,因窝内有桡动脉通过。切割距离不要太长,以免造成肌腱滑脱。

针刀刀口线和桡动脉平行,在鞘内纵行疏剥,病情严重者,亦可刺穿腱鞘使刀口接触骨面,刀身倾斜,将腱鞘从骨面上剥离铲起,出针,针孔按压至不出血为止。注意勿伤及桡动脉和神经支。

6. 注射疗法　用得宝松 1ml、2% 利多卡因 1ml、生理盐水 1ml 做鞘管内注射,每周 1 次,共 3 次。对早期病例,效果较好。

7. 手术治疗　病程较长,上述疗法未见效果者,可行腱鞘松解术,在局麻下纵行切开腕背韧带和腱鞘(不缝合),解除对肌腱的卡压,缝合皮肤切口。

桡骨茎突腱鞘炎辨证思路流程图

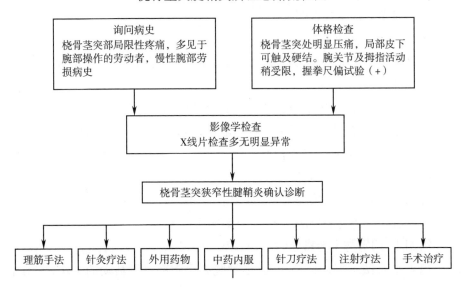

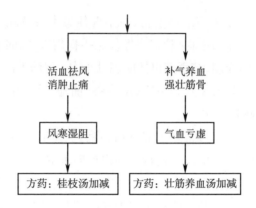

【病例思维程序示范】

患者女,45岁,手套厂工人,因"右腕部疼痛、活动不利2个月"就诊,无外伤史。查体:右腕关节活动稍受限,无明显肿胀,肤温正常,右腕关节桡骨茎突处可触及一米粒大小结节,压痛(+)。握拳尺偏试验阳性,X线片检查未见明显改变。遇寒加重,得温痛减,舌淡红,苔薄白,脉浮紧。

辨证思维程序:

第一步:明确诊断。

患者中年女性,有腕部劳损病史,右腕关节疼痛伴活动受限,右腕关节桡骨茎突处可触及一米粒大小结节,压痛(+),无外伤史,握拳尺偏试验阳性,提示可能桡骨茎突狭窄性腱鞘炎。

第二步:进行辨证论治。

患者除了上述症状外,遇寒加重,得温痛减。治宜活血祛风,消肿止痛,方选桂枝汤加减。

处方:桂枝12g　白芍12g　当归9g　葛根12g　羌活12g　川芎12g　姜黄9g　红花6g　黄芪12g　防风9g　独活12g　延胡9g　伸筋草15g　炙甘草6g。上方7剂,水煎分两次温服。

第三步:辨证选择外治法。

外用海桐皮汤煎水熏洗患处。或用活血通络膏药外敷。以手法治疗为主,配合针灸、针刀、药物等疗法,必要时行腱鞘松解术。

第四步:调摄与生活指导。

患者平时做手部动作要缓慢,尽量脱离手腕部过度活动的工作,少用凉水,以减少刺激。疼痛严重时,可用夹板或硬纸板将腕关节固定于桡偏、拇指伸展位 1 周,以限制活动,可缓解症状。

【医案、经验方及常用中成药】

一、医案

石幼山医案(《古今名医骨伤科医案赏析》)

胡君,就诊日期:1962 年 3 月 17 日。

右腕外侧关节之间筋络酸楚牵掣,旋转举握不利,已近 2 个月,外形并无显著变化。诊脉两手细软,左微弦。夜寐不酣,目光少力,消化不强,足证气血不足,肝肾两虚,中运亦弱,遂致气血无以濡养筋络,形成关节不利。外治为辅,内治为本。

处方:枸杞子 6g　小生地黄 12g　白蒺藜 9g　全当归 5g　桂枝尖 2g　制白术 5g　川续断 9g　潞党参 6g　炙远志 5g　酸枣仁 9g　怀山药 9g　云茯苓 12g　制何首乌 9g　嫩桑枝 15g

外用熏洗方:川桂枝 6g　北细辛 5g　香白芷 5g　制草乌 6g　公丁香 3g　新红花 5g　西羌活 5g　宣木瓜 5g　陈松节 12g

上药捣成粗末,装入纱布袋内,加清水 2 000ml(约五饭碗),煎浓,温熏 20min,每日 2 次(《老中医临床经验汇编》)。

按语:本案为石幼山治疗腕部伤筋验案。桡骨茎突处狭窄性腱鞘炎,又称狭窄性腱鞘炎。拇长展肌腱与拇短伸肌腱经桡骨茎突时,形成一尖锐角度,两肌腱在桡骨茎突处穿过有韧带覆盖而具有滑膜内层的腱鞘,拇长展肌腱常有分裂的肌腱束,因此造成腱鞘内相对狭窄。加之拇指活动度较大,容易间接摩擦,造成劳损或引起创伤。因此腱鞘可发生损伤性炎症,致肌腱、腱鞘均发生水肿、肥厚、管腔狭窄,肌腱在管内滑动困难而产生相应的症状。临床常见于体弱血虚、血不荣筋者,如产后常抱婴儿的妇女,从事轻工业的工人,钢板誊写员等,使拇长展肌腱及拇短伸肌腱过度受累,造成本病。本案即桡骨茎突处狭窄性腱鞘炎,石氏称为寒湿伤筋,认为其病起于操劳过度,气火煦灼,血不濡养,气血失养则如藩篱不密,寒湿之邪外感(操劳而接触冷水更易受寒湿)。既受寒湿,气血更滞,以致病情缠绵。治病从本,当以气血两调,通阳利阴为法,散寒化湿之属亦须入。若一味用辛燥之品则耗阴烁液,可能病情反见加剧。本案内服益气血,调肝肾以图根本,外用温经止痛为辅。该类病证在临床并不少见,但如何运用中医中药治疗,尚乏研究探讨者,石氏的经验当可资借鉴。

二、经验方

1. 三色敷药(《上海石氏伤科方选》)

2. 四肢洗方(《上海石氏伤科方选》)

3. 熏洗方(《上海施杞经验方选》)

三、中成药

外用雪山金罗汉止痛涂膜剂、白脉软膏,复方紫荆消伤巴布膏、通络祛痛膏、狗皮膏、红外线软膏、消痛贴膏等膏药外敷。

腕三角软骨损伤

【概述】

腕三角纤维软骨复合体(triangular fibrocartilage complex,TFCC)损伤是指腕关节尺侧的一组重要结构——包括关节盘、半月板同系物、韧带、肌腱鞘深层、关节囊等——在遭受外伤或出现退变后出现的软组织损伤。患者常有手腕尺侧疼痛和旋转时手腕弹响的症状,并难以完成拧毛巾、开车和使用勺子等动作。腕三角软骨损伤多并发于腕部骨折脱位,单纯腕三角软骨损伤较少见,常易被忽视,是临床上难治性疾病。

【主要病因病机】

腕三角纤维软骨复合体的主要功能有四项:1. 作为桡骨远端关节面的尺侧延伸,覆盖尺骨头,增加关节关节滑动;2. 在腕关节伸腕、旋前时传导尺腕关节间的轴向应力,吸收部分负荷,起缓冲的作用;3. 形成尺桡远端牢固的弹性连接,稳定尺桡远侧关节;4. 对腕关节尺侧部提供支撑,限制前臂过度旋转。

腕三角纤维软骨复合体复杂的解剖和多重的功能,使其易于遭受外伤和出现退变。当腕关节遭受突然的过度扭转时,间接外力作用于腕关节,引起腕三角纤维软骨复合体的牵拉,甚至撕脱,皮下出现出血。腕关节亦可由于慢性劳损或急性软组织损伤迁延不治而来,因腕部长期扭转发力,引起局部充血、渗出、韧带肥厚、筋膜粘连,继而引起局部关节盘和韧带钙化、筋膜及腱鞘挛缩等。

【辨证注意点】

一、抓住本病特点,明确诊断

腕三角软骨损伤患者局部肿胀、压痛、腕关节活动受限;典型体征是腕三角软骨挤压试验阳性。

二、影像学检查从标准的 X 线片开始

虽然 X 线并不能直接显示软组织病变,但可以得到有无骨折、脱位、关节不稳等间接信息。MRI 是诊断腕三角纤维软骨复合体损伤的主要手段。

三、急性和慢性腕部损伤

1. 急性腕部损伤的患者,在诊断骨折脱位之余,还应留意鉴别有无腕三角纤维软骨复合体损伤,关节镜下可直接见到腕三角纤维软骨复合体的关节盘撕裂脱落或韧带关节囊的撕裂断裂等;在处理骨折脱位时同时注意修复腕三角纤维软骨复合体。

2. 慢性腕部损伤的患者,在症状体征相符或类似情况下,应进一步行 MRI 检查;关节镜诊查可直视腕三角纤维软骨复合体损伤,但因关节镜为有创性操作,临床接受度较低。

【辨证思路】

一、明确诊断

1. 患者多有外伤史

2. 患者局部肿胀、压痛、腕关节活动受限;或局部广泛疼痛及放射痛,握持力减弱,腕关节活动时可有响声,腕三角软骨挤压试验阳性。

3. X 线检查可见下尺桡关节间隙稍变宽;MRI 平扫可见腕关节积液,腕三角纤维软骨复合体出现变性或撕裂。

二、鉴别诊断

本病应注意与下尺桡关节脱位、尺侧腕伸肌肌腱炎、尺骨茎突周围炎及月骨无菌性坏死相鉴别。

1. 下尺桡关节脱位　患者外伤后发生下尺桡关节脱位时,当注意鉴别有无合并腕三角纤维软骨复合体损伤;下尺桡关节损伤患者有活动受限,因疼痛患侧前臂旋转及尺偏明显受限,伴有三角软骨损伤时尤甚。

2. 尺侧伸腕肌肌腱炎　本病多为慢性疲劳性损伤,压痛点在腕背偏尺侧,沿伸腕肌腱鞘疼痛甚,伸腕受限,尺偏受限不明显。

3. 尺骨茎突周围炎　本病多为慢性损伤,局部可有肿胀,压痛点在尺骨茎突周围,腕关节旋转及屈伸活动时疼痛明显。

4. 月骨无菌性坏死　本病早期症状不典型,有腕关节痛、腕背月骨区压痛,伴有第三掌骨的轴向叩击痛和腕关节的功能障碍;X 线片对早期诊断亦不确切,故易疏忽而漏诊,多使病变发展到晚期,导致月骨塌陷、碎裂和发生创伤性关节炎。MRI 能明确显示出月骨缺血性改变,对于本病的早期诊断具有重要意义,同时 MRI 又可用于判断治疗效果和病程的转归。

三、辨证论治

腕三角软骨损伤以手法治疗为主,配合药物、固定、练功治疗;部分创伤性腕三角软骨损伤伴有骨折脱位损伤应考虑手术治疗。因腕三角纤维软骨复合体具有损伤容易而痊愈难的特点,因此损伤早期应固定,避免腕关节的过度扭转活动,为软骨修复提供良好环境。

1. 理筋手法　患者正坐,掌心朝下,术者先行相对拔伸,之后将腕关节环转摇晃 6~7 次,然后再揉捏、挤压桡骨远端和尺骨小头的侧方以复位,使其突出处复平,最后将尺桡骨远侧关节捺正,保持稳定的位置。

2. 药物治疗　急性损伤治宜祛瘀消肿,内服七厘散、复元活血汤等,外敷三色敷药或消瘀止痛膏。慢性劳损以温经止痛为主,内服加减补筋丸,外用海桐皮汤煎水熏洗。

3. 固定方法　损伤初期,手法捺正下尺桡关节后,将腕关节固定于功能位 4~6 周;损伤中后期如症状加重时,也可做短期的固定制动。

4. 功能锻炼　在无痛的情况下,逐步进行功能活动。佩戴护腕保护。

腕三角软骨损伤辨证思路流程图

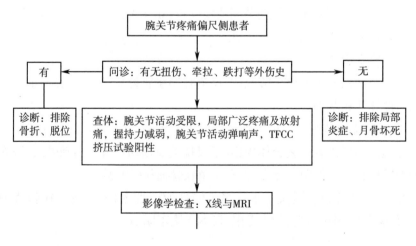

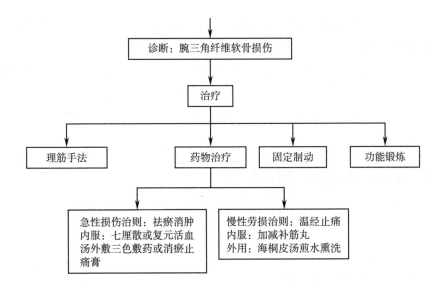

【病例思维程序示范】

王某,男,32 岁,2015 年 4 月 25 日就诊。

主诉:外伤后右腕酸痛乏力月余。

患者外伤后 1 个月前跌仆外伤,右腕撑地,当时外院 X 线检查除外骨折,未予制动;目前,患者仍有右腕酸痛,背伸、握摄乏力,诉旋腕时感觉有响声。舌黯红,苔薄黄,脉弦,纳可,口干,小便黄,大便干,寐安。

体检:右腕尺侧有广泛压痛,右腕背伸受限,腕三角软骨挤压试验阳性。

检查:外院 X 线除外骨折脱位。

辨证思维程序:

第一步:明确诊断。患者有明确外伤史,X 线片已除外骨折脱位,腕三角软骨挤压试验阳性。因此,首诊时应高度怀疑右腕三角软骨损伤可能。

第二步:完善相关检查。首诊时应嘱患者在 X 线片基础上进一步完善右腕 MRI 检查以明确诊断。

第三步:辨证论治。患者损伤虽已月余,右腕淤青已消,但因前期未予固定制动,每次活动锻炼后仍感右腕肿胀疼痛,舌黯红,苔薄黄,脉弦,口干,溲黄便秘,证属气滞血瘀,治拟活血化瘀,通络止痛,予复元活血汤加减。

处方:柴胡 9g　当归 9g　红花 6g　天花粉 9g　制大黄 9g　桃仁 9g　甘草 6g　穿山甲 9g

第四步：根据患者伤在上肢，加羌活 9g、桂枝 9g、赤芍 12g，引药上行，通达四肢，祛瘀生新。

第五步：予右腕支具固定制动，局部三色膏外敷；后期予四肢洗方熏洗并涂擦患处。

第六步：调摄与生活指导。避处寒凉，忌食生冷。在无痛情况下配合右腕屈伸功能锻炼。

【医案、经验方及常用中成药】

一、医案

无。

二、经验方

1. 七厘散（《良方集腋》）

功能：活血散瘀，定痛止血。

主治：治跌打损伤，瘀滞作痛，筋伤骨折，创伤出血。

组成：血竭30g　麝香0.36g　冰片0.36g　乳香4.5g　没药4.5g　红花4.5g　朱砂3.6g　儿茶7.2g

用法：共研极细末，每服 0.2g，日服 1~2 次，米酒调服，或酒调敷患处。

2. 复元活血汤（《医学发明》）

功能：活血祛瘀，疏肝通络。

主治：治跌打损伤，瘀血阻滞证。

组成：柴胡 15g　瓜蒌根 9g　当归 9g　红花 6g　甘草 6g　穿山甲（炮）6g　大黄（酒浸）30g　桃仁（酒浸，去皮尖，研如泥）15g

用法：水煎服，日 1 剂，分早晚 2 次服。

3. 消瘀膏（《上海石氏伤科方选》）

4. 三色膏（《上海石氏伤科方选》）

5. 温经膏（《上海石氏伤科方选》）

6. 四肢洗方（《上海石氏伤科方选》）

三、常用中成药

口服大活络丸等，外用白脉软膏、辣椒碱软膏、骨通贴膏等。

屈指肌腱腱鞘炎

【概述】

屈指肌腱腱鞘炎可发生于不同年龄,多见于妇女及手工劳动者,亦可见于婴儿及老年人。以拇指、食指和中指受累较多见,最常见于拇指,少数患者为多个手指同时发病。主要表现为手指屈伸活动时有弹响,又称"弹响指""扳机指"。

【主要病因病机】

屈指肌腱腱鞘炎属中医学"筋痹""伤筋""筋结"等范畴,中医认为该病是由于手部反复劳作、伤及筋脉,复感风寒湿邪内侵、阻滞脉络、瘀结不通所致。

现代医学认为该病的发病与局部特殊的解剖结构有关系,因屈指肌腱腱鞘是套在屈指肌腱表面的鞘管,存在于活动性较大的手足等处,在掌指关节部位有由掌腱膜增厚而成的腱纤维鞘,主要对肌腱起约束作用,同时增强了屈指的力量。手指经常屈伸,使屈肌腱与骨性纤维管反复摩擦,或长期用力握持硬物,骨性纤维管受硬物与掌骨头两者的挤压,局部充血、水肿,继之纤维管变性,管腔狭窄。屈指肌腱因之受压而变细,两端膨大呈葫芦状,阻碍肌腱的滑动。当肿大的肌腱通过狭窄的隧道时,发生弹跳动作和响声者,称为弹响指;肿大的肌腱不能通过狭窄的隧道时,手指不能伸屈,称为闭锁。

【辨证注意点】

一、本病多有劳损病史,好发于妇女及手工操作人群。

二、结合患者主症及体格检查,可明确诊断。

【辨证思路】

一、明确诊断

1. 本病起病多较缓慢,有劳损病史,好发于家庭妇女和手工操作的工人等。

2. 初起时掌指关节掌侧局限性酸痛,患指屈伸困难,活动后即消;逐步出现弹跳动作,后期患指疼痛,不能屈伸,终日有闭锁。以晨起或手工劳动后和用凉水后症状加重,活动或热敷后减轻。

3. 体检时于患指掌骨头掌侧皮下可触及一豆粒大小的结节状物,手指屈伸时可感到结节状物滑动及弹跳感,有时有弹响,局部压痛明显。由于屈伸受限,给工作和生活带来严重不便,严重者手指多固定于伸直位不能屈曲或固定于屈曲位不能伸直,需要健手帮助伸直。

二、辨证论治

屈指肌腱腱鞘炎属于慢性劳损性疾病,中医综合治疗有较大优势,本病治疗以外治为主,手法治疗效果明显,配合针灸、针刀、药物等疗法,必要时行腱鞘松解术。中药内服针对本虚标实,气血耗损、外感风寒湿等外邪或长期劳损的患者情况疗效较好。如病情严重经保守治疗无效,可行手术治疗,但不建议局部反复局部注射治疗。

1. 中药内服 内服药治宜调养气血,舒筋活络为主。

气滞血瘀:掌指关节掌侧局限性酸痛,患指屈伸困难,活动后即消。逐步出现弹跳动作,舌质淡,苔薄白,脉弦紧。治宜活血祛瘀止痛,方选活血止痛汤加减,当归、苏木、落得打、川芎、红花、乳香、没药、三七、炒赤芍、陈皮、紫荆藤、地鳖虫。

营卫虚弱,气血亏虚:后期患指疼痛,不能屈伸,终日有闭锁。以晨起或手工劳动后和用凉水后症状加重,活动或热敷后减轻。舌质淡,苔白,脉细无力。治宜益气温经,和营通痹,方选黄芪桂枝五物汤加减,黄芪、桂枝、芍药、生姜、大枣等。

2. 理筋手法 术者左手托住患侧手腕,右手拇指在结节部作按揉弹拨,横向推动,纵向拨筋等动作,轻缓伸屈掌指关节,最后握住患指末节向远端迅速拉开,如有弹响声则效果更好。每日或隔日 1 次。

3. 外用药物 可用海桐皮汤煎水熏洗。

4. 针灸治疗 取结节部及周围痛点针刺,隔日 1 次。

5. 小针刀疗法 以结节为中心,局麻后,用小针刀平行于肌腱方向刺入结节部,沿肌腱走行方向作上下挑割,不要向两侧偏斜,否则可损伤肌腱、神经和血管。如弹响已消失,手指活动恢复正常,则表示已切开腱鞘。若创口小者可不缝合,以无菌纱布加压包扎即可。

6. 局部注射疗法 用得宝松 1ml、2% 利多卡因 1ml、生理盐水 1ml 做鞘管内注射,每周 1 次,共 3 次。对早期病例,效果较好。

7. 手术治疗 病程较长,上述疗法未见效果者,可行腱鞘松解术,在局麻下纵行切开腕背韧带和腱鞘(不缝合),解除对肌腱的卡压,缝合皮肤切口。

屈指肌腱腱鞘炎辨证思路流程图

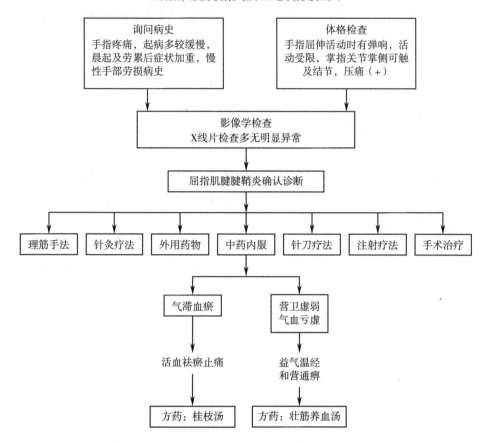

【病例思维程序示范】

患者女,48 岁,菜市场销售,因"右手拇指疼痛伴屈伸不利 3 个月"就诊,自述无外伤史,查体:右手拇指无明显肿胀,肤温正常,右手拇指掌指关节掌侧可触及一豆粒大小结节,压痛(+),右手拇指屈伸稍有受限,伴有弹响声,晨起及劳累后症状加重。X 线片检查未见明显改变。舌黯红,苔薄白,脉弦紧。

辨证思维程序:

第一步:明确诊断

患者中年女性,有手部劳损病史,右手拇指疼痛伴屈伸不利,活动时伴有弹响声,右手拇指掌指关节掌侧可触及一豆粒大小结节,压痛(+),伴有弹响,自述无外伤史,提示可能拇指屈指肌腱腱鞘炎。

第二步:进行辨证论治

右手拇指无明显肿胀,肤温正常,右手拇指掌指关节掌侧可触及一豆粒大小结节,压痛(+),右手拇指屈伸稍有受限,伴有弹响声,晨起及劳累后症状加重。舌黯红,苔薄白,脉弦紧。治宜活血祛瘀止痛,方选活血止痛汤加减。

处方:当归 12g 苏木 12g 落得打 12g 川芎 9g 红花 6g 乳香 9g 赤芍 12g 陈皮 9g 紫荆藤 15g 伸筋草 15g 炙甘草 6g

上方 7 剂,水煎分两次温服。

第三步:辨证选择外治法

外用海桐皮汤煎水熏洗患处。或用活血通络膏药外敷。可以采用手法、药物、小针刀等方法治疗,对病程较长、影响工作和生活,经非手术治疗效果不佳者,可考虑手术治疗。

第四步:调摄与生活指导

患者平时作手部动作要缓慢,避免劳累,避免腕部过度活动,少用凉水,以减少局部刺激。对于发病时间短,疼痛严重的患者更要充分休息,有助于损伤筋健的恢复。施用理筋手法要适当,对晚期硬结比较明显者尽量不用,以免适得其反,可采用水针或小针刀治疗。

【医案、经验方及常用中成药】

一、医案

石幼山医案(《古今名医骨伤科医案赏析》)

罗君,就诊日期:1962 年 7 月 8 日。

右手掌鱼际陈旧伤筋,络道尖利,经常酸痛拒按,引及大指,天阴受寒更甚,兼有关节风湿,病在筋膜络道。制方泡浸药酒,外治摩擦以图奏效。

处方:生川乌 9g 生草乌 9g 生南星 6g 香白芷 6g 甘松 9g 山奈 9g 木鳖 6g 公丁香 3g 北细辛 3g 杜红花 3g 樟脑 3g 冰片 1g

用法:上药捣成粗末,加高粱酒 500ml 泡浸 20 天后,每日用药棉蘸酒摩擦患处(外用药勿入口)。

二诊:1962 年 7 月 22 日。

右手大指鱼际陈旧伤筋,经常酸痛,按压屈伸更甚,经制方浸酒外治摩擦后,酸痛之苦已见大减。再拟温经和络之品,泡浸摩擦,冀收全功。

处方:生川乌 9g 生草乌 9g 北细辛 5g 川桂枝 5g 白芷 5g 公丁香

3g　香木鳖 6g　甘松 9g　山柰 9g　藏红花 3g　生乳香 5g　樟脑 9g　冰片 1g

用法：上药研成粗末，川高粱酒 500ml，浸透 20 天后，每天用药棉蘸酒摩擦患处（切勿入口）（《老中医临床经验汇编》）。

二、经验方

1. 三色敷药（《上海石氏伤科方选》）

2. 四肢洗方（《上海石氏伤科方选》）

3. 熏洗方（《上海施杞经验方选》）

三、中成药

外用雪山金罗汉止痛涂膜剂、白脉软膏，复方紫荆消伤巴布膏、通络祛痛膏、狗皮膏、红外线软膏、消痛贴膏等膏药外敷。

第二节　下 肢 筋 伤

髋关节滑膜炎

【概述】

髋关节滑膜炎多见于 10 岁以下儿童，是一种短暂的非特异性炎症导致的以急性疼痛、肿胀、跛行等为主要特征的疾病。又称为髋关节暂时性滑膜炎、一过性滑膜炎，单纯性滑膜炎、急性短暂性滑膜炎、髋掉环、环跳骨机枢错努、幼儿性髋关节半脱位等。

【主要病因病机】

该病原因尚不明确，可能与创伤、感染及过敏、感受风寒湿外邪有关。病理检查可见非感染性炎症和滑膜增生。

儿童股骨头发育尚未成熟，髋关节活动度比较大，关节囊松弛。当髋关节受到外展牵拉外力时，部分股骨头从髋臼中被拉出。而关节腔内负压作用，导致松弛的关节囊被吸入髋臼内，嵌顿在股骨头和髋臼之间。当股骨头回缩时，嵌顿的关节囊阻挡其复位。此外，关节内脂肪、韧带也可能被挤压或反皱褶，嵌顿在髋臼和股骨头之间。最终导致髋关节关节囊滑膜增生水肿等炎症反应，从而产生疼痛、肿胀、跛行，甚至骨盆出现代偿性倾斜，患肢出现假性变长，患儿不敢步行。

【辨证注意点】

一、病史

本病急性发作,可有外伤或外感病史。

二、典型症状

本病多表现为髋关节疼痛、肿胀、跛行,无法步行。

【辨证思路】

一、明确诊断

1. 病史 多数急性发病,发病前可有上呼吸道感染史或跌倒外伤史。

2. 症状与体征 常表现为髋关节前方及后方压痛,可反射至患肢大腿内侧及膝关节疼痛。髋关节多处于屈曲、内收、内旋位,被动活动受限。可伴有内收肌群屈曲挛缩。患肢可比健侧长。

3. 实验室检查 多数患儿白细胞、中性粒细胞、CRP、血沉等均正常,少数患儿可出现轻度升高。

4. X线检查 可出现髋关节囊阴影,较健侧膨隆,髋关节间隙增宽,股骨头外移,甚至半脱位状态,但髋臼、股骨头骨骺常无破坏。

5. 髋关节穿刺 穿刺液为澄清透明关节炎,细菌真菌培养阴性。

二、鉴别诊断

1. 先天性髋关节脱位 先天性髋关节脱位病程较长,一般无外伤史,可无明显疼痛,婴儿期活动受限或较健侧差,幼儿期出现摇摆状步态异常。X线检查除髋关节间隙增宽外,可见髋臼、股骨头、股骨颈,甚至骨盆和脊柱的异常。

2. 先天性髋内翻 患儿摇摆状步态异常,患髋外展活动受限。X线检查见颈干角小于正常儿童,甚至小于90°。

3. 股骨头骨骺分离 股骨头骨骺分离并不多见,多为病理性头骺滑脱,通过X线片诊断不难。但新生儿股骨头尚未骨化,产伤性骨骺分离,仅通过X线检查,容易误诊为髋关节脱位。髋关节内骨擦感是本病诊断的重要依据,MRI检查便可明确诊断。

4. 股骨头骨骺炎 多发于3~10岁儿童,髋部隐痛,活动后疼痛加重,休息后减轻,继而出现患肢短缩,跛行。病程较长,可见大腿及臀部肌肉萎缩。X线检查可见股骨头骨骺囊性变及致密改变,继而骨骺碎裂、变扁,晚期可见股骨头扁平,半脱位。

5. 髋关节滑膜结核 多伴有低热、乏力等结核的全身症状,结核菌素试验常可明确诊断。

6. 化脓性髋关节炎 起病迅速,伴有高热寒战,白细胞、中性粒细胞、血沉、CRP 明显升高,关节穿刺表现为脓性关节液,细菌培养可有阳性结果。

三、辨证论治

1. 手法治疗 手法宜轻柔。医者立于患侧,先用手指弹拨放松股内收肌群,一手托小腿后侧近端,一手握住脚踝,缓慢屈伸髋膝关节。在双手牵引作用下,最大程度屈曲髋膝关节,使膝贴胸部,足跟贴于臀部。再将患肢内收、内旋,同时缓缓牵引伸直。手法完毕。此时检查患肢,若患肢长度恢复,症状即可消失。

2. 生活调护 避免患肢外展、外旋等动作,患髋可适当热敷,缓解滑膜炎的症状,必要时牵引。

髋关节滑膜炎辨证思路流程图

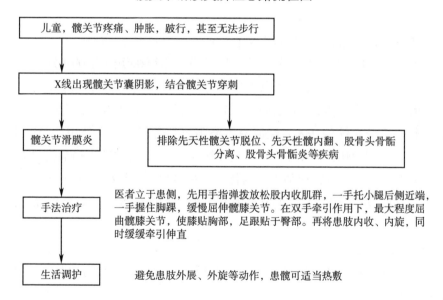

【病例思维程序示范】

刘某,男,5 岁。左髋疼痛活动不利 1 天。患儿昨日家中步行玩耍,跌倒后家人扶起,拒绝左髋活动,不肯下地行走。否认近期感冒咳嗽等感染病史。

体检:体温正常,跛行步态,左髋无红肿发热,关节后方压痛,髋关节于屈曲、内收、内旋位,被动活动受限,无弹性固定。左侧下肢比健侧长 0.5cm。

辨证思维程序:

第一步:外伤 1 天,病程短,非先天性疾病或慢性疾病。患儿 5 岁,家中玩耍跌倒,低能量外伤史,除外骨折。体温正常,左髋无红肿发热,否认近期感冒咳嗽等感染病史,除外感染性疾病。左髋关节于屈曲、内收、内旋位,被动活动受限,无弹性固定,除外髋关节脱位。关节后方压痛,患侧下肢比健侧长,提示髋关节间隙内有软组织嵌顿。综上所述,暂时考虑伤筋病范围,髋关节滑膜炎。

第二步:予以 X 线检查,再次除外骨折及脱位,同时观察髋臼发育情况,避免先天性髋关节脱位等疾病的漏诊。

第三步:手法治疗。手法宜轻柔,避免患儿紧张。

【医案、经验方及常用中成药】

一、医案

选自(《活血通络法治疗小儿创伤性髋关节滑膜炎疗效观察》)

患者,男,10 岁,半个月前在练习跆拳道时不慎扭伤致右侧髋关节疼痛。由于疼痛较轻,未行治疗。休息 1 周后疼痛消失,患者恢复训练。训练 1 周后右髋关节疼痛加重,功能受限。检查示患者右髋关节"4"字试验阳性,右下肢较左下肢短缩约 2cm。经河南省洛阳正骨医院自拟方外用联合牵引 2 周治疗后,复查 MRI 显示右髋关节积液基本消失,右髋关节疼痛消失,"4"字试验阴性,双下肢等长,评估等级为优。嘱患者出院后继续卧床休息 2 周。3 个月后来院复查,MRI 示髋关节积液基本消失。现患者出院 6 个月,病情未复发。

二、经验方

河南省洛阳正骨医院自拟方(《活血通络法治疗小儿创伤性髋关节滑膜炎疗效观察》)

功能:活血化瘀,行气止痛,疏经通络。

主治:气滞血瘀证。

组成:金银花 30g 防风 10g 苏叶 10g 薄荷 40g 大黄 30g 黄芩 30g 泽兰 30g 伸筋草 20g 桂枝 5g 黄柏 20g 丹参 20g 红花 20g。

用法:每日 1 剂,用打粉机将中药打成细粉,配枣花蜜将粉剂调成膏状,敷于患处,保鲜膜包裹。

三、常用中成药

治伤软膏,麝香止痛膏,消瘀止痛膏。

膝骨关节炎

【概述】

膝骨关节炎多见于中老年人,是一种以疼痛、僵硬、畸形等关节退变为表现的慢性疾病。又称为膝关节增生性关节炎、肥大性关节炎、老年性关节炎、膝骨关节病等。

【主要病因病机】

一、原发性膝骨关节炎

随着年纪的增大,膝关节软骨逐渐退变,失去弹性,再加上长期的使用,使膝关节软骨磨损,破裂,脱落并形成游离体,裸露的软骨下骨则继发骨质增生,周围关节囊、滑膜和脂肪垫则出现增生、肥厚、充血,从而表现为疼痛,活动受限,肿胀,畸形等表现。

二、继发性膝骨关节炎

常有明确的外伤史,包括骨折、脱位以及软组织损伤。病理过程与原发性膝骨关节炎相同。

【辨证注意点】

一、病史

是否存在明确外伤史。

二、典型症状

本病多表现为膝关节疼痛、僵硬、肿胀、活动受限、肌肉萎缩、畸形。

三、诊断标准

诊断标准主要根据患者的症状、体征、影像学检查及实验室检查。目前采用美国风湿病协会 1995 年修订的诊断标准,该标准包含临床、放射学和实验室标准(表 3-1)。

表 3-1 膝骨关节炎诊断标准

类型	内容	标准
临床标准	①近 1 个月大多数时间有膝关节疼痛 ②有骨摩擦音 ③晨僵时间≤30min ④年龄≥38 岁 ⑤有骨性膨大	满足①+②+③条或①+②+⑤条或①+④+⑤条者可诊断膝骨关节炎
临床+放射学+实验室标准	①近 1 个月大多数时间有膝关节疼痛 ②X 线片示骨赘形成 ③关节液检查符合骨关节炎 ④年龄≥40 岁 ⑤晨僵时间≤30min ⑥有骨摩擦音	满足①+②条或①+③+⑤+⑥条或①+④+⑤+⑥条者可诊断膝骨关节炎

【辨证思路】

一、明确诊断

1. 病史 慢性发病,可有明确外伤病史。

2. 症状与体征

(1)疼痛:是最主要的主诉,开始为钝痛,少量活动后缓解,长时间活动后加重,疼痛程度与 X 线表现无关。

(2)僵硬:出现典型的"休息后活动困难"或"晨僵",一般持续时间较短。

(3)肿胀畸形:周围关节囊、滑膜增生炎症反应可致肿胀,骨质增生可出现膝关节畸形。

(4)活动受限:肿胀畸形的膝关节活动度往往明显受限。

(5)肌肉萎缩:因疼痛及活动受限所致的失用性肌肉萎缩。

3. 实验室检查 多数患者白细胞、中性粒细胞、CRP、血沉等均正常,少数患者可出现轻度升高,无特异性。

4. X 线检查 膝关节内外侧边缘骨赘形成,内外侧间隙变窄,胫骨髁间隆起变尖,关节面下方骨质硬化。晚期骨赘增生明显,关节间隙消失,关节面凹凸不平,伴有塌陷,关节内可出现游离体。

二、鉴别诊断

1. 风湿性关节炎　一种反复发作的全身变态反应性结缔组织疾病。发病前多有上呼吸道感染。表现为游走性、对称性大关节炎的红肿热痛。皮肤可出现环形红斑及皮下结节。血沉加快，抗链球菌溶血素"O"阳性。

2. 化脓性关节炎　关节急性发病的化脓性感染。常见于膝关节。关节明显的红肿热痛，甚至寒战高热。白细胞、中性粒细胞、血沉等明显升高，血培养阳性，关节穿刺为黄色混浊脓液。

3. 神经性关节炎　各种神经系统病变导致的关节炎。关节的感觉神经丧失，关节失去正常的保护机制。关节疼痛不明显，但存在十分严重的关节损伤，甚至关节处于半脱位或脱位状态。

三、辨证论治

本病多有外伤或劳损，加之中年以后肝肾亏虚所致。若肾阳虚者，方用肾气丸；若肾阴虚者，方用六味地黄丸。外用可取桃红四物汤膝关节外敷或熏洗。

膝骨关节炎辨证思路流程图

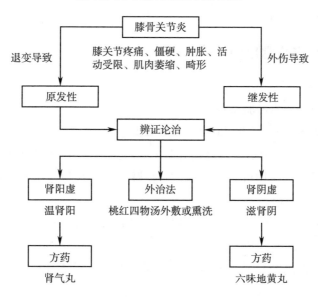

【病例思维程序示范】

刘某，男，72岁。左膝疼痛活动不利10年加重1个月。10年前跌倒外伤致左膝肿痛，急至当地医院就诊，摄片未见明显骨折，磁共振提示：左膝关节积液，左膝周围软组织损伤，左胫骨平台骨髓水肿，左股骨内侧髁骨髓水肿，半月板及交叉韧带未见明显异常。予以休息,口服莫比可,冰敷后症情缓解,但其后左膝时有酸胀疼痛。近1个月,患者左膝酸痛疼痛明显加重,腰膝畏寒明显,得温则减,小便清长,大便溏薄,摄片提示左膝退变。查体:左膝肿胀,内侧压痛,无叩痛,抽屉试验(-),研磨试验(+),肤温正常,舌淡胖苔白,脉沉弱。

辨证思维程序:

第一步:左膝疼痛10年,有明确外伤史,10年间迁延反复,体检及辅助检查提示骨质退变,无明确半月板或交叉韧带等结构损伤,综上所述,可诊断为膝骨关节炎。结合腰膝畏寒明显,得温则减,小便清长,大便溏薄,舌淡胖苔白,脉沉弱等症状,可考虑肾阳亏虚证。

第二步:治疗可予以肾气丸温补肾阳,配合桃红四物汤热敷膝关节。

第三步:如疗效欠佳,步行时疼痛明显,可予以西乐葆或莫比可等消炎止痛药缓解病情,结合患者查体,研磨试验(+),可复查磁共振,除外半月板损伤。

第四步:生活调摄。忌食生冷,注意膝关节保暖,膝关节功能锻炼,避免长时间步行及上下楼梯等活动。

【医案、经验方及常用中成药】

一、医案

选自《施杞学术经验撷英》

陆某,女,60岁。首诊:2008年6月2日。

两膝疼痛1年。两膝关节疼痛肿胀1年,上下楼梯不利,下蹲尤显,无弹响,活动受限,胃纳二便均可。舌质黯,苔薄,脉弦滑。双膝X线提示双膝关节退行性改变,骨质疏松。

诊断:中医:骨痹 气滞血瘀;西医:双膝骨关节炎。

治则:活血化瘀,消肿止痛。

处方:圣愈汤合身痛逐瘀汤加减。炙黄芪9g 党参12g 当归9g 白芍12g 生地9g 大川芎12g 柴胡9g 桃仁9g 红花9g 乳香9g 五灵脂12g 羌活9g 秦艽9g 制香附12g 川牛膝12g 广地龙6g 香谷芽15g 14剂。

用法:分两次服。药渣装入毛巾袋中湿热敷膝部,每天2次,每次待药渣凉后即可。同时每天操练"施氏十二字养生功"。

二诊:2008年6月16日。药后疼痛缓而未已,左膝尚有肿胀,二便正常。苔薄,脉细滑。再调摄。

处方:圣愈汤合身痛逐瘀汤加减。炙黄芪 9g　党参 12g　当归 9g　白芍 12g　生地 9g　大川芎 12g　柴胡 9g　桃仁 9g　红花 9g　乳香 9g　五灵脂 12g　羌活 9g　秦艽 9g　制香附 12g　川牛膝 12g　广地龙 6g　生黄芪 18g　苍白术各 15g　汉防己 18g　制川乌 9g　香谷芽 12g　14 剂。

用法:水煎服。每天 1 剂,分两次服,每次加麝香保心丸 2 粒,吞服。

三诊:2008 年 6 月 30 日。两膝疼痛已缓,左膝肿胀明显,药后稍有缓解,不耐久行,二便正常。苔薄,脉细。再拟调摄。

处方:圣愈汤合独活寄生汤加减。炙黄芪 9g　党参 12g　当归 9g　白芍 12g　熟地 12g　大川芎 12g　柴胡 9g　白术 9g　独活 9g　桑寄生 12g　秦艽 9g　防风 12g　桂枝 9g　茯苓 15g　杜仲 12g　川牛膝 12g　炙甘草 6g　九香虫 9g　香谷芽 12g　仙灵脾 12g　14 剂。

用法:水煎服。

随访:1 个月后患者诸症消失,行走自如。嘱避免劳累,控制体重。

按语:膝骨关节炎的表现当属痹证,从病机而言,本病虽由风寒湿三气杂至合而为病,但正气亏虚是发病之内因,患者往往本身有正气先虚,六淫外邪遂能乘虚而入,盘踞经隧,导致气血闭阻而发病。本案患者虽初诊时已明确有骨质疏松症,但因其疼痛明显,故选用王清任的身痛逐瘀汤。《医林改错》曰:"凡肩痛、臂痛、腰痛、腿痛,或周身疼痛,总名曰痹症。明知受风寒,用温热发散药不愈⋯⋯病在皮脉,易于为功,病在筋骨,实难见效⋯⋯身痛逐瘀汤。"故膝骨关节炎急性发作疼痛乃瘀血夹风湿痹阻经络所致,常以身痛逐瘀汤治之。同时,选用《医宗金鉴》中的圣愈汤,两方合用具有益气养血、活血化瘀、舒筋通络等综合疗效。再配合麝香保心丸作为药引,加强搜经剔络之效。此组方从益气理血活血化瘀较为全面,但对于相应病情变化,我们还会进行加减调整,如有关节肿胀则加生黄芪、苍白术、汉防己取防己黄芪汤之义。至三诊时患者诸恙均缓,已能行走,然行走不能持久,可见肝肾之气得复,却失其厚积,故待肿痛均缓,改以圣愈汤合独活寄生汤调益肝脾肾,补益梳理气血为主,兼予祛风湿,止痹痛以收全功。

二、经验方

1. 羌活胜湿汤(《脾胃论》)

功能:祛寒散寒,除湿止痛。

主治:风寒湿痹证。

组成:黄芪 15g　防风 12g　羌活 12g　独活 12g　桂枝 9g　秦艽 9g　当

归 12g　川芎 12g　甘草 6g　藁本 9g

用法:水煎服,每日 1 剂,日服 2 次。

2. 身痛逐瘀汤(《医林改错》)

功能:活血化瘀,舒筋止痛。

主治:瘀血闭阻证。

组成:桃仁 10g　红花 6g　当归 10g　五灵脂 9g　地龙 9g　川芎 9g　没药 6g　香附 12g　羌活 12g　秦艽 20g　牛膝 9g　甘草 3g

用法:水煎服,每日 1 剂,日服 2 次。

3. 牛蒡子汤(石氏伤科经验方)

功能:化痰消肿,祛风散结。

主治:周身四肢麻痹酸楚,牵强掣痛,关节不利等证。

组成:牛蒡子 9g　白僵蚕 9g　白蒺藜 9g　独活 9g　白芷 3g　秦艽 6g　制半夏 6g　桑枝 9g

用法:水煎服,每日 1 剂,日服 2 次。

三、常用中成药

通络祛痛膏、雪山金罗汉止痛涂膜剂、骨痛贴膏、消痛贴膏、附桂骨痛胶囊。

膝关节创伤性滑膜炎

【概述】

膝关节创伤性滑膜炎是指膝关节损伤导致的滑膜无菌性炎症。主要表现为膝关节肿胀、疼痛、活动不利。

【主要病因病机】

膝关节关节囊的滑膜层是膝关节的重要结构,覆盖除了股骨内外侧髁、胫骨内外侧髁及髌骨关节软骨面以外的大部分关节腔。滑膜富有血管,能分泌滑液,营养关节软骨,保持关节正常活动度。急性膝关节创伤性滑膜炎,外伤后滑膜可出现充血,炎性分泌物增多,刺激滑膜产生疼痛,关节囊内滑液性质改变,影响活动。滑膜损伤严重者,关节腔内积液明显,长期刺激导致滑膜增厚、纤维化,引起关节粘连,可发展为慢性膝关节创伤性滑膜炎,表现为关节活动度减小,股四头肌失用性萎缩。

【辨证注意点】

一、病史

有明确膝关节外伤病史。

二、典型症状

急性膝关节创伤性滑膜炎多表现为膝关节疼痛、肿胀明显。查体可及浮髌试验阳性。慢性膝关节创伤性滑膜炎,则表现为关节粘连,活动度减小,股四头肌失用性萎缩。

【辨证思路】

一、明确诊断

1. 病史　有明确膝关节外伤史。

2. 症状与体征　急性膝关节创伤性滑膜炎常表现为膝关节肿胀疼痛明显,压痛不固定,屈伸活动时疼痛加重,肤温可增高,浮髌试验阳性。慢性膝关节创伤性滑膜炎则表现为膝关节肿胀,可有胀痛,活动度下降,股四头肌萎缩。

3. X 线检查　无明显骨质异常。

4. 膝关节穿刺　穿刺液为非透明淡粉红色液体,细菌真菌培养阴性。

二、鉴别诊断

1. 色素沉着绒毛结节性滑膜炎　男性多见,好发于膝关节,是一种局限性、破坏性的纤维组织细胞增生性病变。变现为疼痛肿胀,可突然发作。X 线片:关节周围软组织密度增高。可见局限性骨缺损,边界清晰,无硬化环。MRI:滑膜弥漫结节状增生。易复发。

2. 膝关节结核　膝关节软骨、半月板及骨质破坏较早出现,关节间隙狭窄,增殖的肉芽组织内有干酪样坏死物质的存在,同时存在低热、消瘦、夜间盗汗等全身症状。结合 X 线检查、结核菌素试验、结核感染 T 细胞检查可鉴别。

3. 交叉韧带损伤　年老者膝关节外伤多见。表现为下楼梯时酸痛,抽屉试验阴性,Lachman 试验阳性,需磁共振明确诊断。

4. 膝关节损伤三联征　外伤时伴有小腿旋转者多见,侧方挤压试验(+),内侧压痛明显,前抽屉试验(+),严重影响膝关节功能,且容易漏诊。需磁共振明确诊断。

三、辨证论治

1. 关节穿刺　严格无菌要求。肿胀积液明显者,可采取关节穿刺。抽液后需弹力绷带加压包扎。

2. **药物治疗** 急性膝关节创伤性滑膜炎,治宜活血化瘀散积,内服桃红四物汤加三七末,外敷消瘀止痛膏。慢性膝关节创伤性滑膜炎,治宜祛风燥湿、强肌壮筋,内服羌活胜湿汤或健步壮骨丸,外贴万应膏或四肢洗方外洗。

3. **手法治疗** 待肿胀消退后可手法治疗,以舒经活络,消肿止痛。可使用施氏整膝三步九法,动作轻柔为宜。

4. **功能锻炼** 在不增加疼痛的情况下,屈伸膝关节,可防止关节粘连、肌肉萎缩,促进恢复。

膝关节创伤性滑膜炎辨证思路流程图

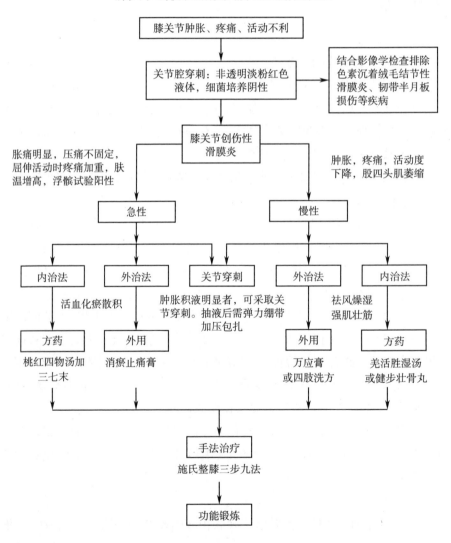

【病例思维程序示范】

张某,男,27 岁。外伤致左膝疼痛肿胀活动不利 1 周。1 周前患者滑倒致左膝疼痛,急至当地医院就诊,摄片未见明显骨折,予以休息,膏药外敷。近 1 周左膝疼痛肿胀明显加重,屈伸活动不利。查体:左膝肿胀,浮髌试验(+),无叩痛,侧方挤压试验(−),抽屉试验、研磨试验无法配合,左膝肤色瘀紫,肤温正常,舌紫苔薄白,脉弦。

辨证思维程序:

第一步:年轻男性,低能量暴力致左膝肿痛,摄片未见明显骨折。除外慢性风湿免疫系统疾病及感染性疾病,除外骨折。第二步:结合患者肿胀明显,浮髌试验(+),左膝肤色瘀紫,肤温正常,可诊断为膝关节创伤性滑膜炎急性期。如肿胀加重,可予以关节穿刺抽取关节液送关节液生化检查及关节液细菌培养检查,并加压包扎。

第三步:如患者跪地外伤,需警惕后交叉韧带损伤,年轻患者多为止点撕脱性骨折,年老者可出现后交叉韧带损伤。下楼梯时出现酸痛,应行磁共振明确诊断。如患者外伤时伴有小腿旋转,侧方挤压试验(+),内侧压痛明显,前抽屉试验(+),需警惕膝关节损伤三联征,即前交叉韧带、内侧副韧带即内侧半月板合并损伤,严重影响膝关节功能,且容易漏诊。

【医案、经验方及常用中成药】

一、医案

选自(《外敷滑膜膏内服二术苓皮汤治疗膝关节滑膜炎 1 050 例》)

王某,男,34 岁,工人。

左膝关节肿痛近半年,1 个月来肿痛加剧,无外伤史。诊见左膝关节明显肿胀、灼烧、触痛,皮色不变,功能障碍,浮髌试验阳性,左膝髁间周径 34cm,右膝髁间周径 31cm,舌淡胖、苔白厚腻,脉细濡数。检查血常规正常,血沉 70mm/h。X 线片示左膝髌骨边缘轻度增生。

诊断:中医:骨痹　脾虚湿热;西医:膝关节滑膜炎。

治则:健脾清热利湿。

处方:二术苓皮汤加地龙 12g　赤小豆 10g

服 10 剂后左膝肿痛明显减轻,但舌苔仍厚腻、纳呆。原方去地龙加滑石

30g。后复查血沉 4mm/h,左右膝髌间周径均为 31cm,活动自如。为巩固疗效,将上方 3 倍量配成丸药 1 料服用,随访 6 个月未见复发。

按语:该病患者舌淡胖、苔白厚腻,脉细濡数,皆为脾虚湿热之象。湿热邪气为病本,湿热壅滞又易痹阻血脉,使脾虚气滞,病久则易耗伤阴液,侵及血分,致阴虚内热,或血热内生。其中湿邪是关键,湿属阴邪,郁久化热伤阴,或聚而生痰,痰瘀互结,致病程缠绵难愈。故本病中医以健脾利湿、清热利水为原则,内服二术苓皮汤化裁以收治本之功。

二、经验方

二术苓皮汤(《外敷滑膜膏内服二术苓皮汤治疗膝关节滑膜炎 1 050 例》)

功能:健脾除湿,清热解毒,通利关节。

主治:湿热阻络。

组成:苍术 12g 白术 12g 茯苓皮 20g 薏苡仁 30g 金银花 30g 川牛膝 15g

用法:水煎服,每日 1 剂,日服 2 次。

三、常用中成药

痹祺胶囊、大活络胶囊、参苓白术丸。

膝关节侧副韧带损伤

【概述】

膝关节内、外侧副韧带,是膝关节主要的稳定结构。膝内侧副韧带起于股骨内髁,向下止于胫骨内髁的侧面,具有限制胫骨内旋和膝关节外翻的作用。膝外侧副韧带位于膝关节外侧的后 1/3,起于股骨外侧髁结节,呈条索状,止于腓骨小头,与髂胫束共同限制膝关节内翻。

【主要病因病机】

内侧副韧带损伤,常为膝外翻暴力所致。多发生在膝关节轻度屈曲位时,小腿突然受到外展外旋暴力作用所致。膝伸直位损伤时,膝外翻及外旋的应力首先作用于内侧副韧带浅层,其次为前交叉韧带、内侧副韧带深层。因此膝内侧副韧带浅层是膝关节屈伸过程中最容易受伤的。

反之,当膝关节过度内翻时,可引起膝关节外侧副韧带的损伤或断裂。常发生于止点处,多伴有腓骨小头撕脱骨折。严重者可同时造成髂胫束、外侧关节囊、腘肌腱、腓总神经等外侧结构损伤。

【辨证注意点】

一、明确内侧副韧带损伤和外侧副韧带损伤。

二、注意鉴别是否合并有其他结构的损伤,如半月板损伤、交叉韧带损伤。

三、根据损伤程度明确治疗方案。

【辨证思路】

一、明确诊断

1. 内侧副韧带损伤　膝关节内侧疼痛、肿胀,皮下瘀斑,关节功能受限,韧带走行处压痛,外翻应力试验阳性。

2. 外侧副韧带损伤　膝外侧局限性疼痛明显,局部可有肿胀、压痛,关节功能受限,韧带走行处压痛,内翻应力试验阳性。

3. X线检查可以显示因韧带牵拉而造成撕脱骨折块,内外翻应力位像可发现侧副韧带损伤处关节间隙增宽。MRI检查能够通过观察韧带性状以及信号和连续变化从而诊断,进一步评估韧带损伤部位、程度。

二、鉴别诊断

内侧副韧带损伤大部分为单纯的部分性损伤,但是单纯的外侧副韧带损伤不常见,注意鉴别是否合并有其他结构的损伤,如半月板损伤、交叉韧带损伤等。如外翻应力试验时,屈膝30°,结果阳性为单纯MCL损伤,伸直位阳性可能合并前交叉韧带及后内侧角损伤。MRI进一步检查能够发现是否合并其他部位的伤。

三、辨证治疗

大部分单纯的侧副韧带损伤可行保守治疗,但严重影响膝关节稳定性的损伤需手术治疗。

膝关节侧副韧带损伤辨证思路流程图

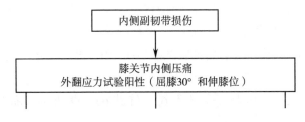

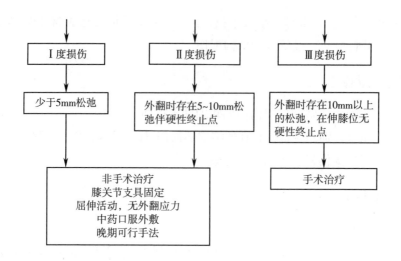

【病例思维程序示范】

许某,男,23 岁,2019 年 3 月 6 日就诊。患者因左膝外伤致左膝关节疼痛,活动受限 3 天就诊。膝关节内侧压痛,外翻应力试验阳性,舌黯质紫,苔薄白,脉弦。

第一步:明确诊断。明确压痛点,行内外翻应力试验,根据体检结合病史初步诊断为内侧副韧带损伤。

第二步:进一步检查。X 线排除骨折及脱位,MRI 进一步明确诊断,排除其他结构损伤。

第三步:评估损伤程度。根据外翻应力试验及 MRI 表现评估损伤程度。

第四部:明确治疗方案。患者左膝内侧副韧带 I 度损伤,采用非手术治疗,采用可调式支具固定,可行屈伸功能锻炼。桃红四物汤加减口服活血消肿、祛瘀止痛。外敷三色敷药。

【医案、经验方及常用中成药】

一、医案

王某,男性,25 岁,患者因左膝外伤致左膝关节疼痛,活动受限 1 周就诊。胃纳二便可,舌黯质紫,苔薄白,脉弦。检查:左膝关节内侧压痛,外翻应力试验阳性,Lachman 试验(-),前后抽屉试验(-)。MRI 提示左膝内侧副韧带 II 度损伤。

处方:当归 12g　川芎 6g　乳香 6g　红花 6g　没药 5g　赤芍 9g　陈皮

5g　三七 3g　落得打 6g　苏木 5g。

口服 7 剂,外敷三色敷药,膝关节支具固定。

二诊:肿痛减轻,原方加伸筋草 15g　川牛膝 12g。外敷三色敷药。继续膝关节支具固定,指导患者功能锻炼。

二、经验方

1. 桃红四物汤(《医宗金鉴》)

功能:活血祛瘀。

主治:损伤血瘀证,适用于损伤初期。

组成:当归 15g　熟地 15g　川芎 15g　白芍 15g　桃仁 15g　红花 15g

用法:水煎服,日 1 剂,分 2 次服。

2. 补肾壮筋汤(《伤科补要》)

功能:补益肝肾、强壮筋骨。

主治:适用于损伤后期。

组成:熟地 12g　当归 12g　牛膝 10g　山茱萸 12g　茯苓 12g　续断 12g杜仲 10g　白芍 10g　青皮 5g　五加皮 10g

用法:水煎服,日 1 剂,分 2 次服。

3. 三色敷药(《上海石氏伤科方选》)

三、常用中成药

可选用治伤胶囊、独一味胶囊等口服,复方紫荆消伤巴布膏等外用。

膝关节半月板损伤

【概述】

膝关节半月板位于胫骨关节面的内侧和外侧,呈半月形状的纤维软骨。其边缘部较厚,与关节囊紧密连接,中心部薄,以增加胫骨髁凹陷及衬垫股骨内外髁的作用,达到保持关节的稳定性和缓冲震荡的作用。

半月板损伤是膝部最常见的损伤之一,其发生与年龄、职业、运动水平等有较为密切的关系。退变性半月板损伤多见于 40 岁以上的中老年人,是长期累积性损伤的结果。创伤性半月板损伤多见于 20~40 岁的青壮年,男性多于女性。

【主要病因病机】

一、暴力扭挫

当膝关节半屈曲位时,突然过度外翻或内翻,内旋或外旋,半月板被挤压在股骨髁与胫骨之间,受到旋转压力作用,当旋转碾挫力超过了半月板所能允许范围时,即引起半月板的撕裂。

二、慢性劳损

无明显急性损伤史,因长期的半蹲位或蹲位工作,重复膝关节屈曲、旋转和伸直动作,半月板被反复挤压和磨损,日久导致半月板破裂,以磨损为主。

【辨证注意点】

一、仔细询问受伤史,明确损伤机制。

二、根据体征结合 MRI 检查综合评价。

三、注意鉴别是否合并有其他结构的损伤,如侧副韧带损伤、交叉韧带损伤。

四、根据年龄、症状、体征行个性化治疗。

【辨证思路】

一、明确诊断

1. 急性半月板损伤多有膝关节外伤史,伤后即出现疼痛、肿胀、关节屈伸活动受限。急性期由于疼痛,难以配合详细的体检,需通过 MRI 检查明确损伤情况。

2. 慢性期主要症状是膝关节疼痛,活动后加重,关节内弹响、打软腿,部分患者甚至伴有关节交锁。体检时膝关节不肿或稍肿,股四头肌萎缩。膝关节内侧或外侧关节间隙压痛是半月板撕裂最敏感的体征,可伴有 McMurray 试验及 Apley 试验阳性。

3. 慢性半月板损伤无明显损伤史,常见于内侧半月板后角,常有关节游离体及关节软骨磨损等退行性改变。

4. 膝关节 MRI 检查是诊断膝关节半月板损伤的最重要的手段,可判断半月板撕裂的类型、位置、损伤程度。

二、鉴别诊断

急性损伤者应注意与侧副韧带损伤、交叉韧带损伤鉴别。慢性损伤应与膝骨关节炎、髌骨软化症等相鉴别。

三、辨证论治

治疗的目的应是尽可能地恢复膝关节的功能,治疗方案取决于急性或是慢性损伤以及患者对于功能的要求。保守治疗可以早期恢复运动,但发生远期并发症的可能较大。

因此对于急性损伤的年轻患者,若症状明显,交锁严重者应尽早行关节镜手术治疗。膝关节半月板急性损伤迁延、未得到有效治疗的患者以及慢性损伤患者,如果临床检查存在半月板撕裂的症状和体征,同样应进行膝关节镜的手术治疗。

膝关节半月板损伤辨证思路流程图

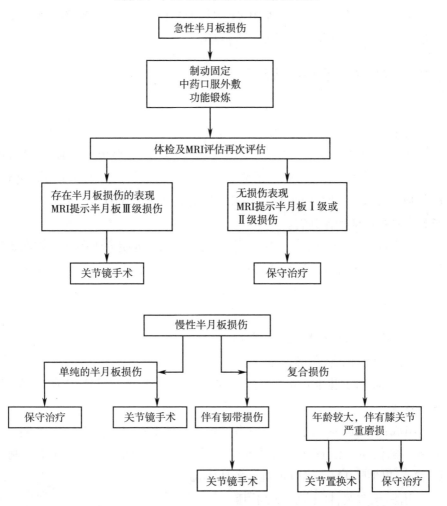

【病例思维程序示范】

陈某,男,33岁,2018年6月25日就诊。患者因左膝外伤致左膝关节疼痛,活动受限1个月就诊。膝关节外侧间隙压痛,McMurray试验阳性,内外翻应力试验阴性,Lachman试验阴性、前后抽屉试验阴性,舌黯质紫,苔薄白,脉弦。

第一步:明确诊断。青年患者,根据外伤史,膝外侧间隙压痛,麦氏征阳性,初步诊断为左膝外侧半月板损伤。

第二步:完善相关检查。X线排除骨折及脱位,MRI进一步明确诊断,排除其他结构损伤。

第三步:评估损伤程度。根据MRI表现评估损伤程度。

第四步:明确治疗方案。MRI提示外侧半月板Ⅲ度损伤,采用膝关节镜手术治疗。Ⅰ、Ⅱ度损伤可以采取保守治疗。

【医案、经验方及常用中成药】

一、医案

何某,女性,40岁,2个月前因左膝扭伤后出现左膝关节疼痛,活动受限,行走活动后加重,无发热,胃纳二便正常,舌黯苔薄白,脉涩。检查:左膝轻度肿胀,未见明显瘀斑,局部肤温正常。外侧间隙压痛阳性,McMurray试验阳性,内外翻应力试验阴性,Lachman试验阴性、前后抽屉试验阴性。MRI:左膝外侧盘状半月板伴桶柄样撕裂。

处方:膝关节制动,护膝保护,避免剧烈活动。入院完善各项术前准备后行膝关节镜下半月板成形缝合术。术后次日护膝保护下行走,4周内避免深蹲活动。

二、经验方

1. 筋痹方(《施杞教授经验方》)

功能:活血化瘀,蠲痹止痛。

主治:适用于膝半月板急性损伤期,膝关节肿胀疼痛明显,舌质黯,苔腻,脉弦者。

组成:炙黄芪9g　党参12g　当归9g　白芍12g　川芎12g　生地9g　柴胡9g　桃仁9g　红花9g　乳香9g　五灵脂12g　独活12g　秦艽9g　制香附12g　川牛膝12g　广地龙9g　炙甘草6g。

用法:水煎服,日1剂,分2次服。

2. 调身通痹方(《施杞教授经验方》)

功能：调补肝脾肾活血化瘀。

主治：适用于术后恢复期,乏力酸胀持续,舌质淡黯,苔薄,脉细濡者。

组成：炙黄芪 9g　党参 12g　当归 9g　白芍 12g　川芎 12g　熟地 12g 白术 9g　柴胡 9g　独活 9g　桑寄生 12g　秦艽 9g　防风 12g　桂枝 9g　茯苓 15g　杜仲 12g　川牛膝 12g　炙甘草 6g。

用法：水煎服,日 1 剂,分 2 次服。

3. 三色敷药(《上海石氏伤科方选》)

4. 四肢洗方(《上海石氏伤科方选》)

5. 熏洗方(《上海施杞经验方选》)

三、常用中成药

口服药物可选用痹祺胶囊,外用复方紫荆消伤巴布膏、消痛贴膏等膏药外敷。

膝关节交叉韧带损伤

【概述】

交叉韧带位于膝关节的内部,穿越时呈交叉的状态,故又称为十字韧带。膝交叉韧带分为前、后交叉韧带。

交叉韧带位于膝关节的内部,穿越时呈交叉的状态,故又称为十字韧带。膝交叉韧带分为前、后交叉韧带。前交叉韧带能限制胫骨前移,还具有限制胫骨旋转的作用,以保持膝关节稳定;后交叉韧带是膝关节最强大的韧带,其强度约为前交叉韧带的 2 倍,后交叉韧带能限制胫骨向后移位。

【主要病因病机】

运动损伤和交通事故是交叉韧带损伤的常见原因。

一、直接暴力

膝交叉韧带的损伤主要由直接暴力所致,暴力使小腿上段突然前移可引起前交叉韧带损伤,胫骨上段后移可以使后交叉韧带断裂。损伤严重者可同时伴有骨折、脱位。

二、扭转暴力

非接触性的扭转损伤是引起前交叉韧带损伤最主要的原因,最常见的损伤机制是膝关节在过伸或内旋作用下的扭转及减速运动。在扭转作用下,可同时出现侧副韧带及半月板的损伤。

【辨证注意点】

一、明确前交叉韧带损伤和后交叉韧带损伤。

二、判断是否伴有其他结构的损伤,如半月板损伤、侧副韧带损伤等。

三、判断膝关节稳定性,明确治疗方案。

【辨证思路】

一、明确诊断

前后交叉韧带均为关节内韧带,急性外伤后可出现迅速增大的关节血肿,同时伴有膝关节疼痛,活动受限。此时临床体征常被掩盖,Lachman 试验及前抽屉试验出现假阴性,给临床诊断造成困难。进一步行 MRI 检查对诊断交叉韧带损伤有重要意义。

慢性损伤最常见的主诉为疼痛,行走、上下楼及运动时自觉膝关节不稳或关节错位等表现。交叉韧带损伤可见 Lachman 试验阳性、抽屉试验阳性。

X 线检查可显示是否伴有撕脱骨折及膝关节脱位。MRI 可准确地诊断交叉韧带损伤。

二、鉴别诊断

单纯的交叉韧带损伤发生较少,大多数情况下是与膝关节侧副韧带、关节软骨和半月板等损伤并存的复合损伤,临床上应注意鉴别。

三、辨证治疗

治疗目的是减轻膝关节疼痛和不稳定性,帮助恢复膝关节功能。急性损伤时采用石膏、支具固定,配合局部冷敷减少关节内出血。根据 Lachman 试验、前后抽屉试验、轴移试验评估膝关节稳定性,根据 MRI 表现评估交叉韧带损伤情况,结合患者运动需求制定治疗方案。韧带重建后的康复对于获得成功的临床结果起着重要作用,正确的康复可以帮助患者尽快恢复膝关节静态及动态的稳定性,恢复正常的运动功能。

膝关节交叉韧带损伤辨证思路流程图

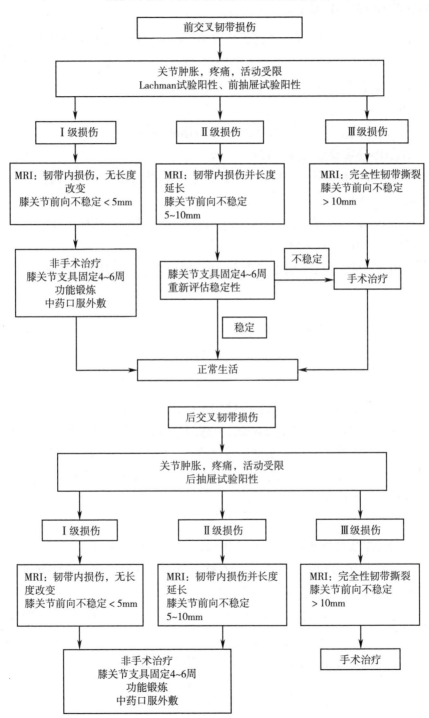

【病例思维程序示范】

王某,男,30岁,2018年5月6日就诊。患者因打篮球是右膝扭伤致左膝关节疼痛,活动受限1周就诊。右膝肿胀,疼痛,屈伸活动受限,Lachman试验阳性、前抽屉试验阳性,舌黯质紫,苔薄白,脉弦。

第一步:明确前交叉韧带损伤和后交叉韧带损伤

Lachman试验阳性、前抽屉试验阳性可诊断为前交叉韧带损伤。

第二步:还需要做哪些检查?

X线排除骨折及脱位,MRI进一步明确诊断,排除其他结构损伤。

第三步:评估损伤程度

根据Lachman试验阳性、前后抽屉试验及MRI表现评估损伤程度

第四步:明确治疗方案

采用非手术治疗,采用支具固定,功能锻炼。中药口服活血消肿、祛瘀止痛。外敷三色敷药。

【医案、经验方及常用中成药】

一、医案

陈某,女性,42岁。外伤致右膝关节肿痛伴活动受限2个月。刻下膝关节疼痛,肿胀,活动障碍,打软腿,下楼梯时症状加重。胃纳二便可,舌黯质紫,苔薄白,脉弦。检查:右膝关节肿胀,两膝眼饱满,伸膝0°,屈膝100°,内侧关节间隙压痛(+),浮髌试验(-),前抽屉试验(+),Lachman试验(+),后抽屉试验(-),内外翻应力试验(-)。MRI提示右膝前交叉韧带断裂,内侧半月板损伤,胫骨外侧平台骨挫伤。

治疗:

1. 膝关节支具保护制动于屈膝20°位,避免剧烈活动。

2. 入院完善各项术前准备后行右膝关节镜下探查清理+自体韧带前交叉韧带重建术+内侧半月板成形缝合术。

3. 术后次日于限制支具保护下行踝关节屈伸活动,扶拐下地,患肢部分负重。

4. 2周后更换可活动膝关节支具保护下扶拐行走。

二、经验方

1. 调身通痹方加减(《施杞教授经验方》)

功效:调补肝脾肾活血化瘀。适用于术后恢复期,乏力酸胀持续,舌质淡黯,苔薄,脉细濡者。

处方:炙黄芪 9g　党参 12g　当归 9g　白芍 12g　川芎 12g　熟地 12g　白术 9g　柴胡 9g　独活 9g　桑寄生 12g　骨碎补 15g　防风 12g　桂枝 9g　茯苓 15g　杜仲 12g　川牛膝 12g　川续断肉 15g　虎杖 15g

2. 三色敷药(《上海石氏伤科方选》)

功能:活血祛瘀,消肿止痛,续筋接骨,通利关节。

主治:伤筋动骨,青紫肿胀,疼痛难忍及其陈伤劳损、寒湿痹痛等。

用法:共研细末,用蜜糖或饴糖调拌如厚糊状,摊于韧性纸张或纱布垫上,约 0.4~0.5cm 厚,上盖桑皮纸。外用胶布或绷带固定,隔 3 天更换。需要时可在桑皮纸上局部加其他药膏或掺药。

3. 四肢洗方(《上海石氏伤科方选》)

功能:祛风除湿,舒筋活络。

主治:风湿痹痛,肢体麻木。

用法:全部药物共研粗粉,装过滤纸袋(每袋 50g)每日 1 次,水洗患处。

4. 熏洗方(《上海施杞经验方选》)

功能:活血舒筋,温经通络。

主治:陈伤劳损、筋骨酸楚疼痛,或骨折后期关节粘连,活动不利等症。

组成:川乌 9g　草乌 9g　天南星 9g　当归尾 12g　红花 9g　桂枝 9g　细辛 6g　山奈 9g　松节 9g　紫草 9g　桑枝 9g　海桐皮 15g　威灵仙 15g　苏木 15g

用法:取上药,加入 3 000ml,煮沸后再用文火煎煮 10min 左右,将药汁倒入盆中待用。将患肢置于药盆上,使患肢受到药液熏蒸,待药汁不烫后患肢进入药液中泡浴,每天熏洗 2 次,每次半小时左右。

三、中成药

口服药物可选用损伤后伤科接骨片配合痹祺胶囊,急性损伤外用云南白药喷雾并制动,恢复期外用治伤软膏,红外线软膏、消痛贴膏等膏药外敷。

踝 部 扭 伤

【概述】

踝关节扭伤较为常见,可发生于任何年龄,但以青壮年较多,临床上一般分为内翻损伤和外翻损伤两大类,前者多见。踝关节损伤患者常有踝部疼痛、活动障碍,轻者仅局部肿胀,严重者整个踝关节均可肿胀,并有明显的皮下积瘀,肤色青紫,步态跛行,活动或负重时疼痛加重。踝部扭伤是临床常见病。

【主要病因病机】

多因行走或跑步时突然踏在不平的地面上,或上下楼梯、走坡路不慎失足,或运动锻炼时不慎跌倒,足踝的过度内外翻而产生踝部损伤,直接或间接外力作用于踝关节,引起踝部韧带的牵拉,皮下出现出血、浆液渗出,韧带撕裂、断裂,局部筋脉不通,血脉气机阻滞,不通则痛。

【辨证注意点】

一、辨别损伤类型,明确诊断。

二、影像学检查首先由 X 线片鉴别有无骨折、脱位。进一步的 MRI 检查可明确诊断踝部损伤。

【辨证思路】

一、明确诊断

1. 患者多有足踝部外伤史

2. 若外踝下方压痛明显,足内翻时诱发或加重外踝前下方疼痛,多为内翻损伤。若内踝前下方压痛明显,足外翻时诱发或加重内踝前下方剧痛,多为外踝损伤。

3. X 线片检查可以排除内外踝的撕脱性骨折;磁共振检查可明确诊断韧带损伤。

二、鉴别诊断

踝部扭伤的患者,应首先通过 X 线检查鉴别骨折脱位,必要时进一步 CT 或 MRI 检查。若有骨折脱位,应"从重处理",按照骨折脱位治疗原则处理。

三、辨证论治

踝关节损伤早期应及时治疗,严格固定,严禁患肢负重行走。患足可抬高,以利消肿。

1. 理筋手法 损伤严重,局部瘀肿较甚者,不宜做重手法。对单纯的韧带损伤或部分撕裂者,可使用理筋手法。损伤初期宜用摇法、弹拨、捋顺、按揉等手法;陈旧损伤,手法宜重,可用分筋、按揉、捻散及踝关节摇法。

2. 辨证用药 初期治宜活血祛瘀、消肿止痛,方用七厘散或桃红四物汤等,外敷三色敷药或消瘀止痛膏。后期宜养血壮筋为主,内服加减补肾壮筋汤加减,外用活血舒筋的外洗药物。

3. 固定方法 理筋手法后可将踝关节固定于损伤韧带的松弛位置。若为韧带断裂者,可予管型石膏固定,6周后解除固定,佩戴护踝下地活动。韧带不完全断裂,可用"8"字绷带或踝关节固定支具固定2~4周。

4. 练功 解除外固定后可先行跖趾关节屈伸活动,进而可做踝关节背伸、跖屈活动;肿胀消退后,可指导做踝关节的内翻、外翻的功能活动,以防止韧带粘连,增强韧带的力量。

踝部扭伤辨证思路流程图

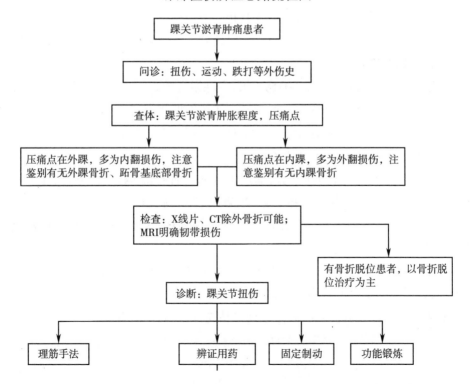

```
            ┌────────────────────────┬────────────────────────┐
            ↓                                                  ↓
┌────────────────────────────────┐  ┌────────────────────────────────┐
│ 初期:活血祛瘀、消肿止痛          │  │ 后期:养血壮筋                    │
│ 内服:七厘散或桃红四物汤          │  │ 内服:加减补肾壮筋汤加减          │
│ 外敷:外敷消瘀膏或三色敷药        │  │ 外用:三色膏或四肢洗方            │
└────────────────────────────────┘  └────────────────────────────────┘
```

【病例思维程序示范】

李某,女,36 岁。主诉:外伤后右踝肿痛不利 1 天

患者 1 天前行走不平路面时扭伤,致右踝疼痛,活动欠利;步行回家休息后未见明显好转,右踝淤青渐显,肿胀疼痛加重,活动不利,遂来院诊治。舌黯红,苔薄黄,脉弦,纳可,便调,寐欠安。

体检:右踝软组织肿,内外踝皆有淤青,胫腓骨下段压痛(−),外踝前下方压痛(+),跖骨基底部压痛(+−)。

辨证思维程序:

第一步:明确诊断。患者有明确外伤史,体检见右外踝压痛,因此,首诊时可明确诊断右踝扭伤,但应鉴别有无骨折。

第二步:完善 X 线检查。在 X 线片基础上,还可进一步完善右踝 CT 或 MRI 检查以明确有无骨折可能。

第三步:辨证论治。患者损伤 1 天,右踝淤青肿胀,舌黯红,苔薄黄,脉弦,证属气滞血瘀,治拟活血化瘀,通络止痛,予桃红四物汤加减。

处方:当归 15g 熟地 15g 川芎 15g 白芍 15g 桃仁 15g 红花 15g 牡丹皮 9g 制香附 9g 延胡索 6g

第四步:根据患者伤在下肢,加川牛膝 9g 扦扦活 9g,引药下行、通达四肢;初期宜清营消肿,加忍冬藤 12g 嫩桑枝 12g 泽兰叶 9g。

第五步:予右踝支具固定制动 2~4 周,局部消瘀膏外敷;后期予三色膏或四肢洗方熏洗并涂擦患处。

第六步:调摄与生活指导。避处寒凉,忌食生冷,减少负重,避免剧烈运动。早期,在无痛情况下配合右踝背伸跖屈活动。后期肿胀消退后,可指导做踝关节的内翻、外翻的功能活动,以防止韧带粘连,增强韧带的力量。

【医案、经验方及常用中成药】

一、医案

石筱山医案(《石筱山伤科学》)

孙君,就诊日期:1961年11月20日。

扭蹩损伤左足外踝,筋络瘀滞,履地行动酸痛,已经1周。肿退未尽,关节筋膜留瘀,防遗后患。先拟化瘀生新、舒筋活络为治。

处方:忍冬藤12g　川牛膝9g　西赤芍6g　小生地12g　泽兰叶6g　苏木屑5g　留行子9g　川续断9g　威灵仙9g　嫩桑枝12g　扦扦活9g

二诊:1961年11月26日。

左足外踝关节筋膜及跟腱扭蹩损伤,已经半月,瘀阻肿痛俱已轻微,关节筋膜尚未平复,气血循行未能通畅,防遗后患。再拟温化健筋活络。

处方:制草乌5g　川牛膝9g　制狗脊9g　西赤芍6g　苏木屑6g　杜红花3g　川续断6g　五加皮9g　扦扦活12g　生甘草3g　嫩桑枝12g　酥制猴骨6g

三诊:1961年12月1日。

左足踝关节筋膜损伤后,气血循行受阻,经治以来,酸痛肿胀已微,筋膜尚未平复,气血周流未和。再拟活血温经,俾能健步如恒。

处方:制草乌5g　川牛膝9g　北细辛2g　川桂枝5g　制狗脊12g　川续断6g　西赤芍6g　扦扦活12g　生甘草3g　杜红花3g　嫩桑枝15g　酥制猴骨粉3g

按语:踝部伤筋是临床最常见的伤筋。本病症情轻重有很大差异,所以石氏告诫:这种伤筋治疗不当,易成宿伤。内服药物在损伤初期先予凉血破瘀、清营消肿之品,以后进服温运化瘀、续断壮筋,或加祛风散寒之属。孙案中并用酥制猴骨以壮筋骨,足见石氏视踝部伤筋与骨折一样严重。

二、经验方

1. 桃红四物汤(《医宗金鉴》)

功能:通络活血,行气止痛。

主治:用于骨伤气滞血瘀而肿痛者。

组成:当归15g　熟地15g　川芎15g　白芍15g　桃仁15g　红花15g

用法:水煎服,日1剂,分服1~2次。

2. 和营止痛汤(《伤科补要》)

功能:活血和营,去瘀生新。

主治:损伤积瘀肿痛。

组成:赤芍 12g 川芎 9g 当归 9g 柴胡 9g 苏木 6g 陈皮 6g 桃仁 6g 续断 12g 乌药 9g 乳香 6g 没药 6g 甘草 6g

用法:水煎服,日 1 剂,分服 1~2 次。

3. 消瘀膏(《上海石氏伤科方选》)

4. 三色膏(《上海石氏伤科方选》)

5. 四肢洗方(《上海石氏伤科方选》)

三、常用中成药

口服常用活血止痛胶囊等,外用云南白药气雾剂、复方紫荆消伤巴布膏等。

跟 痛 症

【概述】

跟痛症主要是指跟骨底面由于慢性损伤引起的疼痛、行走困难为主的病症,常伴有跟骨结节部的前缘骨质增生,是骨伤科临床常见病、多发病之一。

【主要病因病机】

多发生于 40~60 岁的中老年,多为老年肝肾不足或久病体虚,气血衰少,筋脉懈惰,局部气血生化不足,致筋骨失于荣养,不荣则痛;或久行久站,气血不畅致局部气血瘀滞,不通则痛;或感受风寒邪气致经脉闭塞,不通则痛。

【辨证注意点】

一、辨别疼痛部位及肤温肤色

跟痛症常包含跟腱炎、足跖筋膜炎、滑囊炎等病理改变,不同病理改变疼痛部位有所不同。若肤温肤色异常则提示有感染可能。

二、起步行走疼痛剧烈,行走后缓解是跟痛症典型症状。

三、跟痛症临床表现常与 X 线征象不符,不成正比。

【辨证思路】

一、明确诊断

1. 足跟痛患者起病缓慢,常为单侧发病,可有数月或数年病史。

2. 典型者晨起后站立或久坐起身站立时足跟疼痛剧烈,行走片刻后可缓,行走过多时疼痛加重;病程日久可有持续性疼痛,在不平路面行走疼痛更甚。患部无明显肿胀或轻度红肿,在跟骨的跖面或侧面有压痛。

3. 影像学检查 X 线可作为鉴别诊断检查。

二、鉴别诊断

1. 足跟部软组织感染 此症患者虽有足跟痛症状,但局部红肿热痛,或有排脓伤口,严重者有全身感染症状。

2. 跟骨结核 多发于青少年,局部肿胀疼痛,为持续性,病变如果累及附近关节可致关节功能障碍,全身症状可表现为低热、盗汗、乏力。X 线提示骨质破坏、空洞及死骨形成等骨结核的特征。

3. 痛风 痛风病也可见足跟痛,以跟腱处较为常见,为尿酸钠结晶沉积所引起;累及跟骨时也可形成侵蚀性骨缺损,其边界清楚,病变周围骨硬化。

4. 强直性脊柱炎 多为对称性双足跟痛,疼痛部位广泛,肿胀明显,疼痛持续,伴有晨僵,辅助检查常见血沉增高,HLA-B27 阳性。

三、辨证论治

跟痛症常包含跟腱炎、足跖筋膜炎、滑囊炎等病理改变,临床治疗以局部外治法为主,多种治疗相配合。急性期宜休息,减少步行;鞋以宽松,内衬软垫,减少足部压力;肥胖者注意控制体重;睡时注意足部保暖,避免受凉。

1. 外治疗法

(1)中药熏洗:将四肢洗方用布包好,加水 2 000ml,浸泡 20min,煎煮 30min 后,先以热气熏蒸患处,待温度合适后再以药水浸洗患处,每日 1 次,每次 20min。

(2)理筋手法:在跖腱膜的跟骨结节附着处做按压、推揉手法,以温运气血,使气血疏通,减轻疼痛。常用手法以点、按、揉为主。

(3)中药涂擦:予中药涂擦剂涂抹患处并配合手法按摩之。

(4)中药敷贴:局部可用三色敷药等膏药外敷。

2. 冲击波治疗 在足底周围有明确压痛点,局部无红肿者可予冲击波治疗,但需排查有无安装心脏起搏器、妊娠或哺乳期、严重骨质疏松等禁忌证。

3. 物理疗法　可根据病情选择低频、电磁波、激光点穴等治疗。

4. 中药内服

（1）气滞血瘀证：治拟理气活血，化瘀止痛。可选身痛逐瘀汤加减。

（2）湿热内蕴证：治拟清热化湿，通络止痛。可选四妙丸加减。

（3）寒湿痹阻证：治拟祛湿散寒，通络止痛。可选独活寄生汤加减。

（4）肝肾亏虚证：治拟补益肝肾，通络止痛。可选左归丸或右归丸加减。

5. 封闭疗法　采取局部痛点药物注射，需注意避免短期反复运用激素药。

6. 针刀或针灸治疗

（1）针刀或铍针：注意常规消毒，进针点选用阿是穴，进针后快速穿过皮下、皮下组织到达深筋膜。出针后按压 1~2min 止血包扎，24 小时保持局部干燥清洁。

（2）体针：穴位可选太溪、照海、昆仑、承山、阿是穴等，隔天治疗 1 次。

（3）灸法：在足跟部疼痛点下方，以艾灸之。每次 15~20min，每日 1 次。

跟痛症辨证思路流程图

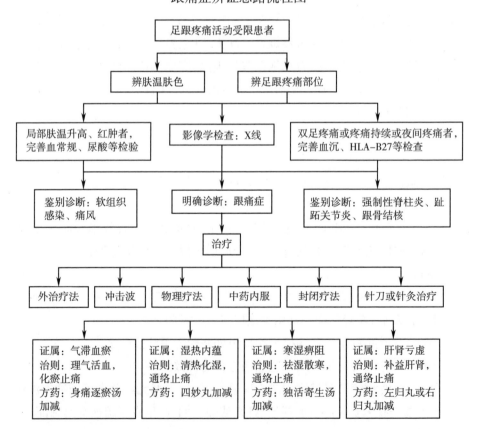

【病例思维程序示范】

郭某,女,56岁。主诉:左足底疼痛不利月余。

患者1个月前夜跑锻炼后渐感左足底疼痛,活动欠利;休息稍缓,久行及久坐后起步时疼痛加重,遂来院诊治。否认盗汗消瘦、否认外伤。舌黯红,苔薄黄,脉弦,口微干苦,纳可,便调,寐安。

体检:左足未见皮肤红肿,足底筋膜压痛(+),跟腱压痛(-)。

检查:足跟X线片:跟骨骨质增生。

辨证思维程序:

第一步:明确诊断。患者有夜跑劳损史,有典型起步行走疼痛剧烈,行走后缓解,久行复而加重的症状;体检见足底筋膜压痛,因此,可明确诊断跟痛症。

第二步:完善X线检查。若患者有局部肤温肤色变化,需进一步血常规、血沉及尿酸检查,注意与感染、痛风相鉴别;若患者双足跟疼痛,或疼痛在足底前部,需进一步血沉、HLA-B27检查,注意与强直性脊柱炎、趾跖关节炎等相鉴别。

第三步:辨证论治。患者足跟疼痛1个月,有劳损史,舌黯红,苔薄黄,脉弦,口微干苦,证属气滞血瘀,治拟活血化瘀,通络止痛,予身痛逐瘀汤加减。

处方:秦艽9g 当归9g 川芎12g 桃仁9g 红花9g 乳香9g 没药9g 五灵脂12g 羌活9g 制香附12g 川牛膝12g 广地龙9g 炙甘草6g

第四步:予理筋手法治疗。在跖腱膜的跟骨结节附着处做按压、推揉手法,以温运气血,使气血疏通,减轻疼痛。

第五步:予四肢洗方外用,每日1次,每次20min。

第六步:调摄与生活指导。嘱减少步行,鞋以宽松,内衬软垫。若治疗后疼痛无缓解或缓解不明显,可进一步考虑局部针灸或局封治疗。

【医案、经验方及常用中成药】

一、医案

施杞教授医案(《石筱山伤科学》)

李某,女,48岁,"双足跟刺痛半年余加重1周",无明显外伤史。患者久居底楼,阴暗潮湿,有慢性腹泻病史多年;其人面色㿠白,眼睑浮肿,四肢欠温,神疲乏力,纳谷不馨,大便溏薄稀少,一日二行,小便清长,夜寐尚可,脉濡细,重按无力,舌淡胖,边有齿印及瘀斑,苔白腻。

诊断:跟痛症(脾肾阳虚)。

辨证:脾肾阳虚,痰湿内盛之证。

治则治法:拟温阳散寒,和营逐痰。

方药:拟石氏逐痰通络汤加减

处方:牛蒡子 9g 制僵蚕 9g 制川乌 9g 川牛膝 24g 独活 9g 威灵仙 15g 地龙 9g 白附子 6g 党参 15g 生白术 15g 泽泻 12g 补骨脂 9g 仙灵脾 15g 砂仁 6g

二诊:足跟刺痛减轻,余症皆有改善,唯服药后稍感腹痛,上方加木香 6g 续治。

三诊:足跟刺痛偶作,步行已无碍,遂以益肾健脾,温经通络之方药善后。

二、经验方

1. 身痛逐瘀汤(《医林改错》)

功能:活血化瘀,通络止痛。

主治:用于气滞血瘀而痹痛者。

组成:秦艽 9g 当归 9g 川芎 12g 桃仁 9g 红花 9g 乳香 9g 没药 9g 五灵脂 12g 羌活 9g 制香附 12g 川牛膝 12g 广地龙 9g 炙甘草 6g

用法:水煎服,日 1 剂,分服 1~2 次。

2. 独活寄生汤(《备急千金要方》)

功能:益肝肾、补气血、祛风湿、止痹痛。

主治:腰脊损伤后期肝肾两亏,或风湿痛及腿足屈伸不利者。

组成:独活 6g 防风 6g 川芎 6g 牛膝 6g 桑寄生 18g 秦艽 12g 杜仲 12g 当归 12g 茯苓 12g 党参 12g 熟地 15g 白芍 10g 细辛 3g 甘草 6g 肉桂 2g(焗冲)

用法:水煎服,日 1 剂,分服 1~2 次,可复煎外洗患处。

3. 三色膏(《上海石氏伤科方选》)

4. 温经膏(《上海石氏伤科方选》)

5. 四肢洗方(《上海石氏伤科方选》)

6. 熏洗方(《上海施杞经验方选》)

三、常用中成药

口服常用大活络丸等,外用骨通贴膏、风湿止痛膏等。

第三节 脊柱筋伤

落 枕

【概述】

落枕是颈部一侧或两侧的肌肉因睡眠姿势不良或感受风寒而引起痉挛产生颈部的疼痛、功能受限的一种疾患,又称失枕。

【主要病因病机】

该病多因睡眠姿势不良或颈背部遭受风寒侵袭。睡眠时头部处于过高或过低位,或头颈过度偏转经久不动,致使颈部肌肉长时间受到牵拉而致伤,气血瘀滞而痛。另外,夜卧当风或汗出受风寒,颈背部气血凝滞,肌肉痉挛,经络痹阻而痛。常因平素缺乏锻炼,身体虚弱,气血循行不畅,颈部活动失调,复遭受风寒侵袭,致经络不舒,气血凝滞而痹阻不通,不通则痛。

【辨证注意点】

一、抓住本病特点,明确诊断。

二、根据发病诱发因素不同以及患者体质差异,所兼夹之病邪差异,辨证有所侧重。一般而言,睡觉姿势不良、过度疲劳者,为颈筋受挫;遭受风寒侵袭、夜卧当风或汗出,颈背部气血凝滞,为风寒证,兼湿邪或瘀滞证。

三、落枕应注意患者有无其他的伴随症状或其他颈肩部慢性疾病。

【辨证思路】

一、明确诊断

1. 患者一般无外伤史,多晨起发病,可因睡眠姿势不良或感受风寒后起病。起病快,病程短。

2. 临床症状 颈部一侧或双侧疼痛不适,头颈呈强制体位,头歪向患侧,颈项不能自由旋转后顾,旋头时常需要整个躯干同时转动,疼痛可向肩背部放射。

3. 查体时可发现颈项部肌肉痉挛,胸锁乳突肌、斜方肌、大小菱形肌及肩胛提肌等处可有压痛,触及局部如条索状或块状。

4. 影像学表现　X 线检查无特异性,侧位片或可见颈椎生理弧度变直甚至反曲。

二、与颈型颈椎病、颈部扭挫伤、寰枢关节半脱位相鉴别。

1. 颈型颈椎病　由于颈椎间盘纤维环、韧带、关节囊及骨膜等组织的神经末梢受刺激而致颈痛以及反射性颈肌痉挛。多数患者颈椎处于强迫姿势过久而发作,如长期低头工作等,临床表现为颈部疼痛,可放射到枕顶部或肩部,僵硬不适,查体颈部活动受限,颈项部肌肉紧张,椎旁压痛。X 线表现颈椎生理弧度变直,椎体增生,项韧带钙化等。

2. 颈部扭挫伤　因各种暴力过度牵拉或扭转暴力直接打击,而引起颈部软组织损伤,临床表现为颈部疼痛、活动受限,多数患者为一侧颈部疼痛,头偏向患侧;部分患者因损伤波及颈神经根,可出现手臂麻木、疼痛,或伴有头痛、头胀等症状。查体局部肌肉痉挛,可触及条索状或板块状,局部肌肉有轻度肿胀及压痛。X 线检查无颈椎骨折脱位。

3. 寰枢关节半脱位　寰椎与枢椎之间因内外力失衡,寰枢关节在外力作用下出现骨和(或)韧带结构的断裂,解剖位置移动超过生理限制范围后不能自动回到正常状态,临床表现为颈项强直,功能活动受限,颈部旋转时疼痛加重,往往合并有轻重不同程度的头疼,X 线片(正侧位及张口位)是诊断本病的基本依据。

三、辨证论治

(一) 手法治疗

1. 按摩点穴法　患者端坐,术者站于患者背后,缓慢转动头颈,在颈项部找到痛点或痛筋后,用拇指或小鱼肌在患部做揉、推、摩,平稳施压,使痉挛的肌肉得到缓解,再用拇指或食指点按风池、天柱、天宗、曲池、合谷等穴,每穴按压半分钟。

2. 捏拿牵颈法　患者坐位,术者立其后,双手肘部按住患者双肩以固定肩部,双手手指重叠扶在患者颈枕部,逐渐向前下方用力,使患者颈部前屈,用拇指与食指、中指对捏颈部、肩上和肩胛内侧的肌肉,做捏拿弹筋手法,随后放松,重复 3~5 次。然后术者一手托住患者下颌,一手托住枕部,两手同时用力向上提,此时患者的躯干部起反牵引作用,边做牵引,边做颈前屈、后伸动作数次。动作要轻柔舒缓忌暴力,以免加重损伤。

(二) 针灸治疗

可选用落枕、后溪,配合绝谷、昆仑、大椎、风池或阿是穴等。耳针可选用压痛点、神门、皮质下等穴,留针 20min。

（三）药物治疗

外用药物可用伤湿止痛膏、风湿跌打膏等。内服药风寒证治宜疏风散寒,无汗者用葛根汤,有汗者用瓜蒌桂枝汤,兼有湿邪者用羌活胜湿汤;瘀滞证治宜舒筋止痛,可用合营止痛汤、活血舒筋汤。

（四）物理治疗

可选用电疗、磁疗、热敷、中药离子导入治疗等,以局部透热,缓解肌肉痉挛,改善局部血液供应,促使局部受损颈椎关节及软组织的功能恢复。

落枕辨证思路流程图

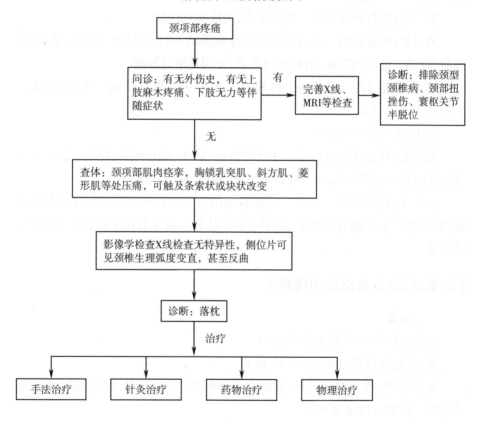

【病例思维程序示范】

王某,男,36 岁,2018 年 5 月 15 日就诊。患者 1 天前睡觉起来后出现左侧颈部疼痛,颈部活动不利,未有上肢牵制麻木感,颈部怕冷怕风,无汗,胃纳及二便正常,因颈部疼痛夜不能卧。查体:颈部活动受限,左旋活动受限,左侧胸锁乳突肌紧张,压痛(+),臂丛神经牵拉试验(-),上肢肌张力正常,肌力Ⅴ级,双上肢感觉对称,膝反射(++),踝反射(++),双侧 Hoffmann 征(-),髌阵挛(-),踝阵挛(-),双 Babinski 征(-),Chaddock 征(-),Gordon 征(-),Oppenheim征(-),苔薄白,脉细。

辨证思维程序:

第一步:明确诊断。根据患者现病史,晨起后出现左侧颈部疼痛,活动不利,无其他伴随症状。查体示颈部活动受限,左旋活动受限,左胸锁乳突肌紧张,压痛(+)等阳性体征,可以诊断为落枕。

第二步:进行辨证分期。发病1天,为疾病急性期。

第三步:辨证论治。患者左侧颈部疼痛活动不利,颈部怕冷怕风,无汗,苔薄白,脉细。证属风寒证,治拟疏风散寒,方用葛根汤加减。

处方:葛根 12g　麻黄 9g　桂枝 6g　生姜 9g　炙甘草 6g　生白芍 12g　大枣 9g　谷芽 30g　5 剂。

用法:水煎分两次温服。

第四步:辨证选择外治法。予针刺落枕、后溪,配合绝谷、昆仑、大椎、风池及局部阿是穴,留针 20min。耳针刺激:压痛点、神门、皮质下。

第五步:调摄与生活指导。嘱患者选用合适的枕头,避风寒,注意颈部保暖,勿劳累。忌长期低头伏案、使用电子产品等。指导患者痊愈后行颈椎操功能锻炼。

【医案、经验方及常用中成药】

一、医案

石筱山医案(《石筱山伤科学》)

熊君,就诊日期:1961 年 9 月 29 日。

寒邪外袭,骤然椋伤颈项,胸椎旁牵强酸楚,顾盼不利,舌苔薄白,右脉略见浮数。故拟宣散泄风和络。

处方:炒牛蒡 9g　炙僵蚕 6g　白蒺藜 12g　西羌活 3g　粉葛根 5g　青防风 5g　川抚芎 3g　炒青皮 5g　新红花 2g　紫苏梗 5g　嫩桑枝 12g　丝瓜络 5g

二诊:1961 年 10 月 2 日。

颈项脊椎之间,扭椋伤筋,寒湿外袭。经针刺及泄风和络,牵强作痛减瘥,顾盼尚觉欠利,略作呛咳,痰吐不爽。右脉弦滑,风寒之邪清除未净。再拟宣散泄风、化痰和络为治。

处方:炒牛蒡 9g　嫩前胡 5g　炙紫菀 5g　象贝母 9g　光杏仁 9g　橘络红各 3g　炙僵蚕 6g　白蒺藜 6g　嫩钩藤 9g(后下)　桔梗 3g　炒竹茹 5g　丝瓜络 6g

三诊:1961 年 10 月 9 日。

颈项扭伤,基本愈好,唯经络之间气血未和,风邪易留,顾盼尚感牵掣,略有咳呛。再拟宣化和络法。

处方:炒牛蒡 9g　炙僵蚕 6g　白蒺藜 9g　西羌活 3g　青防风 3g　制半夏 5g　炒竹茹 5g　橘络红各 3g　云茯苓 12g　冬瓜子 9g　光杏仁 12g　生甘草 2g

按语:颈部伤筋单纯由损伤所致的较少,临证多见的是兼有风寒外袭,石氏认为除了风邪入络外还须注意两点:①主症是项强,损伤经脉,气血不和,风邪入络及肝阳上亢皆可致项强。单纯由肝阳致病者,项强板滞而活动受限不甚明显,易于鉴别。有的则是风邪夹肝阳,有的是风邪引动肝阳上扰。辨证施治时当顾及平肝潜阳。②既受风邪,肺失宣肃,内生痰浊,而且风邪闭络,气血失和或者又有损伤,气血凝滞亦滋生痰湿,治疗中须注意豁痰,这是独到之见。由此石氏在辨证治疗时从风寒入络、肝阳上扰、气血失和、痰湿互阻四个方面考虑,并着重于风痰。除了内服外,石氏多同时针刺风池、肩中俞、合谷等穴,然后略施按揉手法,外敷活血舒筋、通络止痛的外敷药。

二、经验方

1. 羌活胜湿汤(《内外伤辨惑论》)

功能:祛风,胜湿,止痛。

主治:风湿在表之痹证。

组成:羌活 9g　独活 9g　藁本 6g　防风 6g　炙甘草 3g　蔓荆子 6g　川芎 6g

用法:水煎服,日 1 剂,分 2 次服。

2. 蠲痹汤(《杨氏家藏方》)

功能:祛风除湿,散寒通络

主治:风寒湿邪所致的痹证。

组成:当归 9g　羌活 9g　姜黄 9g　黄芪 9g　白芍 9g　防风 9g　甘草 3g

用法:水煎服,日 1 剂,分 2 次服。

3. 葛根汤(《伤寒论》)

功能:发汗解表,升津舒筋。

主治:外感风寒表实,项背强,无汗恶风,或自下利。

组成:葛根 12g　麻黄(去节)9g　桂枝 6g　生姜 9g　炙甘草 6g　芍药 6g 大枣 12 枚

用法:水煎服,日 1 剂,分 2 次服。

三、常用中成药

可选用颈舒颗粒、痹祺胶囊、活血止痛胶囊等。

颈　椎　病

【概述】

颈椎病是指因颈椎椎间盘退变及其继发性病理改变,引起周围组织结构(神经根、脊髓、椎动脉、交感神经等)受累而出现相应临床表现的综合征。仅有颈椎的退行性改变而无临床表现者不能诊断为颈椎病。

【主要病因病机】

本虚标实是颈椎病发病的内在基础,感受风寒湿外邪是发病的外在条件,邪气痹阻经脉为病机之本,病变累及肢体筋骨、肌肉、关节,甚则影响脏腑。

随着年龄增长,或伴有颈部外伤、劳损,或遭受风寒湿邪侵袭,颈椎间盘逐渐发生退行性变,继而引起椎间隙变窄,周围韧带松弛,椎体失稳,椎体边缘骨质增生,黄韧带肥厚、变性,钩椎关节增生及关节突关节增生退变等,压迫或刺激颈部的神经、脊髓、血管等组织引起相应的临床症状。一般多与长期低头或伏案工作职业有关,或是个人不良生活习惯。

1. 颈型　由于颈椎间盘纤维环、韧带、关节囊及骨膜等组织的神经末梢受刺激而致颈痛以及反射性颈肌痉挛。

2. 神经根型　发病主要是颈椎体侧后方骨质增生、椎间孔变形、椎间盘突出等因素,使颈神经根受刺激或压迫所致。其中以颈 6、7 神经根受累多见,

3. 脊髓型　多由于颈椎间盘向椎管突出、椎体后缘骨刺、后纵韧带骨化、黄韧带肥厚等,压迫颈脊髓或导致脊髓缺血,引起脊髓功能障碍而发病。起病形式常呈慢性经过,但有时亦可以急性发作。多为中、老年人。

4. 椎动脉型（目前争议，可归于其他型）　常由于颈椎增生、椎间不稳等改变刺激椎动脉周围的交感神经丛以致椎 - 基底动脉系统的血管发生痉挛，或直接压迫椎动脉使其扭曲变形、管腔狭窄，甚至闭塞，引起椎 - 基底动脉供血不足而发病。

5. 交感神经型（目前争议，可归于其他型）　由于颈椎间盘退变和节段性不稳等因素，引发颈部小关节囊、韧带、肌肉等出现创伤性反应，刺激颈椎周围交感神经末梢而引起一系列的交感神经功能紊乱症状。

【辨证注意点】

一、抓住本病特点，明确诊断。

二、根据发病诱发因素不同以及患者体质差异，所兼夹之病邪差异，辨证有所侧重。根据患者不同的伴随症状，结合影像学检查，进一步定位诊断，确定不同的颈椎病分型。从全身情况来看，当区分虚实、表里、寒热，并结合脏腑经络辨证进行定位诊断。常见症候有肝肾亏虚、痰瘀阻络、气血两虚、风寒袭表等。

三、颈椎病患者应注意有无其他内科慢性疾病或心理疾病。尤其交感型颈椎病出现的一系列交感神经兴奋或抑制症状，更要注意内科疾病鉴别诊断。长期颈椎病患者，注意心理调控疏导。

【辨证思路】

一、明确诊断

颈椎病的临床表现复杂多样，根据病变部位、受压迫或刺激组织及轻重不同而有所不同，轻者可自行减轻或缓解，亦可反复发作；重者症状严重、顽固，甚至影响日常工作和生活。根据临床表现的不同，目前较通行的分型方法是将本病分为颈型、神经根型、脊髓型、其他型（椎动脉型、交感神经型）和混合型。

1. 颈型颈椎病　常表现为项背疼痛、僵硬不适，颈部活动受限，常在劳累、姿势不良及着凉后突然加剧。查体颈部活动受限，颈项部肌肉紧张，椎旁压痛。X 线表现颈椎生理弧度变直，椎体增生，项韧带钙化等。

2. 神经根型颈椎病　表现为颈项部疼痛伴有一侧或两侧上臂放射痛或手臂麻木感，按神经根分布放射至前臂和手指，轻者持续性酸胀疼痛，重者如刀割样、针刺样感，部分患者出现上肢无力、沉重感或持物不稳。查体颈部活动常受限,棘旁压痛,椎间孔挤压试验(+),臂丛神经牵拉试验(+),头顶叩击试验(+),受累神经根所支配区域浅感觉减退或感觉过敏,受累神经根所支配的肌肉肌力下降,严重者出现肌肉萎缩、大小鱼际或骨间肌萎缩,桡骨膜、肱二头肌、肱三头肌腱反射活跃或减弱。影像学检查 X 线示颈椎生理弧度变直或反曲,颈椎椎体增生,椎间隙变窄,动力位片可显示病变椎体节段失稳,斜位片示椎间孔狭窄。CT 示椎间盘突出,侧隐窝狭窄等。MRI 示颈椎间盘突出,相应节段椎管狭窄等。肌电图检查可帮助确定神经损伤类型及程度。

3. **脊髓型颈椎病**　表现为慢性进行性四肢瘫痪,早期双侧或单侧下肢发紧、麻木、无力感,易绊倒,步态不稳或脚踩棉花感。手部肌肉无力,精细动作障碍(如握笔、穿针、系纽扣等活动受限),持物易坠落。重症者可出现四肢瘫痪,小便潴留或失禁。查体主要表现四肢肌张力可增高,腱反射可亢进,常可引出病理反射(Hoffmann 征、Babinski 征等),甚至出现踝阵挛或髌阵挛。影像学表现 MRI 示脊髓水肿或变性。

4. **椎动脉型颈椎病(目前争议,可归于其他型)**　表现为头晕头痛等症状,常因颈部位置改变有关,可伴有耳鸣、听力下降、记忆力下降、视物不清等。查体可见颈项肌紧张,压痛,转颈试验阳性。影像学检查 X 线显示节段性不稳或钩椎关节增生,必要时可行磁共振椎动脉成像(MRA)、TCD 或椎动脉造影。常规除外颅脑疾病、眼源性和耳源性疾病。

5. **交感型颈椎病(目前争议,可归于其他型)**　表现为交感神经兴奋症状如头痛或偏头痛,有时伴恶心、呕吐,视物模糊或视力下降,瞳孔扩大,眼窝胀痛,心跳加速,心律不齐,血压升高,四肢冰凉,汗多,耳鸣,听力下降等;抑制症状主要表现为头晕,眼花,眼睑下垂,流泪,鼻塞,心动过缓,血压下降及胃肠胀气等。体检时压痛点较多。影像学显示有颈椎增生、节段不稳等颈椎病变可考虑交感型颈椎病,同时需鉴别排除其他相关疾病。

6. **混合型颈椎病**　临床表现为以上 2 种或 2 种以上上述症型的颈椎病表现。

二、鉴别诊断

(一)颈型颈椎病要与落枕、颈部扭挫伤、项背部筋膜炎相鉴别。

1. **落枕**　多因睡眠姿势不良或颈背部遭受风寒侵袭所致。临床表现为颈部一侧或双侧疼痛不适,头颈呈强制体位,头歪向患侧,颈项不能自由旋转后顾,疼痛可向肩背部放射。查体时可发现颈项部肌肉痉挛,胸锁乳突肌、斜方肌、大小菱形肌及肩胛提肌等处可有压痛,触及局部如条索状或块状。影像学表现 X 线检查无特异性,侧位片或可见颈椎生理弧度变直甚至反曲。

2. 颈部扭挫伤　因各种暴力过度牵拉或扭转暴力直接打击,而引起颈部软组织损伤,临床表现为颈部疼痛、活动受限,多数患者为一侧颈部疼痛,头偏向患侧;部分患者因损伤波及颈神经根,可出现手臂麻木、疼痛,或伴有头痛、头胀等症状。查体局部肌肉痉挛,可触及条索状或板块状,局部肌肉有轻度肿胀及压痛。X 线检查无颈椎骨折脱位。

3. 项背部筋膜炎　因寒冷、潮湿、慢性劳损而使项背部肌筋膜及肌组织发生水肿、渗出及纤维性变,而出现以项背部疼痛、僵硬、运动受限和软弱无力为主的临床症状。X 线检查未见异常。

(二)神经根型颈椎病要与肩关节疾病、胸廓出口综合征、雷诺病、腕管综合征相鉴别。

1. 肩关节疾病　肩部疼痛,活动受限,少数患者可有上臂放射痛,但不过肘关节,不会向前臂放射,压痛点多在肱二头肌长头、喙突附着点、肱二头肌长头腱鞘部、小圆肌等。颈部无明显压痛,颈椎 X 线片未见异常。

2. 胸廓出口综合征　因神经、血管或两者是否受压及其程度不同而表现各异。有血管症状,手指发凉、发紫或苍白,高举患肢时症状减轻;患肢下垂,患侧桡动脉搏动变弱或消失,Adson 氏试验阳性。神经症状主要由压迫臂丛神经引起,疼痛发生在颈肩部,也可累及前臂和手,疼痛和麻木可因过度用力,伴上肢外展和颈部过伸体位时出现或加重。上肢外展试验阳性。肌电图检查尺神经传导速度减少至 32~65m/s,平均为 53m/s。

3. 雷诺病　常好发于青年女性,阵发性、对称性发作,间歇性指端发白、发绀、手指末梢麻木等,情绪波动及寒冷可诱发,入夏缓解,周围脉搏正常。

4. 腕管综合征　由于腕管内容积减少或压力增高,使正中神经在管内受压而形成的综合征,主要表现为桡侧三个半手指麻木、刺痛或烧灼样痛,患手握力减退,拇指外展、对掌无力,重者手指刺痛麻木明显,常有夜间麻痛醒史,病程长者大鱼际萎缩。查体屈腕试验、腕部叩击试验(Tinel 征)和止血带试验阳性。肌电图检查对诊断有重要价值。

(三)脊髓型颈椎病要与脊柱肿瘤、脊髓空洞症、肌萎缩型脊髓侧索硬化症、原发性侧索硬化症相鉴别。

1. 脊柱肿瘤　位于硬膜外的肿瘤多为神经纤维瘤或转移瘤等,硬膜内髓外肿瘤可为神经纤维瘤或脊膜瘤;髓内肿瘤可为室管膜瘤或星状细胞瘤。青少年至老年都可发病,病情多进行性发展。X 线片示颈椎椎体、椎弓等骨质破坏,病变多不侵及椎间盘组织,其他还有椎间孔扩大,椎弓根变形以及椎弓根间距增宽等改变。

2. 脊髓空洞症　以髓内空洞形成及胶质增生为特点的慢性退行性病变。多见于青壮年,病程进展缓慢,早期影响上肢,呈节段性分布。早期为一侧性痛、温觉障碍,当病变波及前连合时则可有双侧手部、前臂尺侧或部分颈、胸部的痛、温觉丧失,而触觉及深感觉基本正常,此现象称为感觉分离障碍,而颈椎病无此现象。后期关节处引起过度增生、磨损样改变,出现超限活动,但无痛感,称为夏科关节。MRI检查有鉴别意义。

3. 肌萎缩型脊髓侧索硬化症　属于运动神经元疾患中的一种类型,临床主要引起以上肢为主或四肢性瘫痪。发病年龄较脊髓型颈椎病更早,常在40岁前后,一般无感觉障碍,起病迅速,常先从肌无力开始,肌萎缩情况以上肢先发者为多,尤以手部小肌肉明显,大小鱼际、蚓状肌萎缩,掌骨骨间隙凹陷,双手可呈鹰主爪状,并迅速向前臂、肘及肩部发展,甚至引起颈部肌肉无力与萎缩。当侧索硬化波及延髓时,可出现发音含糊,渐而影响嚼肌及吞咽动作。颈椎矢状径、脑脊液检查、脊髓造影、磁共振检查时多属正常。肌电图检查可帮助诊断。

4. 原发性侧索硬化症　与前者相似,其运动神经元变性仅限于上神经元而不波及下神经元,临床较少见。主要表现为进行性、强直性截瘫或四肢瘫,无感觉及膀胱症状,如病变波及皮层延髓束则可出现假性延髓性麻痹征象。

(四)椎动脉型颈椎病、交感型颈椎病要与冠状动脉供血不足、梅尼埃病、眼源性眩晕、前庭性偏头痛(VM)、良性阵发性位置性眩晕(BPPV、耳石症)、精神性眩晕(焦虑抑郁状态)相鉴别。

1. 冠状动脉供血不足　表现为心前区疼痛、胸闷、气短等症。无上肢颈脊神经根刺激的其他症状,心电图等检查有异常改变,患者服用硝酸甘油类药物可缓解。

2. 梅尼埃病　本病临床有三大特点:发作性眩晕,波动性、进行性和感音性听力减退,耳鸣。椎动脉型颈椎病虽可出现上述类似症状,如对耳前庭功能检查则可鉴别,故诊断前常规请五官科医生会诊,排除耳源性眩晕。

3. 眼源性眩晕　多因眼肌麻痹、屈光不正(尤以散光)所致。鉴别诊断主要依据有闭目时眩晕消失、眼震试验多呈异常反应,眼科检查有屈光不正,闭目转颈试验阴性。

4. 前庭性偏头痛(VM)　以反复发作头晕或眩晕为主要表现,发作时自发性眼震,可伴有恶心、呕吐或头痛,步态不稳,可有畏光畏声,视觉先兆、头部运动不耐受,少数发作时伴有短暂听力下降,易伴发睡眠障碍,临床上常见具有遗传倾向。诊断常请神经内科医生会诊,听力学检查、前庭检查、视频头脉冲试验、头颅 MRI 能帮助诊断。

5. 良性阵发性位置性眩晕(BPPV、耳石症)　是一种临床上常见的周围性前庭疾病,是最常见的源于内耳的眩晕病。当头部运动到某一特定位置时可诱发短暂的眩晕,并伴有眼震和自主神经症状。可见于各年龄段,老年人多见。患者在某个特定体位,如躺下、坐起、仰头取物,低头、转动头部或翻身时出现短暂眩晕。变位试验是诊断 BPPV 的金标准。诊断明确后行手法复位,症状即可明显减轻。

6. 精神性眩晕(焦虑抑郁状态)　头晕发作及持续时间与情绪变化有关,伴焦虑、睡眠障碍等,多无眼球震颤,无平衡障碍。患者的自觉症状较多,但查体时多无阳性体征。

三、辨证论治

治宜理筋复位,疏经通络,强筋壮骨。

1. 手法　综合运用理筋、整骨、点穴等手法,操作时要注意动作宜轻柔和缓,力度适中,不宜粗暴扭转头部,以免引起脊髓损伤,脊髓型颈椎病患者慎用手法操作。理筋手法运用按、揉、拨、推、拿法,以及一指禅推法、擦法等手法在病变部位及其相关肌群和经络部位进行治疗;整骨手法根据病变节段,选择相应的整骨手法治疗(俯卧位旋转扳法、坐位旋提扳法、仰卧位拔伸整复手法、坐位定位定向拔伸)。

整颈三步九法(龙华经验)

第一步　理筋平衡法

第一法　揉法:主要是以大拇指指腹在颈项部揉按,要求着力稍重,吸定一定部位并带动(渗透到)皮下组织作环旋的轻缓揉动。具体操作时,患者坐位,术者先用按揉法分别沿项正中线,颈项夹脊,胸锁乳突肌后缘,反复操作 3 遍;

第二法　擦法:用手背近小指侧部或小指、无名指、中指的掌指关节部分附着于体表一定部位或穴位上,以肘关节为支点,前臂作主动摆动,通过腕关节的屈伸、外旋的连续活动,使产生的力持续作用于治疗部位上,称为擦法。具体操作时,沿项背部、两肩及上臂前后缘反复操作 3~5 遍;

第三法　拿法:用拇指和其余手指相对用力,提捏或揉捏肌肤称为拿法。可分为三指拿法和五指拿法。分别于颈项部反复拿捏 3~5 遍。

第二步　整骨平衡法

第四法　提颈法：患者坐位，先用提颈法，医者右手掌托下颌，左手掌托后枕部，向上提颈 9s 后放松 3s，重复 3 次；

第五法　松颈法：在拔伸下，使患者头部前屈 45°，后伸 45°，重复 3 次；再左转 45°，右转 45°，重复 3 次；

第六法　扳颈法：依据检查和 X 线表现，病变部位在 C1-3 者将头颈屈曲 15°；病变部位在 C4-6 者，将颈椎置于中立位即 0°；病变部位在 C7-T1 者将颈椎屈曲 30~45°，在此位置使患者的头部先后转向左侧或右侧，当每侧旋转至极限角度（约 80°），并有固定感时，略低头，迅速准确作向斜上方的扳动，操作成功可以听到一声或多声弹响。

第三步　通络平衡法

第七法　抖法：抖法是用双手握住患者肢体远端，尔后轻微用力做连续小幅度上下抖动。操作时，医者握住患者上肢的远端，采用抖法轻轻地用力做连续的小幅度上下快速抖动，重复 3 次；

第八法　揉耳：用食指及拇指指腹捻压、牵拉对耳轮的上、中、下三部，每部按压 30s，以患者感觉疼痛但能忍受为度；

第九法　摩法：摩法是以手的掌面或指面及肘臂部贴附在体表，做直线或环旋移动的一类手法，使之摩擦生热，以透热为度。本操作时，医者立于其背后，一手扶持患者前额部，用另一手分别轻摩百会、大椎、命门等穴，以有热感为度。

2. 针灸　针对病变局部经络阻滞不通，采取循经近端或结合远端取穴的方法进行治疗，也具有一定的整体性调节作用。

取项背部华佗夹脊、双侧列缺为主穴，病变累及经络上的有关穴位为配穴，如督脉的百会、大椎，太阳经的后溪、肩贞、天柱、大杼，少阳经的风池、阳陵泉、翳风，阳明经的合谷、手三里、足三里，任脉的膻中、关元等。

运用手针、电针、温针等循上述经穴进行治疗。

3. 牵引　运用纵向牵引拉力作用于颈椎椎体后缘，可以增加椎间孔周围容积，减缓局部异常的压力刺激，有利于缓解根性疼痛等症状。应排除禁忌证，如颈髓水肿、颈椎不稳等。

（1）坐位牵引：患者取坐位，保持颈椎前屈 10° 左右，牵引重量从 3kg 开始，可增至 12kg，每次 20~30min，每日 1 次。

（2）卧位牵引：患者取仰卧位，保持颈椎呈正常生理前凸状态，牵引重量从 1.5kg 开始,逐渐增至 4~5kg,每次 20~30min,每日 1 次。

4. 中药　风寒袭表者,治宜祛风散寒、温经通络,方用羌活胜湿汤加减。痰瘀阻络者,治宜祛瘀化痰、蠲痹通络,方用天麻钩藤饮加减。肝肾亏虚者,治宜补益肝肾、强筋健骨,方用六味地黄丸加减。气血两虚者,治宜补益气血、健运脾胃,方用黄芪桂枝五物汤加减。

病变局部可用中药膏药外敷,中药渍治疗,或药膏涂擦。

5. 物理疗法　利用电、声、光、热等物理刺激作用于人体,激发人体自身的免疫反应来达到治疗的目的,如低频疗法、超声波疗法、药物离子导入、激光治疗等。

6. 手术　在症状比较严重或经非手术治疗无效的情况下才考虑使用手术治疗。重视对脊髓性颈椎病的诊治,对已经出现肌张力增高、锥体束征阳性体征,因脊髓受压不可逆转,主张手术治疗。常用术式有颈前路切开减压髓核摘除内固定术、颈椎后路椎板减压术、颈椎后路切开减压椎管扩大成形术等。

7. 练功　颈椎病患者需要适当卧床休息。急性发作期以静为主,以动为辅。慢性期以动为主,特别是长期伏案工作者应注意休息,作颈项部功能锻炼,如前屈、后伸、左右旋转及左右侧屈等活动。此外,还可以配合施氏十二字养生功、太极拳等锻炼。

颈椎病辨证思路流程图

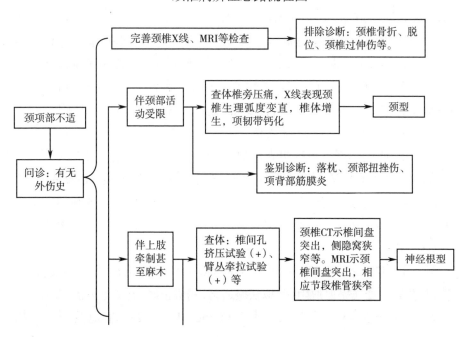

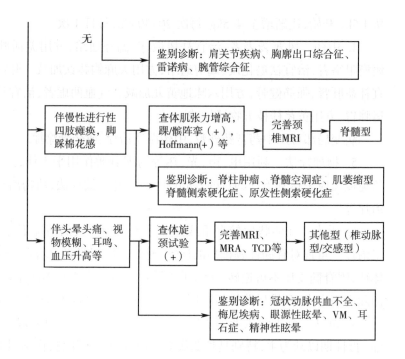

【病例思维程序示范】

周某,女,46岁,2018年12月8日初诊。患者1周前长期伏案后出现颈项部酸痛及双手麻木,怕风,胃纳及二便尚可,夜寐欠安。检查:颈椎活动受限,颈部肌肉紧张,颈椎旁压痛(+),C4-7棘突压痛(+),棘旁压痛(+),臂丛神经牵拉试验(+),上肢肌力Ⅴ级,手背桡侧浅感觉减退,双侧Hoffmann征(-),阵挛(-),膝反射(++),踝反射(++),髌阵挛(-),踝阵挛(-),双Babinski征(-),Chaddock征(-),Gordon征(-),Oppenheim征(-)。X线示:颈椎生理弧度变直,C4-7骨质增生。苔薄白质紫,脉弦紧。

第一步:明确诊断。根据患者病史,头颈酸楚,既往伴有双手麻木反复2年,1周前长期伏案后又出现颈项部酸痛及双手麻木,查体示颈椎活动受限,颈部肌肉紧张,颈椎旁压痛(+),C4-7棘突压痛(+),棘旁压痛(+),臂丛神经牵拉试验(+),上肢肌力Ⅴ级,手背桡侧浅感觉减退等阳性体征。可初步诊断为神经根型颈椎病。

第二步:辨证论治。患者症状以疼痛麻木为主,疼痛难忍,夜卧不安,苔白质紫,脉弦紧。证属瘀血痹阻,治拟祛瘀通络,蠲痹止痛,方用圣愈汤加减。

处方:生黄芪15g　当归9g　生白芍15g　川芎12g　生地黄9g　柴胡

9g 乳香 9g 羌活 12g 秦艽 12g 制香附 12g 川牛膝 12g 广地龙 9g 炙甘草 6g

第三步:根据患者的兼证对上述方剂进行加减。患者夜寐不安,加夜交藤 15g 安神定志,双手麻木疼痛,加全蝎 3g、蜈蚣 3g 疏通经络。

第四步:辨证选择外治法。配合针灸治疗(选用风池、肩井、天宗、曲池、合谷、颈夹脊等穴位)、手法治疗。

第五步:调摄与生活指导。注意颈部保暖,忌长时间低头伏案工作及使用电子产品。选择合适的坐姿、枕头和睡姿,保持颈椎的正常生理曲度,佩戴颈托,在乘车、驾车时注意安全保护,避免颈部外伤。

【医案、经验方及常用中成药】

一、医案

1. 施杞医案(《临床专家验方集》)

周某,女,46 岁,初诊:2005 年 12 月 8 日。

患者头项酸楚、头晕、头痛伴双手麻木 2 年余,劳累、遇寒后加重,胃纳二便尚可,夜寐欠宁。查体:颈椎生理弧度变直,颈部活动受限,颈部肌肉紧张,颈椎旁压痛(+),双侧臂丛神经牵拉试验(+),双侧 Hoffmann 征(-)。X 线示:颈椎生理弧度消失,C3-6 骨质增生。苔薄白质紫,脉弦细。

诊断:颈椎病(神经根型)

治则:活血祛瘀,祛风通络止痛。

处方:筋痹方加减。生黄芪 15g 当归 9g 生白芍 15g 川芎 12g 生地 9g 柴胡 9g 乳香 9g 羌活 12g 秦艽 12g 制香附 12g 川牛膝 12g 广地龙 9g 炙甘草 6g 夜交藤 15g 蜈蚣 3g 14 剂。

用法:水煎服,每天 1 剂,分 2 次温服。另麝香保心丸 1 次 2 粒,1 天 2 次,与中药同服。

二诊(2005 年 12 月 25 日):药后颈部疼痛已缓解,双手稍有麻木,胃纳二便尚可,夜寐安。苔薄,脉细。再守原方调服。

随访:患者半年后诸症消失,嘱避风寒,勿劳累。

按语:施杞教授认为神经根型颈椎病的根本病机是"气虚血瘀,经脉痹阻",故治疗时应始终贯彻从"痹"论治思想,坚持"益气化瘀,舒经通络"的治疗原则,当从"筋痹"论治,并自拟筋痹方临床加减治疗。疼痛较甚者加麝香保心丸引药直达病所,充分发挥药效。

2. 莫文医案(《上海浦东新区名中医集》)

韦某,女,68岁。初诊:2015年9月8日。

患者既往经常低头作业,4个月前无明显诱因下出现双手麻木,精细动作欠灵活,双下肢乏力,步态缓慢,否认踩棉感。小便调,大便质干,纳可,夜寐尚安。查体:颈椎生理弧度变直,颈部活动可,椎体棘突间压痛(-),C3-7棘突旁压痛(+),双侧臂丛神经牵拉试验(-),右肱三头肌肌力Ⅳ级,其余肌力均Ⅴ级,肌张力尚可,浅感觉对称,右上肢生理反射较左侧活跃,Hoffmann征右(++)左(-)。苔薄白,质淡红,舌下络脉瘀紫(++),脉细滑。X线片:生理弧度变直,C3-7椎体后缘增生,颈椎退变。颈椎MRI:C3-7椎间盘突出,相应椎管狭窄,C4/5平面脊髓变性。

西医诊断:颈椎病(脊髓型)

中医诊断:项痹病(气虚血瘀证)

治则:益气化瘀通络。

处方:圣愈汤合身痛逐瘀汤加减。生黄芪30g 全当归9g 大川芎15g 五灵脂12g 熟附子9g 大蜈蚣2g 宣木瓜15g 软柴胡9g 生甘草5g 京三棱15g 单桃仁12g 炙全蝎2g 大生地9g 淫羊藿12g 制香附12g 左秦艽12g 14剂。

用法:每天1剂,分2次温服。嘱将药渣包于布中热敷患处,每天1次。同时每天操练"施氏十二字养生功"。

二诊(2015年9月22日):患者诉精细动作(系扣子)较前灵活,双手麻木略有缓解,大便干结,舌苔薄质黯红,舌边有齿纹,脉细滑。再前法,前方加芦荟1g 山茱萸9g,14剂,服用法同前。

三诊(2015年10月7日):服上药后右下肢有力,左下肢仍乏力,畏冷明显,双手麻木较前减轻,稍有腹泻,舌苔薄质淡黯,舌下络脉瘀紫(+),脉小弦。再前法,前方减芦荟,加川桂枝9g 大玄参9g 制川乌9g 川牛膝12g 14剂。

用法:同前。

1年后复查(2016年9月13日),症情进展不明显,控制尚可。

按语:本例患者病机为气虚血瘀,痰瘀交阻,经脉失养,治疗益气化瘀通络。王清任云:"痹症有瘀血说,用身痛逐瘀汤,若虚弱,量加黄芪一二两。"本案正是如此,经脉气血痹阻不畅,双手麻木,治当化瘀通络,然见腑行干燥,提示郁热在内,故予生地、桃仁缓下。莫师认为痹证的病因病机与络脉理论密切相关,络脉是气血运行的通路,也是病邪侵袭人体的通道。肢体麻木是病久痰瘀阻络的表现,加用蜈蚣、全蝎,以增强搜风通络之功,体现其从络论治痹证的思想。三诊患者畏冷明显,是患者年过五旬,肾阳不足的表现,故在用桂附温阳的同时,配合滋阴养血补益肝肾的生地、牛膝、玄参,即明代张介宾《景岳全书》所说:"善补阳者,必于阴中求阳"之意。本症治疗中,用药渣外敷以内外合治,提高疗效,继以"施氏十二字养生功"1~2次,巩固成效。

二、经验方

1. 羌活胜湿汤(《内外伤辨惑论》)

功能:祛风散寒,温经通络。

主治:风寒袭表之痹证。

组成:羌活 9g　独活 9g　藁本 6g　防风 6g　炙甘草 3g　蔓荆子 6g　川芎 6g

用法:水煎服,日 1 剂,分 2 次服。

2. 身痛逐瘀汤(《医林改错》)

功能:活血化瘀,祛痰通络。

主治:痰瘀阻络者。

组成:桃仁 9g　红花 9g　当归 9g　五灵脂 6g　地龙 6g　川芎 6g　香附 3g　羌活 3g　秦艽 3g　牛膝 9g　蜈蚣 6g　全蝎 6g

用法:水煎服,日 1 剂,分 2 次服。

3. 六味地黄丸(《小儿药证直诀》)

功能:补益肝肾,强筋健骨。

主治:肝肾亏虚者。

组成:熟地黄 12g　山芋肉 9g　牡丹皮 9g　怀山药 9g　茯苓 9g　泽泻 9g

用法:水煎服,日 1 剂,分 2 次服。

4. 黄芪桂枝五物汤(《金匮要略》)

功能:补养气血,健运脾胃。

主治:气血两虚者。

组成:黄芪 9g　桂枝 9g　芍药 9g　生姜 18g　大枣 4 枚

用法:水煎服,日 1 剂,分 2 次服。

三、常用中成药

可选用鹿灵活络合剂(龙华经验)、芪麝丸(龙华经验)、蝎蜈胶囊(龙华经验)、颈复康颗粒、痹祺胶囊、虎力散、大活络胶囊、加味天麻胶囊等。

急性腰扭伤

【概述】

急性腰扭伤指发生在腰部肌肉、筋膜、韧带、椎间小关节、关节突关节、腰骶关节的急性损伤。属于西医"急性腰痛""急性非特异性腰背痛"范畴，泛指发病2周内的腰部疼痛诸症。本病特征起病急骤、腰部疼痛剧烈、活动不利，若处理不当或施治不及时，可使症状转为慢性，迁延难愈。常见于青壮年或体力劳动者。

【主要病因病机】

本病的主要病机为日常起居调摄不当致腰部闪挫，局部气机不畅、血行受阻，气滞血瘀阻滞筋脉、不通则痛，气血瘀阻于皮里膜外，关节失养故有活动不利，亦可因外感风寒湿邪诱发或加重。

现代研究认为，急性腰扭伤多因腰部突然接受间接暴力如负重闪扭、姿势不良、动作失调等导致腰部肌肉筋膜、韧带损伤或小关节错位、滑膜嵌顿等而发生。

【辨证注意点】

一、抓住本病特点，明确诊断，本病起病急骤，疼痛剧烈、腰部活动受限。

二、急性腰扭伤一般无下肢放射痛，如有下肢疼痛，疼痛范围一般在双膝以上，部分患者直腿抬高试验阳性，加强试验阴性，需与腰椎间盘突出症神经根受激惹导致的下肢放射痛相鉴别。

【辨证思路】

一、明确诊断

1. 病史　患者大多有明确的外伤史，如搬提重物、腰部的快速扭转等。

2. 临床症状　伤后即刻腰部出现疼痛，范围以腰骶部多见，疼痛剧烈，患者常以双手托腰以限制活动而产生更剧烈的疼痛。病变部位在深层肌肉时体表压痛点常不明显。

3. 体征　患者脊柱常呈强直体位，腰部僵硬、肌肉紧张，并可因疼痛某些动作受限，如腰部前屈、后弯、直立抬腿等。

4. 辅助检查　X 线片主要显示腰椎生理弧度变直或消失,部分患者可出现轻度侧弯。

二、与腰肌劳损、腰椎间盘突出症、胸腰椎骨折等相鉴别

1. 腰肌劳损　发病时间多大于 3 个月,为持续性、弥漫性腰痛,以腰骶部为多见,脊椎活动常不受限,X 线多无特殊改变。疼痛因活动而加重,休息后可缓解。

2. 腰椎间盘突出症　两者均可由外伤所致,但本病有明显的神经根压迫症状,临床可伴有下肢放射痛、皮肤感觉异常、直腿抬高试验阳性、加强试验阳性等体征,影像学检查如 CT、MRI 可予鉴别。

3. 胸腰椎骨折　本病亦可因外伤所致,腰背痛剧烈伴有活动受限,部分患者可伴有腹胀便秘。体格检查可及受累椎体叩痛压痛明显,X 线可见相应椎体压缩性改变,CT、MRI 可予明确诊断。尤其是老年高龄患者,骨质疏松明显的,更要注意鉴别,以防漏诊。

三、辨证论治

急性腰扭伤,根据病史和临床表现,一般可明确诊断。治疗综合运用手法理筋、药物内服、针灸、自我康复练功导引等。

1. 手法　选用适当理筋手法治疗腰部扭伤,效果显著。常用有按揉、捏拿腰肌,按腰扳腿、揉摩舒筋等方法,在整个手法施治过程中,痛点应作为施术区重点;对于有小关节错位或伴有滑膜嵌顿者,酌情予脊柱旋转复位法或侧卧位斜扳法对症施治。

2. 药物治疗　初期治宜行气止痛,活血化瘀;扭伤者则重于行气止痛,治以舒筋汤加减,软组织挫伤重者偏重于活血化瘀,治以桃红四物汤加减。

3. 针灸　可采用针灸疗法,远端取患侧后溪穴,取强刺激泻法配合患者主动活动如扭腰、摆胯、交替抬腿,蹲起等运动疗法疗效显著(龙华经验)。

4. 练功导引　损伤早期(2 周内)不宜过度锻炼,应适当休息,可配合导引调息法;损伤后期(2~12 周)宜加强腰部肌肉功能锻炼,如飞燕点水、仰卧架桥等;稳定期(12 周后)可配合传统功法调摄如十二字养身功、易筋经、八段锦、太极拳等。

5. 其他　其他物理疗法如低频、中频电疗、红外线、中药熏蒸,中药离子透入等方法。急性腰扭伤强调预防为主,注意日常调摄,平日劳动或运动前做好充足准备工作,日常弯腰搬提重物注意姿势正确,量力而为,一旦发病及时施治,配合各种治疗,注意休息与锻炼相结合,注意腰部保暖避风避寒,恢复期

坚持腰背肌功能锻炼,忌长期佩戴腰托、长期卧床不活动。

急性腰扭伤辨证思路流程图

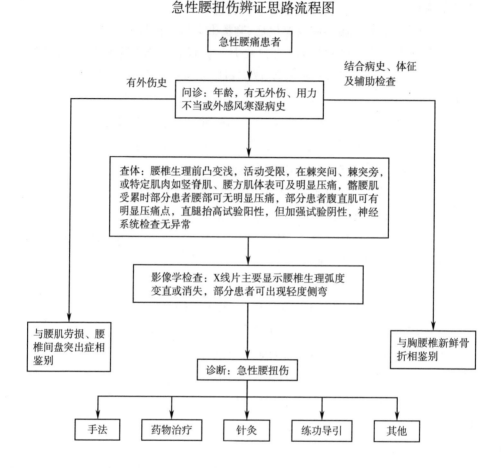

【病例思维程序示范】

洪某,男,67 岁,2019 年 7 月 21 日初诊。患者 1 天前搬提重物后突感腰背疼痛,不能弯腰,起卧困难,晨起加重,自行服用止痛药物后疗效不显。辅助检查:外院 X 线示腰椎生理弧度变直。

体格:腰前屈 15°,后弯 10°,棘间压痛(−),L3-5 两侧竖脊肌压痛(+)、放射痛(−),双侧腰方肌深压痛(+),双侧直腿抬高大于 60°,加强试验(−),双侧"4"字试验(−)。大便欠畅、小便尚调,舌黯红,苔薄白腻,脉弦滑。

辨证思维程序:

第一步:明确诊断。根据患者有外伤病史;体检显示腰部活动受限、竖脊肌、腰方肌压痛明显;X 线:腰椎生理弧度变直。

第二步:辨证论治。患者腰背疼痛,活动不利,舌黯红,苔薄白腻,脉弦滑。证属气滞血瘀型,治拟方用行气活血,通络止痛。方用芍红健腰方加减。

处方:赤芍 12g　红花 9g　桃仁 9g　川楝子 9g　泽兰 12g　狗脊 12g　续断 9g　伸筋草 15g　鸡血藤 15g　青风藤 15g

第三步:针刺后溪穴配合运动疗法,其他外治法如手法理筋、中药熏洗、中药离子透入等。

第四步:日常调摄与生活指导。

【医案、经验方及常用中成药】

一、医案

选自《石仰山临证医案集》

黄某,男性,44 岁。前日负重挫伤左腰络,疼痛起坐不利,络道阻塞,疼痛引及膝弯,行走牵掣,苔薄脉弦细,经云:"不通则痛",所谓"气伤痛也"。治拟理气活血,健腰通络息痛。

处方:软柴胡 5g　制草乌 3g　全当归 9g　制香附 9g　青陈皮各 5g　川楝子 9g　怀牛膝 9g　厚杜仲 9g　川续断 12g　制没药 3g　玄胡索 5g　老苏梗 6g　灵磁石 30g

外敷三色膏加三黄膏。

二诊:左腰络伤痛已瘥,腿膝已无牵掣之感,苔脉如前。治拟固腰和络息痛。

处方:软柴胡 5g　怀牛膝 9g　川续断 12g　制狗脊 12g　全当归 9g　补骨脂 12g　上血竭 3g　刘寄奴 9g　青陈皮各 5g　络石藤 12g　玄胡索 5g

三诊:腰部损伤后气血未和,疼痛已微。治拟固腰益肾,佐以通络。

青娥丸 45g　分 7 天服。

二、经验方

1. 芍红健腰方(龙华经验方)

功能:活血祛瘀,行气止痛。

主治:气滞血瘀、腰部拘急疼痛。

组成:赤芍 12g　红花 9g　桃仁 9g　川楝子 9g　泽兰 12g　狗脊 12g　续断 9g

用法:水煎服,日 1 次,分 2 次服。

2. 羌活胜湿汤(《内外伤辨惑论》)

功能:祛风散寒,温经通络。

主治:风寒袭表致筋肉挛急诸症。

组成:羌活 9g　独活 9g　藁本 6g　防风 6g　炙甘草 3g　蔓荆子 6g　川芎 6g

用法:水煎服,日 1 剂,分 2 次服。

3. 舒筋汤(《外伤科学》)

功能:祛风舒筋活络。

主治:风寒湿痹阻经络而发为腰痛者。

组成:当归 9g　白芍 9g　姜黄 6g　宽筋藤 15　松节 6g　海桐皮 12g　羌活 9g　防风 9g　续断 9g　甘草 6g

用法:水煎服,日 1 剂,分 2 次服。

4. 桃红四物汤(《医宗金鉴》)

功能:通络活血,行气止痛。

主治:气滞血瘀而肿痛者。

组成:当归 15g　熟地 15g　川芎 15g　白芍 15g　桃仁 15g　红花 15g

用法:水煎服,日 1 剂,分 2 次服。

5. 桂枝汤(《伤寒论》)

功能:温经通络,调和营卫。

主治:风寒痹阻经络诸症。

组成:桂枝 9g　芍药 9g　生姜 9g　大枣 3 枚　炙甘草 6g

用法:水煎服,日 1 剂,分 2 次服。

三、常用中成药

可选用腰痹通胶囊、痹祺胶囊、芍红健腰颗粒、活血止痛胶囊等。

腰 肌 劳 损

【概述】

腰肌劳损指腰部肌肉、筋膜、韧带等软组织的慢性积累性损伤,属于西医"慢性腰痛""慢性非特异性腰背痛"范畴,本病特征病势缠绵,易反复发作,常因外感或劳累加重。本病常见于中老年人,近年来发现青壮年发病亦呈上升趋势,常与职业性久坐、长期弯腰负重等工作密切相关,亦见于产后妇女或伴有腰部解剖特点缺陷者。

【主要病因病机】

本病主要病机为外感寒湿或暑热贪凉,腰府失护,六淫之邪乘虚侵入,造成经脉受阻、气血壅滞而发为腰痛;或因闪挫跌仆久治不愈、劳累过度、禀赋不足致肾精亏损、无以濡养经脉、气血亏虚而发病。

现代研究认为,腰部的积累性损伤如长时间弯腰工作、固定体位久坐,习惯性姿势不良;或腰椎发育异常如第三、五腰椎横突异常肥大致假关节形成、或腰部先天性畸形如腰骶椎隐裂、腰椎骶化或骶椎腰化等致肌肉韧带失去附着点,长期活动后造成部分肌肉形成代偿性劳损而发病。

【辨证注意点】

一、抓住本病特点,明确诊断。本病以慢性疼痛为特点,腰痛隐隐,劳累久坐后发病,易反复发作。

二、患者外感风寒湿邪、或外伤日久、或劳累积损致肾精亏虚所致经脉痹阻不通、气血亏虚无以濡养筋脉,发而为病。其中,腰为肾之府,乃肾之精气所溉之域,故腰痛之症病位在腰府,与肾关系最为密切,故肾虚为本。

【辨证思路】

一、明确诊断

本病多曾有腰部急性损伤迁延不愈或慢性劳损病史,或外感于风寒湿邪。发病时间多大于 3 个月,劳累后加重,休息后缓解。平素腰部乏力重着,多喜温喜按。检查脊柱外形一般无异常,严重者腰椎活动可受限,查体直腿抬高试验阴性,神经系统检查无异常。影像检查 X 线片主要显示腰椎生理弧度变直或消失。

二、与急性腰扭伤、腰椎间盘突出症、强直性脊柱炎、增生性脊柱炎等相鉴别

1. 急性腰扭伤　该病一般有明确外伤史,起病急骤,疼痛剧烈,腰椎活动明显受限。

2. 腰椎间盘突出症　本病有明显的神经根压迫症状,临床可伴有下肢放射痛、皮肤感觉异常、直腿抬高试验阳性、加强试验阳性等体征,影像学检查如

CT、MRI 可予鉴别。

3. 强直性脊柱炎　好发于青壮年男性,腰痛以腰骶部为主,病程较长,伴有晨僵,发病后期患者腰椎活动明显受限,实验室检查 HLA-B27 呈阳性,X 线、CT、MRI 可显示骶髂关节密度改变或破坏。

4. 增生性脊柱炎　好发于老年人,两者均可有腰背酸痛的症状,后者兼有腰背僵硬,活动后可有缓解,X 线、CT 检查可有椎体边缘骨赘、小关节骨质增生等表现。

三、辨证论治

本病肾虚为本,治以补肾填精为法。然后根据所兼夹之病邪差异等再进行辨证,施以相应的方剂,辅助配合其他非药物疗法。

1. 练功活动　积极进行全身及局部的功法锻炼是治疗腰肌劳损行之有效的方法,全身性的功法锻炼可以调气行血,舒筋活络如十二字养生功、太极拳、易筋经等;局部的功法锻炼可增强腰背肌肌力,调节脊柱内外平衡如五点支撑法、飞燕点水法、太极桩功等,亦可配合现代健身锻炼运动。练功活动需要循序渐进、持之以恒。

2. 药物疗法　气滞血瘀者治以行气活血、舒筋活络,方用桃红四物汤加减;风寒湿痹者治以祛风除湿、温经通络,方用羌活胜湿汤或独活寄生汤加减;湿热蕴结者治以清热利湿、舒筋通络,方用四妙散加减。患处局部可予石氏伤科三色膏、温筋膏外敷等。

3. 手法理筋　手法治疗重在松解粘连,放松肌肉筋膜以加速炎症消退,缓解肌肉痉挛。手法操作主要有循经推摩法、痛点按揉法、局部滚擦法、拿捏拨络法、卧位斜扳法等。

4. 针灸疗法　针刺治疗腰痛可取肾俞、腰阳关、命门、委中等,亦可取耳针、腹针、腕踝针等;风寒湿痹者可予灸法治疗,取穴腰阳关、命门、大肠俞、局部阿是穴等。

5. 其他　可采用磁疗、低中频、中药离子导入、超短波等物理疗法配合以减轻症状。腰肌劳损病程日久,平素应避免寒湿、湿热侵袭,避免坐卧湿地、久坐劳累,注意日常调摄,坐、卧、行走,保持正确姿势,加强腰背部肌肉功能锻炼,规律参加全身性的体育锻炼增强体质。注意腰部保暖,避风寒、调饮食、畅情志。

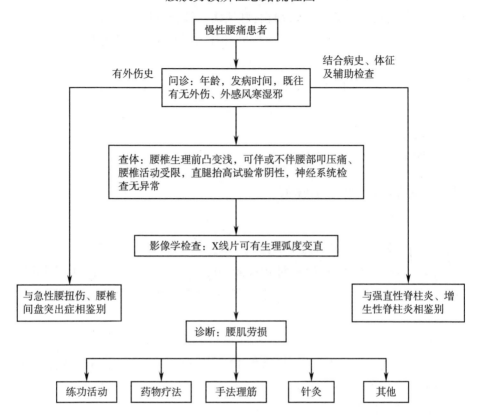

腰肌劳损辨证思路流程图

【病例思维程序示范】

王某,女,45 岁,2019 年 3 月 21 日初诊。患者平素多有腰部酸痛,遇凉久坐后加重,喜温喜按,近 3 个月来,患者因出差长途坐卧吹空调受凉后腰痛发作,痛连背脊,遇热缓解,伴有四肢不温,体倦乏力,食少纳呆,二便尚调,舌质淡苔薄白,脉濡缓。外院腰椎正侧位 + 腰椎过伸过屈位 X 线未见明显异常。

体格检查:腰前屈 90°,后伸 20°,棘间压痛(−),L3-5 两侧竖脊肌压痛(+−)、放射痛(−),双侧直腿抬高大于 70°,加强试验(−),双侧 "4" 字试验(−)。

辨证思维程序:

第一步:明确诊断。根据患者平素多有腰痛,受寒劳累后加重,此次发病 3 个月,因久坐劳累、外感风寒诱发,外院腰椎正侧位 + 腰椎过伸过屈位 X 线未见明显异常。

第二步：辨证论治。患者腰背疼痛，遇热缓解，伴有四肢不温，体倦乏力，食少纳呆，二便尚调，舌质淡苔薄白，脉濡缓。综合分析，患者标有风寒袭络，本有肾阳虚衰，故治当温经散寒、佐以温补肾阳之法。方用独活寄生汤加减。

处方：独活 9g　桑寄生 15g　杜仲 9g　牛膝 12g　细辛 3g　秦艽 9g　茯苓 12g　肉桂 6g　防风 12g　川芎 9g　甘草 6g　熟地黄 9g　白术 12g

第三步：若腰痛剧烈可配合外治法辅助治疗。主要包括手法治疗、针灸、微波等治疗。

第四步：日常调摄与生活指导。

【医案、经验方及常用中成药】

一、医案

石筱山医案（《石筱山伤科学》）

王某，女性，45 岁。就诊日期 1961 年 10 月 6 日，腰脊督脉不固，屡患损腰，气阻足太阳膀胱经络，转侧作痛，难以起坐，少腹觉涨。脉细而涩，病发 5 天，先拟疏运理气和络为治。

处方：制香附 9g　炒青皮 5g　大茴香 3g　厚杜仲 9g　补骨脂 6g　川续断肉 9g　川楝子 9g　玄胡索 3g　桑寄生 12g　老苏梗 6g　沉香曲 6g　路路通 6g

二诊：腰脊督脉挫损，经治后，酸楚滞重已感轻减，唯起坐少力，督肾之气不充，再从原方出入。

处方：厚杜仲 9g　补骨脂 6g　川续断肉 9g　巴戟天 9g　菟丝子 6g　制狗脊 9g　川楝子 9g　桑寄生 12g　刘寄奴 9g　大茴香 2g　沉香曲 6g　柏子仁 9g

三诊后酸胀作痛，俱已轻减，渐能起坐活动，唯腰骶之间觉乏力，腰为肾之府，督为肾之络，再以充养督肾以壮关节。

二、经验方

1. 独活寄生杨（《备急千金要方》）

功能：祛风湿，止痹痛。

主治：肝肾两亏、气血不足、风寒湿邪外侵者。

组成：独活 12g　桑寄生 12g　续断 9g　杜仲 9g　牛膝 9g　细辛 3g　秦艽 9g　茯苓 12g　桂枝 6g　防风 12g　当归 9g　芍药 9g　川芎 9g　地黄 9g　甘草 6g

用法：水煎服，日 1 剂，分 2 次服。

2. 黄芪桂枝五物汤(《金匮要略》)

功能:补养气血,健运脾胃。

主治:气血两虚者。

组成:黄芪 9g　桂枝 9g　芍药 9g　生姜 18g　大枣 4 枚

用法:水煎服,日 1 剂,分 2 次服。

3. 圣愈汤(《兰室秘藏》卷下《医宗金鉴》)

功能:调和气血。

主治:气血不和诸证。

组成:黄芪 9g　党参 12g　当归 9g　白芍 12g　川芎 12g　生地 9g　熟地 9g。

用法:水煎服,日 1 剂,分早晚 2 次服。

三、常用中成药

可选用大活络胶囊、腰痹通胶囊、复方补骨脂颗粒、盘龙七片、虎力散等。

腰椎间盘突出症

【概述】

腰椎间盘突出症是由于退行性变或外力作用,使腰椎间盘纤维环破裂,髓核突出,压迫神经根或马尾神经,产生以腰部疼痛,下肢放射性疼痛或麻木等为主要表现的疾病。本病好发于 20~40 岁的青壮年,约占腰椎间盘突出症总发病人数的 80%,男性多于女性,下腰部椎间盘为本病的好发部位,尤其以 L4/5、L5/S1 发病率最高。

【主要病因病机】

腰椎间盘突出症在中医将其归于"腰背痛""腰痛""腰腿痛""腰痹"等范畴。

《黄帝内经》认为腰痛不外乎虚实两方面,虚证因精髓亏损而致,实证因寒、湿之邪侵袭而致。其病因病机,一为感受风寒,或坐卧湿地,风寒水湿之邪浸渍经络,经络之气阻滞而发病;二为跌仆闪挫,积累陈伤,经筋、络脉受损,瘀血凝滞所致;三为后期伴有正气亏虚,肝肾不足。中医学认为,气血、经络与脏腑功能的失调和腰痛的发生有着密切关系,腰为肾之府,故本病与肾的关系最为密切。

现代医学认为,椎间盘退行性变是造成纤维环破裂髓核突出的基本原因。急性或慢性损伤为发生椎间盘突出的主要外因。在椎间盘退行性变的基础上,某种可诱发椎间隙压力突然升高的因素可致髓核突出。常见的诱发因素有增加腹压、腰姿不正、突然负重、妊娠、受寒等。有些患者无明显诱因而发病,可能由于长期姿势不良、久坐劳累等引起腰部肌肉痉挛所致。

【辨证注意点】

一、抓住本病特点,明确诊断。

腰椎间盘突出症的典型症状是腰背痛和下肢放射痛,严重者甚至有马尾神经损害的症状;体征有腰椎侧弯、腰部活动受限、压痛放射痛以及神经损害的体征。直腿抬高试验及加强试验阳性,下肢肌力、感觉、反射改变。结合腰椎间盘 CT、腰椎 MRI 等相关检查可明确诊断。

二、根据病情的发生和发展,临床采用初、中、后三期治法。初期按证候不同,分为血瘀型、湿热型;中期多为气虚血瘀型;后期分为肝肾亏虚型、气血不足型、寒湿痹阻型。

三、国际腰椎研究会(ISSLS)将腰椎间盘突出分为退变型、膨出型、突出型、脱出(后纵韧带下和后纵韧带后)型以及游离型。

由于腰椎间盘突出的节段不同,神经损害支配的区域也有区别(表 3-2)。

表 3-2　腰椎间盘突出症的定位诊断

突出间隙	受累神经根	疼痛部位	麻木部位	肌力改变	反射改变
L3/4	L4	骶髂部、髋部、大腿前外侧及小腿前侧	小腿前内侧	伸膝无力	膝腱反射减弱或消失
L4/5	L5	骶髂部、髋部大腿和小腿后外侧	小腿外侧或足背内侧踇趾	踇趾背伸无力	无改变
L5/S1	S1	骶髂部、髋部大腿小腿及足跟外侧	小腿和足外侧包括外侧 3 个足趾	偶有足跖屈及屈踇无力	踝反射减弱或消失
中央型（一般位于 L4/5、L5/S1）	马尾神经	腰背部、双侧大、小腿后侧	双侧大、小腿及足跟后侧、会阴部	膀胱或肛门括约肌无力	踝反射或肛门反射消失

腰椎间盘突出症的保守治疗效果较好,但容易复发。急性期应卧硬板床

休息,手法治疗后也应卧床休息。疼痛减轻后,应注意加强锻炼腰背肌、腹肌,以巩固疗效。久坐或久站时可佩戴腰围保护腰部,避免腰部过度屈曲劳累或感受风寒。应用正确的弯腰姿势搬重物等,避免腰部损伤。

【辨证思路】

一、明确诊断

1. 病史　患者常有腰部损伤病史,或慢性劳损病史等。

2. 临床症状　腰痛及下肢牵掣痛、麻木是最主要的症状。严重者可出现大、小便障碍,会阴和肛周感觉异常。

3. 体征　腰部活动受限,椎旁叩压痛并可伴有同侧下肢放射,直腿抬高试验及加强试验阳性,腱反射异常,皮肤感觉异常,肌力减弱等。

4. 辅助检查　X线检查正位片可显示腰椎侧弯,椎间隙变窄或左右不等,患侧间隙较宽;侧位片显示腰椎生理前曲减少或消失发生椎间盘突出的椎间隙后方宽于前方。CT、MRI检查可清晰地显示椎间盘突出的影像,通过断层反映出硬脊膜囊及神经根受压的状态,是目前诊断本病最常用的检查方法。另外,根据异常肌电图的分布范围可判定受损的神经根及其对肌肉的影响程度。

二、应与急性腰扭伤、腰椎管狭窄症、梨状肌综合征、腰椎结核相鉴别

1. 急性腰扭伤　患者有明显的外因,病程短,一般无放射性坐骨神经痛症状。

2. 腰椎管狭窄症　具有典型的间歇性跛行症状,脊柱多无畸形,下肢虽有神经症状,但直腿抬高仍保持在 70° 以上。行走下肢疼痛后采用下蹲屈位即可缓解。CT、MRI检查可明确诊断。

3. 梨状肌综合征　当梨状肌发生损伤、痉挛、变性等导致通过梨状肌下孔的坐骨神经和其他骶丛神经及臀部血管受到牵拉、压迫或刺激,出现以臀部、大腿后侧疼痛为主要表现的疾病。疼痛一般由臀部开始,梨状肌体表投影范围有压痛,梨状肌紧张实验有明显阳性体征。

4. 腰椎结核　少数患者可出现腰痛和坐骨神经痛,但腰椎结核患者可有结核病史,低热、盗汗、消瘦、乏力及红细胞沉降率增快,患部附近常有寒性脓肿或瘘管,影像学检查可见椎间隙变窄,椎体破坏。

三、辨证论治

大多数腰椎间盘突出症患者通过正规的保守治疗后,腰腿痛症状均能得到缓解,甚至消失,保守治疗效果不明显者,可考虑行微创手术治疗,必要时可

行开放式手术,总之,要根据患者的病情来决定具体方案。

龙华医院骨伤科总结临床经验,提出"分型分期分度治疗"模式,形成一套融中医与西医、内治与外治、保守与手术、预防与保健相结合的临床诊疗方案。体现了对于骨退行性疾病的"序贯治疗"的理念和"治未病"的概念。

1. 中药内服　根据病情的发生和发展,辨证论治,临床分为气滞血瘀型、寒湿痹阻型、湿热下注型、气血亏虚型、肝肾亏虚型。

2. 中药外治　中药外治的方法有中药外敷、膏药外贴、熏洗、离子导入等,药物可以通过皮肤吸收,直达病灶所在,起到减轻炎症反应、缓解疼痛症状的目的。我们常常在内服中药的同时,外敷三色膏,配合中药熏蒸、中药溻渍等治疗。

中药熏蒸处方:川乌、草乌、天南星、当归尾、红花、桂枝、山奈、松节、紫草、桑枝、海桐皮、威灵仙、苏木等。该方具有活血舒筋,温经通络的功效。还可根据患者体质配合中药穴位敷贴治疗。

3. 针刺疗法　根据放射痛的部位辨证为足太阳经证和足少阳经证。主穴:足太阳经方:腰夹脊、环跳、秩边、委中、阳陵泉、承山、昆仑。足少阳经方:腰夹脊、环跳、阳陵泉、悬钟、丘墟。配穴:①风寒湿为主配腰阳关、风市;②湿热为主配阴陵泉、曲池、行间;③气血瘀滞为主配膈俞、血海;④肝肾亏虚配足三里、气海、关元、三阴交。

4. 耳穴治疗　腰部疼痛明显,转侧活动受限,两侧骶棘肌痉挛,首先予耳穴治疗,用食指及拇指指腹按压、牵拉双侧对耳轮上部,可适当进行捻按,每次按压30s,以压致患者感觉疼痛但能忍受,且耳轮出现胀热感为宜。该法具有疏通经气,缓解腰骶部疼痛及肌肉痉挛,改善腰骶部活动的功能。

5. 针刀疗法

(1) 体位患者俯卧位、腹部垫枕。

(2) 部位以相应腰椎间盘突出压迫一侧神经根为主。

(3) 定点腰椎椎体棘间取一点,棘突中线一侧旁开0.5cm取一点,3~4cm再取一点,按西医手术要求予以消毒、铺巾、戴无菌手套及一次性口罩、帽子。

(4) 操作选用3号、4号针刀各1枚,依次分别对准以上3点进行针刀松解、减压、剥离等手术治疗。术中应严格注意进针的深度、方向及患者感觉。若有触电感应停止进针或调转针向或出针停止治疗。术毕贴创可贴按压5min。

针刀治疗一方面通过"针"的作用,疏通经络、调畅气血;另一方面通过"刀"的切割、松解等物理刺激可调节血中血管活性物质,改善局部循环障碍、新陈代谢,从而促进局部病理组织水肿与血肿的消散和吸收;同时针刀能够促进腰椎间盘周围的血氧供应,激惹和引发了机体自身的免疫反应即自然吸收。

6. 手法治疗　腰椎整脊手法是目前治疗腰椎间盘突出症最为常用的手法之一。推拿疗法的机制可能是通过扩张局部毛细血管,增加血流量,加快新陈代谢速度,达到利于病变组织修复的目的,在淋巴系统方面还可以加速淋巴回流,促进水肿吸收。

手法推拿的适应证:①初次发作,病程短(6个月以内);②无马尾神经压迫症状;③全身性疾病或局部皮肤疾病,不能施行手术;④无进行性下肢运动功能障碍;⑤中医辨证属气滞血瘀者。具体手法:㨰法、揉法、推法、按法、拨法、屈曲牵拉法、扳法、直腿抬高法。

但要注意慎重选择重手法推拿或踩跷法,易引起神经根粘连、椎板增生硬化、黄韧带肥厚,甚或神经根纤维化、挫伤,暴力推拿致使纤维环破裂,髓核脱出,表现为马尾神经损伤及神经根刺激症状加重。

7. 导引功法　采用施氏"洗、梳、揉、搓、松、按、转、磨、蹲、摩、吐、调"十二字养生功,以内调气血脏腑,外强筋骨,扶正祛邪。"十二字养生功"能起调节局部及全身肌力的平衡、改善血液循环、消除小关节的炎症及增进食欲、调节患者的心情等作用,可作为防治腰椎间盘突出症的日常锻炼方法,以达到祛除疾病、延年益寿的目的。

8. 物理治疗　物理治疗包括超短波、电疗、磁疗、热疗、激光疗等,具有改善患处组织血液循环,促进炎症吸收的作用。急性期选用超短波、微波等高频电疗,慢性期宜选用低频脉冲电疗、经络导入、电脑中频电疗。

9. 牵引治疗　牵引的作用:①腰椎牵引能够增宽椎间隙牵引力可使粘连组织、痉挛的韧带和关节囊逐渐牵开,在椎间隙增宽的同时,椎管侧隐窝容积增大,黄韧带伸展,盘内空间和神经根与硬脊膜的相对空间增大。②恢复腰椎正常序列:牵引时将患者腰部放置于生理体位,随着牵引时间增加,小关节紊乱,脊椎侧凸等腰椎序列不良现象逐步恢复正常;在牵拉下,腰部处于一个平衡而又相对稳定的状态,便于减轻和消除局部充血、渗出、水肿等炎性反应。③牵引能使肌肉痉挛减轻或消失。

10. 骶管封闭结合四步松解手法　骶管封闭是一种快速、有效的疗法。对于症状明显的患者,可配合此法治疗。施杞教授指出,为保证安全性,应常规手术室完成骶管封闭疗法。患者取俯卧位,下腹部稍垫高,先摸清骶管裂孔的位置,然后消毒、铺手术巾。以1%利多卡因溶液做局部浸润麻醉,用硬膜外穿刺针穿刺,在穿破骶管裂孔的韧带进入骶管时有阻力消失的感觉,然后将硬膜外导管通过针管内腔缓缓插入,送入腰骶部硬膜外腔,一般插入10~15cm已足够,回抽无血性液体并可观察到导管尾端有搏动证实插管到位,即可缓慢注入配制好的合剂,2%利多卡因溶液5ml+生理盐水40ml+确炎舒松20mg或得宝松1mg,共35~50ml。要求分3~4次间隔缓慢注入,并密切注意患者反应,注射完观察几分钟,无特殊不适后即可进行手法治疗。在骶管封闭结束后再配合四步松解手法:拔伸下压法、侧卧斜扳法、直腿抬高髋膝屈伸法、悬空抖腰法。

　　如果能够采用选择性神经根阻滞结合四部松解手法,效果更确切。

　　11. 手术治疗　手术要严格把握适应证,主要手术指征:①病史超过3个月,严格保守治疗无效或保守治疗有效,但经常复发且疼痛较重者;②首次发作,但疼痛剧烈,尤以下肢症状明显,患者因疼痛难以行动和入眠,处于强迫体位者;③出现单根神经根麻痹或合并马尾神经受压麻痹的表现,伴有肌肉萎缩、肌力下降;④合并椎管狭窄者。常采用手术有单纯髓核摘除术、椎间孔镜、腰椎后路切开减压内固定术等。

腰椎间盘突出症辨证思路流程图

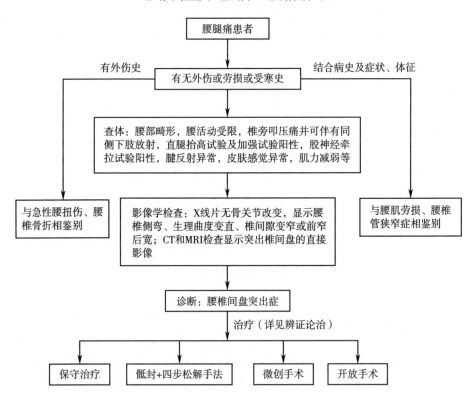

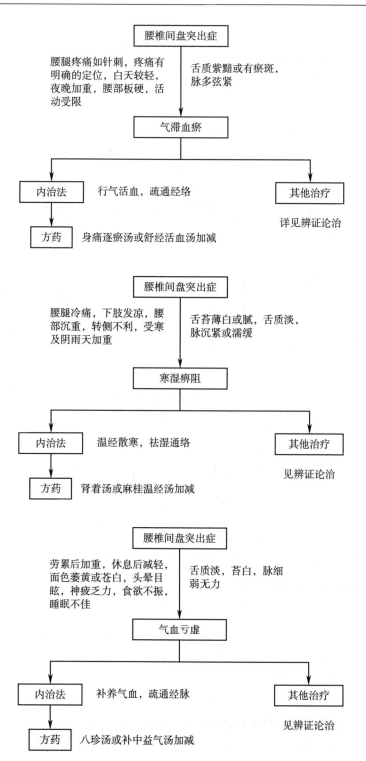

腰椎间盘突出症

腰腿疼痛如针刺，疼痛有明确的定位，白天较轻，夜晚加重，腰部板硬，活动受限

舌质紫黯或有瘀斑，脉多弦紧

气滞血瘀

内治法 行气活血，疏通经络

其他治疗

详见辨证论治

方药 身痛逐瘀汤或舒经活血汤加减

腰椎间盘突出症

腰腿冷痛，下肢发凉，腰部沉重，转侧不利，受寒及阴雨天加重

舌苔薄白或腻，舌质淡，脉沉紧或濡缓

寒湿痹阻

内治法 温经散寒，祛湿通络

其他治疗

见辨证论治

方药 肾着汤或麻桂温经汤加减

腰椎间盘突出症

劳累后加重，休息后减轻，面色萎黄或苍白，头晕目眩，神疲乏力，食欲不振，睡眠不佳

舌质淡，苔白，脉细弱无力

气血亏虚

内治法 补养气血，疏通经脉

其他治疗

见辨证论治

方药 八珍汤或补中益气汤加减

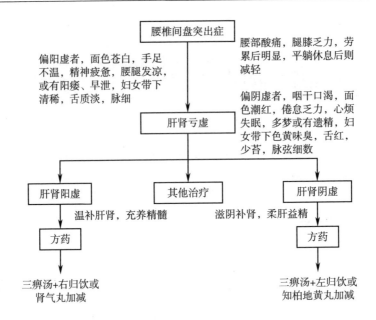

偏阳虚者，面色苍白，手足不温，精神疲惫，腰腿发凉，或有阳痿、早泄，妇女带下清稀，舌质淡，脉细

腰部酸痛，腿膝乏力，劳累后明显，平躺休息后则减轻

偏阴虚者，咽干口渴，面色潮红，倦怠乏力，心烦失眠，多梦或有遗精，妇女带下色黄味臭，舌红，少苔，脉弦细数

【病例思维程序示范】

蔡某,男,64岁。2009年3月31日初诊。腰脊疼痛伴右下肢牵掣痛10天就诊。既往腰痛反复发作,经治后已有1年余未作。10天前长途驾车5小时,次日腰痛复作,且伴有右下肢牵掣痛。胃纳二便尚可,晨起每有烘热盗汗。检查:腰部活动受限,腰椎叩击痛(+),右侧直腿抬高试验40°,加强试验(+)。舌黯红,苔薄白,脉弦。外院腰椎间盘CT示:L5/S1椎间盘突出。

辨证思维程序:

第一步:明确诊断。患者有明显腰背部疼痛,腰部活动受限,右直腿抬高试验40°,腰椎间盘CT示:L5/S1椎间盘突出。属于比较典型的腰椎间盘突出症,并应与腰肌劳损相鉴别。

第二步:可完善相关检查。根据患者的病情,可予完善腰椎正侧位及过伸过屈位、腰椎MRI、肌电图等检查。

第三步:进行辨证分型。根据患者症状及体征,结合舌脉,中医诊断:腰痹病,辨证:气滞血瘀,筋脉痹阻。治则:活血祛瘀,通痹止痛。

第四步:治疗。可予中药内服。

方药:圣愈汤合身痛逐瘀汤加减。炙黄芪9g 党参12g 当归9g 白芍12g 生地9g 大川芎12g 柴胡9g 桃仁9g 红花9g 乳香9g 五灵脂

12g 羌活 9g 秦艽 9g 制香附 12g 川牛膝 12g 广地龙 6g 炙甘草 6g
香谷芽 12g 14 剂。

用法:每天 1 剂分 2 次温服。配合药渣热敷腰部。

第五步:调摄与生活指导。嘱患者腰部保暖,避免久坐,避免腰部过度屈曲,应用正确的弯腰姿势搬重物等,避免腰部损伤。疼痛减轻后应注意加强锻炼腰背肌、腹肌,以巩固疗效。

【医案、经验方及常用中成药】

一、医案

1. 施杞医案(《施杞教授从痹论治腰椎间盘突出症验案举隅》)

范某,61 岁,2011 年 3 月 3 日初诊。

主诉:腰脊酸痛伴左下肢麻木 1 周。腰脊疼痛伴左下肢酸痛麻木,活动牵掣。检查:腰压痛(+++),前俯受限。府行正常,小溲欠畅,胃脘作胀,曾有高血压,两足畏冷。腰椎 MRI 示 L3/4、L4/5 椎间盘膨出,椎体退行性变。苔薄,质紫,脉弦。

诊断:腰腿痛(腰椎间盘突出症)证属气血瘀滞,经脉痹阻。

治宜:活血祛瘀,通痹止痛。

处方:圣愈汤合身痛逐瘀汤加减。药用:炙黄芪 9g 党参 12g 当归 9g
白芍 12g 生地 9g 大川芎 12g 柴胡 9g 桃仁 9g 红花 9g 乳香 9g 五灵脂 1g 羌活 9g 秦艽 9g 制香附 12g 川牛膝 12g 广地龙 6g 炙甘草6g 大蜈蚣 3g 大腹皮 18g 淫羊藿 12g 巴戟天 12g 广郁金 12g 车前子、车前草各 18g 首乌、夜交藤各 18g 14 剂。

用法:水煎服。每日 1 剂,分两次服,每次加麝香保心丸 2 粒吞服。

2011 年 3 月 17 二诊。药后腰痛左下肢牵掣渐缓,腰膝酸软,尚有下肢畏冷麻木,胃纳二便尚可。苔薄,脉细滑。再拟益气养血,补益肝肾。

处方:圣愈汤合独活寄生汤加减。药用:炙黄芪 9g 党参 12g 当归 9g
白芍 12g 熟地 12g 大川芎 12g 柴胡 9g 白术 9g 独活 9g 桑寄生 12g
秦艽 9g 防风 12g 桂枝 9g 茯苓 15g 杜仲 12g 川牛膝 12g 炙甘草 6g
炙全蝎 3g 大蜈蚣 3g 伸筋草 15g 老鹳草 12g 制川乌 9g 淫羊藿 12g
巴戟天 12g 首乌、夜交藤各 18g 炒枣仁 15g 14 剂。

用法:水煎服。每日 1 剂,分两次服,每次加麝香保心丸 2 粒吞服。

随访:1 个月后患者诸症已除,行走自如。嘱做十二字养身功,避免弯腰劳累。

按语:清代林佩琴在《类证治裁》中指出:"诸痹,良由阳气先虚,腠理不密,风、寒、湿乘虚侵袭,正气为邪所阻,不能宣行,因而留滞,气血凝滞,久而为痹。"因此,施杞教授认为包括腰椎病在内的痹证的发病,患者往往本身正气先虚,然后六淫外邪遂能乘虚而入盘踞经隧,导致气血闭阻,留滞于内而发病。总之,腰椎病是在正虚的基础上由于劳损或感受外邪导致气血不通,痰瘀内结,经脉闭阻而罹病。而在患者肾气渐弱、肾精亏乏则是"正虚"之关键。本例患者天癸已竭,肾气已丧。首诊以圣愈汤合身痛逐瘀汤加减活血化瘀,通痹止痛,并逐渐加入补益肝肾的药物。待疼痛已瘥,则以圣愈汤合独活寄生汤加减益气养血,补益肝肾。处方中始终加入制川乌,加强祛风除湿、温经散寒、通痹止痛之功。

2. 莫文医案(《上海浦东新区名中医集》)

王某,男,37岁。初诊:2012年4月11日。

主诉:左侧腰腿痛麻3个月余。

病史摘要:左侧腰腿痛麻,行走100米后加重,外院先后行牵引理疗、推拿、针灸治疗后未见明显好转,左下肢畏冷,大小便尚调,胃纳一般,疼痛影响睡眠。腰部活动受限,L5、S1棘突左旁1.5cm压痛(+),放射痛(+),左直腿抬高试验10°,肌力肌张力可,左小腿后侧麻木,病理征阴性,苔薄白腻,舌质淡紫,脉弦滑。MRI:L5/S1突出偏左,较大。

中医诊断:腰痹病。西医诊断:腰椎间盘突出症。

辨证:寒湿痹阻,经脉不畅。

治则:温经散寒,祛湿通络。

方药:附子汤合身痛逐瘀汤加减。制川乌9g　制草乌9g　云茯苓15g　炒苍术9g　党参15g　丹参15g　五灵脂12g　全当归9g　大川芎15g　川牛膝12g　福泽泻30g　车前子30g　地龙9g　金毛狗脊30g　左秦艽18g　大蜈蚣2g　延胡索15g　生甘草5g　川桂枝9g　14剂。

用法:每天1剂,分2次温服。配合药渣热敷腰部。

二诊(2012年4月25日):行走已佳,左小腿偶有酸胀麻木,苔薄白腻,质淡绛,脉弦滑再前法:原方减全当归,加炙僵蚕9g,14剂。

三诊(2012年5月9日):诸恙缓解,左小腿偶有牵滞,苔薄白质淡绛,脉弦滑,再前法:原方减草乌,加炙黄芪18g　宣木瓜15g,14剂。

四诊(2012年5月23日):诸恙缓解,足底麻木已瘥,小腿牵滞已消,纳可便调,苔薄质略黯,边有齿痕,脉弦滑,再前法:原方减延胡索、车前子,加补骨脂12g 山茱萸9g,14剂。

五诊(2012年6月6日):诸恙消失,痛麻均已瘥。

效果:2016年3月复查腰椎MRI原L5/S1突出椎间盘已吸收。

按语:本例为腰椎间盘突出症,日常活动明显受影响,辗转几家医院均建议手术治疗。症情虽重,根据我们的阶梯治疗经验,先采用中医综合保守治疗。该患者左侧腰腿痛麻,下肢畏冷,舌苔白腻,脉弦滑,乃寒湿痹阻经脉所致。方选附子汤合身痛逐瘀汤加减。附子汤出自《伤寒论》:"少阴病,身体痛,手足寒,骨节痛,脉沉者,附子汤主之",以散寒化湿,温经助阳为主要功效。附子、川乌、草乌同属乌头根茎,均有温经散寒止痛功效,而《本草正义》言:"乌头主治,温经散寒,虽与附子大略相近,而温中之力较为不如。且专为祛除外风外寒之向导者",本案患者以寒湿痹阻经脉为主,故在本案治疗中莫氏将附子易为川乌和草乌,治疗更为精准;桂枝温通经脉;疼痛严重时应用延胡索加强止痛之效;秦艽合五灵脂、川芎取身痛逐瘀汤中之义,活血化瘀,祛风湿,舒筋络,身痛逐瘀汤用于以疼痛为主的慢性筋骨病,如清代王清任《医林改错》云:"治痹症何难。古方颇多,如古方治之不效,用身痛逐瘀汤。"应用虫类药物地龙和蜈蚣加强搜风剔络之效;泽泻、车前子为利水除湿之剂;狗脊、牛膝引药下行。药渣外用热敷,以助内服药之力并促局部气血畅行,体现莫师用药以外补内的特点。

二诊时症情已减大半,左小腿偶有酸胀麻木苔薄白腻,脉弦滑,说明夹杂痰湿之邪,故予炙僵蚕,石氏伤科历来注重痰湿的化散,牛蒡子和炙僵蚕是石氏家传方牛蒡子汤治痰湿常用要药对,四诊患者症情基本痊愈,本病本质为肝肾亏虚,故予补骨脂,山茱萸补肾填精,巩固疗效。

二、经验方

1. 圣愈汤(《医宗金鉴》)

功能:调和气血。

主治:气血不和证。

组成:黄芪9g 党参12g 当归9g 白芍12g 川芎12g 生地9g 柴胡9g

用法:水煎服,日1剂,分早晚2次服。

2. 身痛逐瘀汤(《医林改错》)

功能:活血祛瘀,通经止痛,祛风除湿。

主治:痹证有瘀血者。

组成:秦艽 9g　川芎 9g　桃仁 9g　红花 9g　甘草 6g　羌活 9g　没药 9g
当归 9g　五灵脂 12g　香附 12g　牛膝 12g　地龙 9g

用法:水煎服,日 1 剂,分早晚 2 次服。

3. 复元活血汤(《医学发明》)

功能:活血祛瘀,疏肝通络。

主治:跌打损伤,瘀血阻滞证。胁肋瘀肿,痛不可忍。

组成:柴胡 15g　瓜蒌根 9g　当归 9g　红花 6g　甘草 6g　穿山甲(炮)6g
大黄(酒浸)30g　桃仁(酒浸,去皮尖,研如泥)15g

用法:水煎服,日 1 剂,分早晚 2 次服。

4. 独活寄生汤(《备急千金要方》)

功能:补益肝肾,补气血,祛风湿,止痹痛。

主治:腰脊损伤后期,肝肾两亏,风湿痛及腿足屈伸不利者。

组成:独活 6g　防风 6g　川芎 6g　牛膝 6g　桑寄生 18g　秦艽 12g　杜
仲 12g　当归 12g　茯苓 12g　党参 12g　熟地黄 15g　白芍 10g　细辛 3g
甘草 3g　肉桂 2g(焗冲)

用法:水煎服,日 1 剂,分早晚 2 次服。

5. 补阳还五汤(《医林改错》)

功能:补气活血通络

主治:中风。术后患者邪去正未复者。

组成:黄芪 125g　当归尾 6g　赤芍 5g　地龙 3g　川芎 3g　红花 3g　桃
仁 3g

用法:水煎服,日 1 剂,分早晚 2 次服。

三、常用中成药

可选用金乌骨通胶囊、大活络胶囊、痹祺胶囊等。

腰椎椎管狭窄症

【概述】

凡造成腰椎椎管、神经根根管及椎间孔隧道的变形或狭窄而引起马尾神
经或神经根受压,出现腰腿痛、间歇性跛行等临床症状者称之为腰椎椎管狭窄
症。本病又称腰椎椎管狭窄综合征,多见于中、老年人,80% 发生于 40~60 岁,

男性患者较女性患者多见,体力劳动者多见。

【主要病因病机】

中医学认为,发生本病的主要内因是先天肾气不足,后天肾气虚弱,劳役伤肾等;外因是反复外伤、慢性劳损和风寒湿邪侵袭。其主要病机是肾虚不固,邪阻经络,气滞血瘀,荣卫不和,以致腰腿筋脉痹阻而产生疼痛。

腰椎椎管狭窄症按病因分成先天性(原发性)椎管狭窄和后天性(继发性)椎管狭窄两大类;按解剖部位分为中央型(主椎管)狭窄和侧方型(侧隐窝和神经根管)狭窄。原发性腰椎椎管狭窄症是椎管先天或发育性因素所致,表现为腰椎管的前后径和横径均匀一致性狭窄,较少见;继发性腰椎管狭窄症为退行性变等后天因素所致。腰椎退行性变,如腰椎骨质增生,黄韧带及椎板肥厚,椎体间失稳等使腰椎管内径缩小,容积变小,可导致神经根或马尾神经受压而发病。

【辨证注意点】

一、抓住本病特点,明确诊断。本病主要症状是长期慢性腰腿痛、间歇性跛行,休息可缓解,症状重体征轻。结合腰椎间盘 CT、腰椎 MRI 等影像学可明确诊断。

二、中医药治疗按早期(急性期)和后期(慢性期)论治腰椎管狭窄症,早期多为经脉痹阻和痰湿内蕴;后期多为肾阳不足、气虚血瘀和阳气亏虚。

三、腰椎管狭窄症大部分患者经正规非手术治疗后,包括中药、针灸、牵引等治疗后都能获得有效缓解。对经正规非手术治疗 6 个月无效,反复发作症状严重或疼痛剧烈无法缓解,或出现马尾神经功能障碍者,应考虑手术治疗。

【辨证思路】

一、明确诊断

1. 病史　有长期慢性腰痛史,一般无外伤史。

2. 临床症状　腰痛或腰骶部及下肢牵制疼痛、麻木,间歇性跛行、后伸症状加重,是本病的主要特征。

3. 体征　症状重、体征轻是本病的特点之一,患者腰部后伸后立即检查,体征可明显些。直腿抬高试验阳性者少,部分患者肌力、感觉、反射可有改变。

4. 辅助检查　X 线检查常见有骨质增生、椎间隙狭窄、椎体滑脱等表现。

CT 或 MRI 检查可明确诊断。

二、应与腰椎间盘突出症、腰椎管内占位相鉴别

1. 腰椎间盘突出症　腰椎间盘突出症多见于青壮年,无间歇性跛行,主诉和体征相符。而腰椎管狭窄症多见于老年人,主诉和体征不符。间歇性跛行是腰椎管狭窄症的典型体征。结合 CT、MRI 等检查可明确。

2. 腰椎管内占位　发病较慢,病史较长,症状呈进行性加重,脊柱一般无侧凸畸形,无腰部活动受限,多表现为马尾神经受压症状,易漏诊,需经 MRI 检查可明确诊断。

三、辨证论治

(一) 中药治疗

按早期(急性期)和后期(慢性期)论治腰椎管狭窄症。早期多为经脉痹阻和痰湿内蕴;后期多为肾阳不足、气虚血瘀和阳气亏虚。

(二) 针灸

取穴:夹脊穴、大肠俞、关元俞、环跳、承扶、阳陵泉、昆仑等。刺法:深刺2~3 寸,中等量刺激,应用温针。

(三) 手法治疗

患者取俯卧位,术者沿其腰部督脉及膀胱经行揉、推、弹、拨、扳等手法;患者取侧卧位,患侧在床上,医者立于其背后,一手扶肩,另一手扶髂嵴,力向相反方向扭动;最后以拍打收功。

(四) 练功疗法

可采用五点支撑法:仰卧在床上,去枕屈膝;双肘部及背部顶住床,腹部及臀部向上抬起,依靠头部、双肘部和双脚这五点支撑起整个身体的重量。上述动作持续 10~15s,然后腰部肌肉放松,放下臀部休息 3~5s 为一个周期。每次10~15 个周期,每天 2~3 次。

(五) 牵引治疗

采用仰卧屈膝位间歇性牵引,重量自体重 1/4 起,每次增加 2kg,最重可达体重 1/2,每次 30min,每天或隔天 1 次。

(六) 骶管封闭结合四步松解手法

骶管封闭是一种快速、有效的疗法。对于症状明显的患者,可配合此法治疗。施杞教授指出,为保证安全性,应常规手术室完成骶管封闭疗法。患者取俯卧位,下腹部稍垫高,先摸清骶管裂孔的位置,然后消毒、铺手术巾。以 1%利多卡因溶液做局部浸润麻醉,用硬膜外穿刺针穿刺,在穿破骶管裂孔的韧带

进入骶管时有阻力消失的感觉,然后将硬膜外导管通过针管内腔缓缓插入,送入腰骶部硬膜外腔,一般插入 10~15cm 已足够,回抽无血性液体并可观察到导管尾端有搏动证实插管到位,即可缓慢注入配制好的合剂,2% 利多卡因溶液 5ml+ 生理盐水 40ml+ 确炎舒松 20mg 或得宝松 1mg,共 35~50ml。要求分 3~4 次间隔缓慢注入,并密切注意患者反应,注射完观察几分钟,无特殊不适后即可进行手法治疗。在骶管封闭结束后再配合四松解手法:拔伸下压法、侧卧斜扳法、直腿抬高髋膝屈伸法、悬空抖腰法。

如果能够采用选择性神经根阻滞 + 四部松解手法,效果更确切。

（七）手术治疗

手术要严格把握适应证,主要手术指征:①病史超过 3 个月,严格保守治疗无效或保守治疗有效,但经常复发且疼痛较重者;②首次发作,但疼痛剧烈,尤以下肢症状明显,患者因疼痛难以行动和入眠,处于强迫体位者;③出现单根神经根麻痹或合并马尾神经受压麻痹的表现,伴有肌肉萎缩、肌力下降。常采用手术有单纯髓核摘除术、椎间孔镜、腰椎后路切开减压内固定术等。

腰椎管狭窄症辨证思路流程图

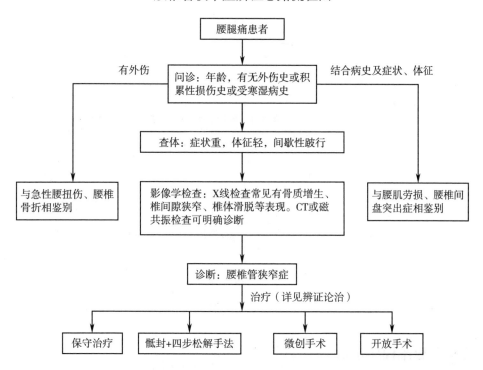

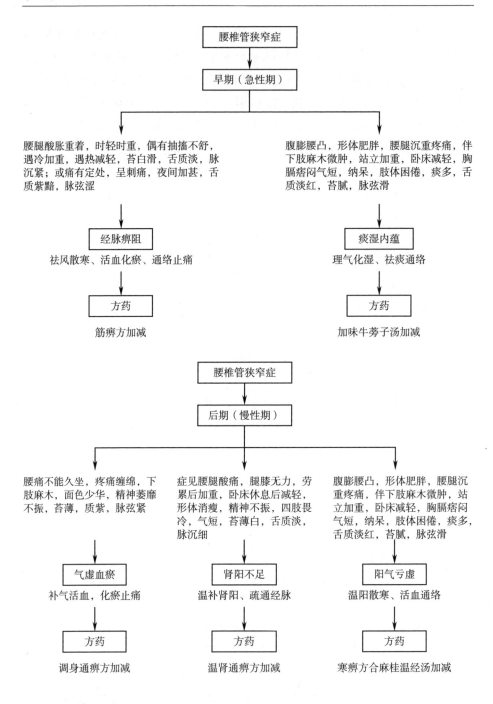

【病例思维程序示范】

何某,女,64岁,初诊:2013年11月12日。

主诉:腰骶部疼痛伴间歇性跛行 2 个月余。

病史摘要:下肢放射痛不明显,久坐及久行后疼痛明显,间歇性跛行(500米),腰部畏寒,纳可,便调,夜寐尚安。腰部活动欠利,右直腿抬高试验 60°,左侧直腿抬高大于 70°,双侧"4"字试验阴性,双下肢肌张力正常,肌力Ⅴ级,感觉对称,病理征未引出,舌质黯红苔薄,脉沉细。MRI:L4/5、L5/S1 退变明显,L4/5 突出偏右。

辨证思维程序:

第一步:明确诊断。患者有明显腰背部疼痛,且伴有间歇性跛行,腰部活动不利,右直腿抬高试验 60°,MRI 检查提示 L4/5、L5/S1 退变明显,L4/5 突出偏右。属于比较典型的腰椎管狭窄症,并应与腰肌劳损相鉴别。

第二步:可完善相关检查。根据患者的病情,可予完善腰椎正侧位及过伸过屈位判断患者腰椎稳定性;腰椎间盘 CT 明确突出节段椎间盘是否钙化;肌电图检查神经根受损情况等等。

第三步:进行辨证分型。根据患者症状及体征,结合舌脉,中医诊断:腰痹病,辨证:气血失和,肝肾不足,治则:益气和血,补益肝肾。

第四步:治疗。可予中药内服。

方药:独活寄生汤合圣愈汤加减。炒独活 9g　桑寄生 15g　全当归 9g　大川芎 15g　五灵脂 12g　生黄芪 15g　炒白术 9g　云茯苓 12g　左秦艽 15g　金毛狗脊 30g　厚杜仲 15g　制川乌 9g　延胡索 30g　淫羊藿 12g　炙甘草 5g　北细辛 9g　肥知母 9g　生白芍 30g　14 剂。

用法:每天 1 剂分 2 次温服。配合药渣热敷患处。

第五步:调摄与生活指导。嘱患者腰部保暖,避免久坐,避免腰部过度屈曲,应用正确的弯腰姿势搬重物等,避免腰部损伤。疼痛减轻后应注意加强锻炼腰背肌、腹肌,以巩固疗效。

【医案、经验方及常用中成药】

一、医案

施杞医案(《施杞教授辨治腰椎管狭窄症》)

李某,男,61 岁。初诊:2001 年 11 月 12 日,患者腰痛,间歇性跛行已 10 年,步行仅 20~30 米。诉腰痛不能久坐,疼痛缠绵,伴下肢麻木,面色少华,精神萎靡不振,便溏,夜尿 2~3 次,胃纳尚可。苔薄腻,质紫脉沉细滑。腰椎 X 线片提示:

椎体前后缘骨质增生,L4/5、L5/S1 椎间隙变窄;腰 CT 提示:L4/5、L5/S1 椎间盘突出,L4-S1 腰椎管狭窄,测量其矢状径 <13mm,侧隐窝的宽度 <3mm。

诊断为腰腿痛(腰椎管狭窄症),证为气虚血瘀,兼有痰湿阻滞。治以益气活血,祛痰除湿通络。

方药:生黄芪 30g 全当归 9g 赤白芍各 12g 白僵蚕 18g 全蝎 3g 三棱 15g 莪术 15g 汉防己 15g 川楝子 9g 延胡索 12g 补骨脂 12g 巴戟天 12g 川桂枝 9g 熟附片 12g 半夏 12g 陈皮 12g 云茯苓 12g 制胆星 12g 广郁金 12g 川牛膝 12g 香谷芽 12g 丝瓜络 12g 炙草 5g

14 帖后,2001 年 11 月 26 日次诊:腰痛已少,步行可达 700~800 米,苔薄脉细,再前法。原方去川楝子、延胡索,加大熟地 12g,山萸肉 12g,制川乌 9g,再服 28 帖后,腰痛,下肢麻木稍许,病情稳定。2003 年 11 月 17 日曾以膏方调治。

2004 年 10 月 28 日复诊,诉已无腰痛,目前可爬山,步行 2 000 米,再拟膏方调补肝肾,以防复发。

按语:施师认为本病之根无不责之气血。《杂病源流犀烛·腰脊病源流》指出:"腰者,身之要也,屈伸俯仰,无不由之,过劳则耗气伤血,日久痰瘀阻络",故产生一系列临床症状。因此施师临证,主张"以气为主,以血为先,痰瘀兼顾,肝脾肾同治。"临证常用圣愈汤益气养血,以三棱、莪术、川牛膝等祛瘀,以陈皮、半夏、南星祛痰化浊,以肉苁蓉、巴戟天、杜仲、补骨脂、仙灵脾、狗脊等调补肝脾肾。在临床运用时,施师多以圣愈汤为基本方,体现其腰椎病当"益气活血"为根的学术思想;古云:"正气存内,邪不可干;邪之所凑,其气必虚。"只有当患者自身抵抗力逐步增强了,才得以"驱邪外出",并可"防患于未然"。

二、经验方

1. 筋痹方(《施杞教授经验方》)

功能:益气活血、通络止痛。

主治:腰痹病,以腰腿痛为主。麻木明显者可加用蜈蚣、全蝎等虫类药。舌黯苔薄腻,脉紧涩或弦。

组成:炙黄芪 9g 党参 12g 当归 9g 白芍 12g 川芎 12g 生地 9g 柴胡 9g 桃仁 9g 红花 9g 乳香 9g 五灵脂 12g 羌活 9g 秦艽 9g 制香附 12g 川牛膝 12g 广地龙 9g 炙甘草 6g

用法:水煎服,日 1 剂,分早晚 2 次服。

2. 调身通痹方(《施杞教授经验方》)

功能:益气活血,补肾健脾通络。

主治:痹病伴有肾痹症候,腰膝酸软无力者。舌淡,苔薄,脉沉细。

组成:炙黄芪 9g　党参 12g　当归 9g　白芍 12g　川芎 12g　熟地 12g 白术 9g　柴胡 9g　独活 9g　桑寄生 12g　秦艽 9g　防风 12g　桂枝 9g　茯苓 15g　杜仲 12g　川牛膝 12g　炙甘草 6g

用法:水煎服,日 1 剂,分早晚 2 次服。

3. 寒痹方(《施杞教授经验方》)

功能:解肌散寒,祛风通络止痛。

主治:痹病,外感风寒重,疼痛僵滞,畏风怕冷者。舌淡黯,苔白,脉沉细。

组成:生黄芪 15g　党参 12g　当归 9g　白芍 12g　川芎 12g　柴胡 9g 熟地 30g　鹿角片 9g　肉桂 3g　炮姜 6g　麻黄 6g　白芥子 9g　炙甘草 6g

用法:水煎服,日 1 剂,分早晚 2 次服。

4. 温肾通痹方(《施杞教授经验方》)

功能:益气化瘀,祛风通络,舒筋止痛。

主治:腰部酸痛,腿膝乏力,偏阳虚者,舌质淡,脉细。

组成:炙黄芪 12g　党参 12g　当归 9g　白芍 12g　川芎 12g　熟地黄 12g 柴胡 9g　山茱萸 12g　怀山药 18g　枸杞子 12g　鹿角片 9g　菟丝子 12g　熟附片 9g　肉桂 6g　杜仲 12g

用法:水煎服,日 1 剂,分早晚 2 次服。

5. 麻桂温经汤(《伤科补要》)

功能:温经散寒,祛瘀止痛。

主治:伤后感寒痛痹证。症见肢体关节剧痛,屈伸痛甚,痛有定处,骨节寒冷,得温则舒,遇寒湿则疼痛加剧,舌淡苔白腻,脉弦紧。

组成:麻黄 9g　桂枝 12g　红花 9g　白芷 6g　细辛 6g　桃仁 9g　赤芍 12g　甘草 6g

用法:水煎服,日 1 剂,分早晚 2 次服。

6. 加味牛蒡子汤

功能:理气化湿,祛痰通络。

主治:痰湿内蕴证。

组成:炒牛蒡子 9g　僵蚕 9g　三七 12g　独活 9g　秦艽 6g　半夏 9g　黄芪 12g

用法:水煎服,日 1 剂,分早晚 2 次服。

三、常用中成药

选用金乌骨通胶囊、痹祺胶囊、大活络胶囊等。

参 考 文 献

[1] 张仲景 . 金匮要略[M]. 北京:人民卫生出版社,2006.

[2] 王清任 . 医林改错[M]. 北京:人民卫生出版社,2005.

[3] 太平惠民和剂局 . 太平惠民和剂局方[M]. 北京:人民卫生出版社,1959.

[4] 韦贵康 . 中医筋伤学[M]. 上海:上海科学技术出版社,2001.

[5] 马勇 . 中医筋伤学[M]. 北京:人民卫生出版社,2012.

[6] 施杞,吴银根 . 临床专家验方集[M]. 北京:科学出版社,2017.

[7] 施杞 . 中医骨内科学[M]. 北京:人民卫生出版社,2018.

[8] 施杞,石仰山 . 石筱山伤科学[M]. 北京:人民卫生出版社,2014.

[9] 施杞工作室 . 龙华名医临证录:施杞学术经验撷英[M]. 上海:上海中医药大学出版社,
    2010.

[10] 陈湘君 . 中医内科学[M]. 上海:上海科学技术出版社,2010.

[11] 黄桂成,王拥军 . 中医骨伤科学[M]. 北京:中国中医药出版社,2016.

[12] 王拥军,吴弢 . 石氏伤科施杞临证经验集萃[M]. 北京:人民卫生出版社,2016.

[13] 詹红生,冷向阳 . 中医骨伤科学[M]. 北京:人民卫生出版社,2015.

[14] 詹红生,何伟 . 中医骨伤科学[M]. 北京:人民卫生出版社,2016.

[15] 袁浩 . 中医骨病学[M]. 上海:上海科学技术出版社,1998.

[16] 胥少汀,葛宝丰,徐印坎 . 实用骨科学[M]. 第 4 版 . 北京:人民军医出版社,2012.

[17] 范金成,李新明,郁东海 . 上海浦东新区名中医集[M]. 上海:上海科学技术出版社,
    2018.

[18] 高新彦,郭永良 . 古今名医骨伤科医案赏析[M]. 北京:人民军医出版社,2006.

[19] 马向浩,刘又文,张蕾蕾,等 . 活血通络法治疗小儿创伤性髋关节滑膜炎疗效观察[J].
    风湿病与关节炎,2015,4(8):39-41.

[20] 赵颖琳,张斌,焦群 . 外敷滑膜膏内服二术苓皮汤治疗膝关节滑膜炎 1050 例[J]. 陕
    西中医,2010,31(6):701-702.

[21] 中国康复医学会脊柱脊髓专业委员会专家组 . 中国急/慢性非特异性腰背痛诊疗专
    家共识[J]. 中国脊柱脊髓杂志,2016,26(12):1134-1138.

[22] 许金海,莫文,叶洁,等.施杞教授从痹论治腰椎间盘突出症验案举隅[J].辽宁中医药大学学报,2012,14(9):74-77.

[23] 石继祥,谢兴文.施杞教授辨治腰椎管狭窄症[J].中国中医骨伤科杂志,2005,13(4):48-50.

第四章 骨病

第一节 强直性脊柱炎

【概述】

强直性脊柱炎（AS）是一种原因不明、以侵犯中轴关节为主的慢性炎症性自身免疫性疾病，属于血清阴性脊柱关节病的一种。常见症状为腰背臀区僵硬疼痛，活动后可缓解，晚期脊柱强直、驼背畸形。病变主要累及骶髂关节、脊柱，引起其强直和纤维化，并伴有不同程度的眼、肺、心血管、肾等多个器官的病变，常起病隐匿、病势缠绵致残率高，严重影响患者的身心健康与生活质量，为临床上难治性疾病。多见于青少年男性，少数也可见于中老年人，具有种族差异性和家族遗传倾向性。属中医"大偻""骨痹""肾痹""竹节风""龟背风"之称范畴。

【主要病因病机】

该病病因主要包括正虚（气、血、肝肾、督脉亏虚）和邪实（风、寒、湿、热、痰、瘀）两个方面，其病位责于肾督，涉及肝脾。肾督亏虚，肝肾不足，加之感受外邪，内外合邪是形成本病的病机关键。

多因先天肾虚督亏，气血失和，脏腑失调，痰瘀痹阻，留恋于脊柱筋骨血脉之间，不通则痛；后期脾胃亏虚，气血两虚，肝经失养，筋骨不用，不荣则痛；同时整个病变过程中夹杂着"痰瘀"，热毒则时轻时重。

【辨证注意点】

一、抓住本病的特点，明确诊断。

二、患者先天不足、后天失养，肝肾亏虚，督脉失养，阴阳气血失调，正气不固，风、寒、湿、热诸邪乘虚入侵，直中伏脊之脉，气血凝滞，筋骨不利以致痿弱不用。其中肝肾亏虚是发病的关键。

三、强直性脊柱炎应注意患者有无关节外病变，如心脏疾病、结膜炎或虹膜炎、肺上叶纤维化、蛋白尿、马尾侵犯等神经系统病变等。

四、对于活动期 AS 患者，推荐使用非甾体抗炎药（NSAIDs），若治疗后仍然活动期较高,推荐使用肿瘤坏死因子抑制剂(TNFi),不建议使用全身性糖皮质激素;有 TNFi 使用禁忌证者,推荐使用慢作用抗风湿药(SAARD)。对于缓解期的 AS 患者,可以按照需求使用 NSAIDs,并且配合物理治疗。

五、强直性脊柱炎的治疗,目前还没有特效方法。早发现、早诊断、早治疗和持续、规律的用药,可以使大多数患者获得临床缓解。尽管如此,仍然有一部分患者在长期或反复发作的病程中最终呈现脊柱和外周受累关节的畸形骨性强直。因此对患者及其家属进行知识教育。劝导患者要谨慎而不间断地进行身体功能锻炼,以取得和维持脊柱关节的最好位置,增强椎旁肌肉和增加肺活量,其重要性不亚于药物治疗。

【辨证思路】

一、明确诊断

本病隐匿起病,进展缓慢,以脊柱关节受累为主,早期感骶髂部疼痛和僵硬,逐渐腰部活动受限,呈进行性上行性发展,晨僵明显,活动后减轻。遇寒冷潮湿或长时间工作后症状加重,可伴全身疲劳不适、厌食、低热、消瘦等。晚期脊柱活动完全丧失,脊背呈板状固定、驼背畸形。

1. 病史　有家族史或受寒湿病史。

2. 临床症状　早期可见腰骶部晨僵疼痛,逐步症状加重,功能受限,呈上行性发展,晚期脊柱强直,并可累及髋膝关节。

3. 体征　骶髂关节压痛,脊柱活动受限,枕墙距、指地距、跟臀距减小,骨盆挤压分离试验阳性,"4"字试验阳性,脊柱及胸廓活动度减小。

4. 辅助检查

(1)血常规:轻度贫血。

(2)炎性指标:活动期血沉、C 反应蛋白增高。

(3)免疫学检查:HLA-B27 阳性率达 90% 以上。

(4)X 线检查:见骶髂关节软骨下骨缘模糊,骨质糜烂,关节间隙模糊,骨密度增高,关节融合,椎体早期呈方形变、椎小关节模糊、椎旁韧带钙化、骨桥形成,晚期竹节样改变。

(5)MRI、B 超检查:早期发现骨髓水肿、关节积液等损害。

二、诊断标准

近年来较多用 1984 年修订的 AS 纽约标准。对一些暂时不符合上述标准者,可参考有关脊柱关节病(SpA)的诊断标准,常见的有 2009 年 ASAS 推荐的中轴型 SpA 的分类标准。

1. 1984 年修订的 AS 纽约标准

（1）下腰背痛持续至少 3 个月,疼痛随活动改善,但休息不减轻。

（2）腰椎在前后和侧屈方向活动受限。

（3）胸廓扩展范围小于同年龄和性别的正常值。

（4）双侧骶髂关节炎Ⅱ~Ⅳ级,或单侧骶髂关节炎Ⅲ~Ⅳ级。

如患者具备（4）并分别附加（1）~（3）条中的任何 1 条可确诊为 AS。

2. 2009 年 ASAS 推荐的中轴型 SpA 的分类标准　起病年龄 <45 岁和腰背痛 ≥3 个月的患者,加上符合下述中 1 种标准,影像学提示骶髂关节炎加上 ≥1 个下述的 SpA 特征;HLA-B27 阳性加上 ≥2 个下述的其他 SpA 特征。

（1）影像学提示骶髂关节炎指的是:① MRI 提示骶髂关节活动性（急性）炎症,高度提示与 SpA 相关的骶髂关节炎;②明确的骶髂关节炎影像学改变（根据 1984 年修订的纽约标准）。

（2）SpA 特征包括:①炎性背痛;②关节炎;③起止点炎（跟腱）;④眼葡萄膜炎;⑤指（趾）炎;⑥银屑病;⑦克罗恩病,溃疡性结肠炎;⑧对非甾体抗炎药（NSAIDs）反应良好;⑨ SpA 家族史;⑩ HLA-B27 阳性,CRP 升高。

三、鉴别诊断

1. 慢性腰骶关节劳损　为持续性、弥漫性腰痛,以腰骶部最重,脊椎活动不受限,X 线无特殊改变。急性腰骶关节劳损,疼痛因活动而加重,休息后可缓解。

2. 骨关节炎　常发生于老年人,特征为骨骼及软骨变性、肥厚,滑膜增厚,受损关节以负重的脊柱和膝关节等较常见。累及脊柱者常以慢性腰背痛为主要症状,但本病不发生关节强直及肌肉萎缩,无全身症状,X 线表现为骨赘生成和椎间隙变窄。

3. 类风湿关节炎　以女性发病多见,通常先侵犯手足小关节,且呈双侧对称性,骶髂关节一般不受累,如侵犯脊柱,多只侵犯颈椎,且无椎旁韧带钙化,有类风湿皮下结节,抗环瓜氨酸多肽抗体（抗 CCP）、血清 RF 常阳性,HLA-B27 抗原常阴性。

4. 弥漫性特发性骨肥厚（DISH）综合征　发病多在 50 岁以上男性,也有脊柱痛、僵硬感以及逐渐加重的脊柱运动受限。其临床表现和 X 线所见常与 AS 相似,但是,该病 X 线可见韧带钙化。常累及颈椎和低位胸椎,经常可见连接至少 4 节椎体前外侧的流注形钙化与骨化,而骶髂关节和脊柱骨突关节无侵蚀,晨起僵硬感不加重,ESR 正常及 HLA-B27 阴性。

四、辨证论治

中医学并无强直性脊柱炎病名,根据临床特点,归属于"痹证"范畴,属于"痹证"中的"骨痹""肾痹"等。一般认为肾督亏虚、肝肾不足,加之感受风寒湿热外邪,内外合邪是形成该病的病机。强直性脊柱炎的首先应辨虚实,虚证主要包括气血不足、肝肾亏虚;然后根据兼邪进行辨证论治,发病早期多为肾督亏虚、风寒湿痹阻型,发病活动期多为肝肾亏虚、湿热痹阻型,发病缓解期多为肝肾亏虚、痰瘀痹阻型。

强直性脊柱炎辨证思路流程图

腰背部僵硬疼痛怀疑强直性脊柱炎可能

临床症状:下腰背晨僵和疼痛大于3个月。
体征:骶髂关节压痛,脊柱活动受限,枕墙距、指地距、跟臀距减小,骨盆挤压分离试验阳性,"4"字试验阳性,脊柱及胸廓活动度减小

实验室检查:ESR、CRP升高,HLA-B27阳性。
影像学检查:骶髂关节软骨下骨缘模糊,骨质糜烂,关节间隙模糊,骨密度增高及关节融合;MRI发现早期骨髓水肿、关节积液等损害

根据1984年AS纽约标准,并参考2009年ASAS推荐的中轴型SpA的分类标准进行强直性脊柱炎确诊

颈项、腰背部僵硬疼痛、活动不利、伴有困倦乏力,头晕,纳谷不香,口唇、眼睑苍白,舌淡,苔薄白,脉沉细

颈项、腰背部酸痛不适、活动不利,腰膝酸软,头晕耳鸣。或者四肢不温,大便稀薄,小便清长,舌胖大,苔薄白,脉沉细。或五心烦热、口干、失眠多梦,盗汗遗精,舌质红,苔薄白,脉细数

气血亏虚

肝肾亏虚

内治法

益气补血
疏经通络

其他疗法

①中医外治法:包括针灸、推拿、中药药浴熏蒸、功能锻炼等。②西药治疗:活动期患者可合并使用非甾体抗炎药、抗风湿药、糖皮质激素、生物制剂等。③物理治疗:包括中频、红外线、激光疗法、超声波、磁疗等,具有缓解症状、改善功能、防止畸形的作用。④手术治疗:晚期脊柱髋膝等关节发生强直畸形,严重影响功能者,行脊柱截骨矫形或人工关节置换

内治法

温补肾阳或滋补肾阴,通络止痛

方药

人参养荣汤
加三藤汤

方药

右归丸合独活寄生汤或壮骨丸合当归地黄汤

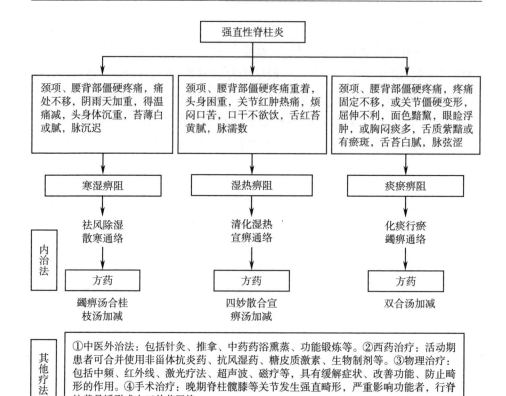

强直性脊柱炎

| 颈项、腰背部僵硬疼痛,痛处不移,阴雨天加重,得温痛减,头身体沉重,苔薄白或腻,脉沉迟 | 颈项、腰背部僵硬疼痛重着,头身困重,关节红肿热痛,烦闷口苦,口干不欲饮,舌红苔黄腻,脉濡数 | 颈项、腰背部僵硬疼痛,疼痛固定不移,或关节僵硬变形,屈伸不利,面色黧黯,眼睑浮肿,或胸闷痰多,舌质紫黯或有瘀斑,舌苔白腻,脉弦涩 |

寒湿痹阻 / 湿热痹阻 / 痰瘀痹阻

祛风除湿散寒通络 / 清化湿热宣痹通络 / 化痰行瘀蠲痹通络

内治法

方药 / 方药 / 方药

蠲痹汤合桂枝汤加减 / 四妙散合宣痹汤加减 / 双合汤加减

其他疗法：①中医外治法：包括针灸、推拿、中药药浴熏蒸、功能锻炼等。②西药治疗：活动期患者可合并使用非甾体抗炎药、抗风湿药、糖皮质激素、生物制剂等。③物理治疗：包括中频、红外线、激光疗法、超声波、磁疗等,具有缓解症状、改善功能、防止畸形的作用。④手术治疗：晚期脊柱髋膝等关节发生强直畸形,严重影响功能者,行脊柱截骨矫形或人工关节置换

【病例思维程序示范】

丁某,男,47岁,2013年3月21日初诊。患者腰背疼痛、早上起床后僵硬已有5年余,缠绵不愈,头身困重,劳累、受凉后加重,两髋关节疼痛,活动牵掣受限,服用止痛药、消炎药后疗效不显。辅助检查：外院 HLA-B27(+),CRP：35mg/L、ESR：40mm/h。

体格：腰前屈80°~90°,两侧骶棘肌轻度痉挛,下蹲起立无影响,右髋屈伸、旋转活动受限,左髋受限较轻,双侧"4"字试验阳性。大便秘结、小便赤黄,舌红,苔薄黄腻,脉滑数。

辨证思维程序：

第一步：明确诊断。根据患者腰背部疼痛多年、并且有晨僵病史；体检显示腰部前屈活动下降、双髋关节活动受限,双侧"4"字试验阳性；实验室检查：HLA-B27(+),CRP：35mg/L、ESR：40mm/h。

第二步：进行辨证分期。患者实验室检查 CRP、ESR 阳性，提示炎症处于活动期。

第三步：辨证论治。患者腰背疼痛、晨僵，头身困重，大便秘结、小便赤黄，舌红，苔薄黄腻，脉滑数。证属湿热痹阻型，治拟清热利湿，通络止痛。方用四妙散合宣痹汤加减。

处方：连翘 9g　黄柏 9g　白芍 9g　防己 15g　薏苡仁 15g　金钱草 9g　金银花 9g　威灵仙 15g　紫花地丁 12g　白花蛇 12g　败酱草 9g　防风 12g　忍冬藤 15g　桑枝 9g　地龙 12g　甘草 6g

第四步：根据患者兼证对上述方剂进行加减。患者止痛药疗效不显著，痛甚者加延胡索 6g、全蝎 6g 止痹痛，下肢关节严重者加独活 9g、川牛膝 15g、木瓜 9g 祛风除湿、通利关节，大便秘结，加生大黄 12g、枳实 12g 通腑泻实。

第五步：配合外治法辅助治疗。主要包括针灸、推拿、中药药浴熏蒸、体外冲击波、微波等治疗。

第六步：基础药物治疗。CRP、ESR 水平较高时候，可持续使用非甾体抗炎药 2 周，若治疗后仍然活动期较高，推荐使用肿瘤坏死因子抑制剂（TNFi）。若有 TNFi 使用禁忌证，可在非甾体抗炎药基础上合用柳氮磺吡啶，通常推荐用量为每日 2.0g，分 2~3 次口服。剂量增至 3.0g/d，疗效虽可增加，但不良反应也明显增多。本品起效较慢，通常在用药后 4~6 周。为了增加患者的耐受性。一般以 0.25g，每日 3 次开始，以后每周递增 0.25g。直至 1.0g，每日 2 次，也可根据病情或患者对治疗的反应调整剂量和疗程，维持 1~3 年。

第七步：调摄与生活指导。少食辛辣之物及肥甘厚腻之品；忌食鱼腥发物；保持大便通畅；多饮清凉饮料；避免烈日暴晒；劝导患者合理和坚持进行体育锻炼，以取得和维持脊柱关节的最好位置，增强椎旁肌肉和增加肺活量；站立时应尽量保持挺胸、收腹和双眼平视前方的姿势；坐位也应保持胸部直立。应睡硬板床，多取仰卧位，避免促进屈曲畸形的体位；建议吸烟者戒烟，患者吸烟是功能预后不良危险因素之一。

【医案、经验方及常用中成药】

一、医案

1. 施杞医案（《施杞从痹论治强直性脊柱炎经验举隅》）

顾某，男，28 岁。2009 年 2 月 26 日初诊。颈胸腰脊疼痛 5 年，近 1 周疼痛加重。脊柱活动受限、僵直，形体肥胖，胃纳尚可，口干、溲赤、便少。检查：

骶髂关节压痛(+),颈椎压痛(+)。外院 CT 示:双侧骶髂关节模糊不清,轻度破坏。血检:HLA-B27 阳性。舌苔薄,边有齿痕,脉细滑。

诊断:痹证(强直性脊柱炎);证属气血失畅,痰瘀内结,蕴而化热;治宜清热祛湿,化瘀止痛。

处方:赤芍药 12g　川芎 12g　生地黄 9g　炙黄芪 9g　柴胡 9g　当归 9g　党参 12g　苦参 12g　苍术 9g　白术 9g　升麻 9g　防风 12g　羌活 12g　葛根 9g　知母 9g　猪苓 12g　茵陈 12g　黄芩 9g　泽泻 9g　炙甘草 6g　露蜂房 15g　炙地鳖虫 9g　制南星 12g　石菖蒲 18g　炙僵蚕 9g　香谷芽 12g　制香附 12g　大红枣 9g。

14 剂,水煎服,每日 1 剂,分 2 次服。每次加麝香保心丸,2 粒吞服。

二诊(3 月 5 日):颈腰疼痛已缓,胃纳、二便尚可。化验:抗 O、CRP 略高,血沉正常。舌苔薄,脉细。宗前法。原方去石菖蒲,加生薏苡仁 15g　山楂、六神曲(各)15g　鸡血藤 12g。

14 剂,水煎服,每日 1 剂,分 2 次服。

三诊(3 月 19 日):诸症已缓,胃纳、二便、夜寐正常,舌苔薄,脉细。续前法。

处方:赤芍药 12g　川芎 12g　生地黄 9g　炙黄芪 9g　柴胡 9g　当归 9g　党参 12g　苦参 12g　苍术 9g　白术 9g　升麻 9g　防风 12g　羌活 12g　葛根 9g　知母 9g　猪苓 12g　茵陈 12g　黄芩 9g　泽泻 9g　炙甘草 6g　炙全蝎 3g　大蜈蚣 3g　制川乌 9g　香谷芽 12g　伸筋草 12g。

14 剂,水煎服,每日 1 剂,分 2 次服。

按语:1 个月后患者诸症均解,颈腰活动自如,正常工作。按强直性脊柱炎早期主要表现为腰脊疼痛,屈伸困难。其病机为气血失和,风寒入侵,湿邪化热。治当清热祛湿,化瘀止痛。施杞教授选用圣愈汤合当归拈痛汤加减治疗。当归拈痛汤方中羌活透关节,防风散风湿;升麻、葛根味薄,引而上行,苦以发之;白术甘温和平,苍术辛温雄壮,健脾燥湿;苦参、黄芩、知母、茵陈苦寒以泄之;当归辛温以散之;党参、甘草甘温,补养正气,使苦寒不伤脾胃;猪苓、泽泻甘淡咸平,导其留饮,以清利湿热之剂化关节之湿热;配圣愈汤以益气养血,气血运行则风湿之邪可祛。因露蜂房能散肿止痛、温阳益肾,故加入以治"历节肿出";加炙地鳖虫以活血化瘀止痛;加制南星、石菖蒲、炙僵蚕以化痰止痛;以香谷芽、制香附、大红枣调和脾胃、顾护胃气。同时继承石氏伤科常以麝香化阳通腠理,能引药透达的治疗经验,服时配以麝香保心丸活血通经,消肿止痛。二诊时患者疼痛已缓,故去石菖蒲以防伤阴。三诊时患者诸症已缓,湿热已除,余症亦缓。谨守原法,搜风祛湿,舒筋活血,巩固疗效。加炙全蝎、大蜈蚣以祛风散寒,除湿消肿,舒筋活血;加伸筋草以散风祛湿,温经止痛;加制川乌而治风寒湿痹,历节风痛。

2. 朱良春医案(《朱良春治疗强直性脊柱炎用药特色选析》)

蔡某,女,21 岁,1997 年 3 月初诊。5 个月前,腰脊酸痛,尤以骶髂部僵痛明显,伴低热,两膝肿痛,此前常咽痛感冒,在当地医院 X 线片:诊断为骶髂关节炎,多方治疗均未见效,低热持续缠绵,大便不爽,舌体瘦,舌苔薄黄腻,脉细小数,无家族性病史,诊为督脉亏损,湿热痰瘀阻络,缠绵难解,虚实夹杂,治以清湿热、补肾督、通奇经。药用:蒲公英、白花蛇舌草、山药、金荞麦、鸡血藤、威灵仙各 30g,青蒿、银柴胡、乌梢蛇、炙蜂房、䗪虫、徐长卿、广地龙、炙僵蚕、虎杖各 10g,甘草 6g。水煎服,日 1 剂;扶正蠲痹胶囊 1 号、2 号,各服 2 枚,每日 3 次,饭后服(扶正蠲痹胶囊采用新鲜动物药蕲蛇、全蝎、蜈蚣、地龙等,以低温冷冻干燥技术而制成,其蠲痹通络,祛风定痛之功优于干燥之常用生药,1 号偏温、2 号偏寒)服药 50 余剂,低热缠绵已解,体重增加 1kg,两膝肿痛大减,唯腰痛未已,咽燥不舒,有黏痰阻塞感,上方去白花蛇舌草、山药、青蒿、银柴胡,加全当归、生地、熟地、北沙参、补骨脂、杜仲各 10g,再服 60 剂,诸证消失,停服汤药,继以益肾蠲痹丸巩固疗效。

按语:朱师在湿热郁阻肾督案中,集寒热、温凉、气血、攻补之药于一方的治法,乃是大方复治法,古有"安宫牛黄丸""紫雪丹"等之先例。曹仁伯曾云:"每遇病机丛杂,治此碍彼,他人莫能措手者,必细意研求,或于一方中变化而损益之,或合数方为一方而融贯之。"强直性脊柱炎前期型之湿热郁阻肾督案病机复杂,寒热夹杂,虚实兼见,正虚邪恋,肾督虚损,多脏受累,如用单纯的方药往往顾此失彼,朱师采用此法,可谓缓妥周全之法,大方复治药味虽多,但药物的治疗作用,可协同发挥或相加,毒副反应则会因相互制约而不显。药味虽多却杂而不乱,多方兼顾,标本同治,而又主次分明,配伍之妙当乃别开生面。方中蒲公英甘平,清热解毒,利尿散结,缪希雍谓"甘平之剂,能补肝肾,味此一语,则知其入胃而兼入肝肾矣,不然,安能凉血,乌须发。"《本草新编》云:"蒲公英亦泻胃火之药,但其气甚平,既能泻火,又不损土,可以长服久服而无碍";白花蛇舌草微苦甘寒,清热、利湿、解毒,临床体会尤能清肝肾下焦之湿热郁结,民间单方一味白花蛇舌草治热淋即是明证,山药甘平,为气阴两补之品;金荞麦功能清热解毒、祛风利湿,对肺部感染性疾病及肠道炎症有较好的疗效。以上四药同用共奏甘平之剂,能补肝肾,甘寒微苦能养阴、清热、利湿。盖湿热郁阻肾督之证,清中寓补,久用无弊;鸡血藤活血舒筋,补血镇痛,威灵仙味辛性温,有祛风湿,通经络,止痹痛之功,青蒿"和解枢机"清透伏邪,银柴胡不独清热,兼能凉血,治虚劳骨蒸,自有实效,二药合用对湿热留恋,气机郁滞,膀胱气化不利尤有佳效;乌梢蛇、炙蜂房、䗪虫、徐长卿、广地龙、炙僵蚕等同用,意即益肾壮督,蠲痹通络;配合扶正蠲痹胶囊1~2号,通补兼施,寒热相佐,疗效相得益彰。

二、经验方

1. 宣痹汤(《温病条辨》)

功能:清化湿热,宣痹通络。

主治:湿热痹证。湿聚热蒸,阻于经络,寒战发热,骨节烦疼,面色萎黄,小便短赤,舌苔黄腻或灰滞。

组成:防己15g　杏仁15g　滑石15g　连翘9g　山栀9g　薏苡15g　半夏9g(醋炒)　晚蚕沙9g　赤小豆皮9g

用法:水煎服,日1次,分2次服。

2. 蠲痹汤(《杨氏家藏方》)

功能:祛风除湿,散寒通络。

主治:风寒湿邪所致的痹证,肢体重着,关节酸痛,活动不利,得热则减,遇阴雨寒冷则加剧,舌苔白腻,脉弦紧等。

组成:当归9g　羌活9g　姜黄9g　黄芪9g　白芍9g　防风9g　甘草3g

用法:水煎服,日1次,分2次服。

3. 双合汤(《万病回春》)

功能:化痰行瘀,蠲痹通络。

主治:痰瘀互结,留滞肌肤,闭阻经脉。痹证日久,肌肉关节刺痛,固定不移,或关节肌肤紫黯、肿胀,按之较硬,肢体顽麻或重着,或关节僵硬变形,屈伸不利,有硬结、瘀斑,面色黧黑,眼睑浮肿,或胸闷痰多,舌质紫黯或有瘀斑,舌苔白腻,脉弦涩。

组成:桃仁6g　红花6g　当归9g　川芎9g　白芍9g　白茯苓9g　半夏9g　陈皮9g　白芥子9g　甘草6g

用法:水煎服。入竹沥、姜汁同服。日1次,分2次服。

三、中成药

可选用昆仙胶囊、益肾蠲痹丸、尪痹片、麝香风湿胶囊、万通筋骨喷剂、强筋健骨胶囊、风湿定胶囊、正清风痛宁缓释片、复方雪莲胶囊、风湿骨通胶囊、白芍总苷、雷公藤总苷、青藤碱。

第二节　股骨头缺血性坏死

【概述】

在祖国医学典籍中没有股骨头缺血性坏死的病名记载,可以"痹证"论治,属"骨痹""骨痿""骨蚀"范畴。

股骨头坏死又可以称为无菌性坏死或者缺血性坏死,是股骨头的血供发生中断或者受到损伤后,导致骨细胞和骨髓成分出现死亡,并随后进行修复,从而造成股骨头的结构发生变化、塌陷,关节的功能发生障碍的一种疾病。严重降低了患者的生活质量。

【主要病因病机】

股骨头缺血性坏死可分两类,创伤性股骨头坏死和非创伤性股骨头坏死。前者多因为股骨颈骨折,髋关节脱位等外伤导致股骨头血供受到破坏,继而发生股骨头缺血性坏死;后者因长期服用激素或者大量饮酒诱发股骨头缺血性坏死或者因免疫系统等其他疾病导致股骨头缺血性坏死。

发病早期以疼痛为主要症状,风寒湿邪痹阻经络,气血闭阻不畅,不通则痛,当从"骨痹"论治。病至中期经络不畅,痰湿不去,瘀血停滞,骨失营养,久病则气血亏虚,脾肾阳虚,筋骨痿软,而发"骨痿"。后期累及肝脾肾三脏,肾主骨,不能生髓,致骨髓失养;肝藏血主疏泄,肝病致营血不行;脾病则气血生化无源,新骨不生,老骨坏死加剧而致股骨头无力承重而塌陷。晚期有股骨头塌陷、缺损,当属"骨蚀"。因此创伤,风寒湿邪以及先天不足皆可造成股骨头气血运行不畅,骨骼失荣养,出现骨痹;劳累,失治,误治后发展为骨痿,久病不愈,气血肾精亏虚发为骨蚀。

【辨证注意点】

一、股骨头缺血性坏死在疾病的早期可基本无明显症状,劳累后出现髋关节疼痛,活动正常,休息后能缓解。临床上部分患者首发症状可以是膝关节疼痛,这要引起临床医生的注意。

二、本病诊断并不困难,早期发现早期治疗是关键

临床医生要注意详细询问:患者的生活习惯,既往史,疼痛性质及加重因

素,遗传因素。对于有髋部创伤史,长期饮酒,长时间使用激素类药物史,有免疫系统疾病史,有减压舱工作经历的高危人群要首先考虑本病,尽早安排相关的影像学检查。避免失误,导致病情进一步发展,影响髋关节功能。

三、临床分期

1. 国际骨循环研究会(ARCO)分期

(1) 0期:骨组织活检符合骨缺血坏死,余均正常。

(2) Ⅰ期:MRI 或者骨扫描异常,根据病变部位分为内侧、中央及外侧(依据 MRI 检查结果股骨头受累程度:A= 轻度,<15%;B= 中度,15%~30%;C= 重度,>30%)。

(3) Ⅱ期:X 线密度异常,无股骨头塌陷,核素显像及 MRI 阳性,髋臼无改变。根据病变部位分为内侧、中央及外侧(依据MRI检查结果股骨头受累程度:A= 轻度,<15%;B= 中度,15%~30%;C= 重度,>30%)。

(4) Ⅲ期:股骨头软骨下塌陷可见"新月"征,根据病变部位分为内侧、中央及外侧(A= 轻度,新月征 <15% 或股骨头塌陷 <2mm;B= 中度,新月征 15%~30% 或者塌陷 2~4mm;C= 重度,新月征 >30% 或者塌陷 >4mm)。

(5) Ⅳ期:负重关节面塌陷,关节间隙狭窄,髋臼硬化,囊肿及骨赘形成。

2.《股骨头坏死中医辨证标准》(T/CACM 1320-2019)于 2019 年 4 月 8 日由中华中医药学会发布

(1) 早期股骨头坏死

气滞血瘀证:多见于早期(ARCO 分期Ⅰ期、Ⅱ期)创伤性股骨头坏死。主症:①髋部疼痛,痛如针刺,痛处固定;②关节活动受限。次症:①面色黯滞;②胸胁胀满疼痛;③舌紫 / 青 / 黯或有瘀斑;④脉弦或涩。具备主症 2 项与次症 1 项,或主症 1 项与次症 2 项,即可判定为本证。多见于创伤因素导致。

痰瘀阻络证:多见于早期(ARCO 分期Ⅰ期、Ⅱ期)非创伤性股骨头坏死。主症:①髋部疼痛,或有静息痛;②关节沉重。次症:①胸脘满闷;②形体肥胖;③舌胖大苔白腻,或舌紫 / 青 / 黯或有瘀斑;④脉弦涩 / 滑,或脉沉涩 / 滑。具备主症 2 项与次症 1 项,或主症 1 项与次症 2 项,即可判定为本证。多见于酒精因素导致。

(2) 中期股骨头坏死

经脉痹阻证:多见于中期(ARCO 分期Ⅱ期、Ⅲ期股骨头坏死。主症:①髋痛至膝,动则痛甚;②关节屈伸不利。次症:①倦怠肢乏;②周身酸楚;③舌黯或紫;④脉涩而无力。具备主症 2 项与次症 1 项,或主症 1 项与次症 2 项,即可判定为本证。

（3）晚期股骨头坏死

肝肾亏虚证:多见于晚期(ARCO 分期Ⅲ期、Ⅳ期)股骨头坏死。主症:①髋部疼痛,下肢畏寒;②下肢僵硬,行走无力。次症:①腰膝酸软;②下肢痿软无力;③头晕或健忘;④舌淡苔白;⑤脉沉而无力。具备主症 2 项与次症 1 项,或主症 1 项与次症 2 项,即可判定为本证。多见于激素导致。

四、本病要注意辨病与辨证相结合

本病正虚邪实,痰湿气滞血瘀与肝脾肾亏虚相夹杂,在疾病发作发展的不同阶段要抓主要矛盾,兼顾其他。

【辨证思路】

一、明确诊断

股骨头坏死在疾病的早期基本没有异常症状,髋关节没有疼痛,活动正常。疾病的中、晚期主要表现为髋关节周围的疼痛、酸胀不适,并向周围区域放射,如臀部的后侧和外侧,腹股沟区,大腿的下内侧及膝部的内侧,髋关节活动范围减小,表现为屈髋活动受限,下蹲困难,髋部僵硬感,髋部及大腿肌肉萎缩,髋关节内旋转活动受限,或内旋时疼痛明显加重,后期病情逐渐加重,外旋活动也会受限。最后,髋关节功能大部受限,髋部酸胀疼痛明显,不能站立及行走,甚至影响睡眠,休息后也不能缓解。

1. 症状　髋部疼痛反复发作,逐渐加重,可伴有臀部的后侧和外侧,腹股沟区,大腿的下内侧及膝部的内侧的疼痛。负重行走后症状明显加重。

2. 体格检查　髋部可无明显压痛,早起髋部活动度正常,髋部外展及旋转活动时诱发髋部疼痛,后期髋部及大腿肌肉出现萎缩,髋部活动受限,屈曲伸直及旋转活动有不同程度的障碍,甚至出现髋关节完全僵直。

3. 辅助检查

（1）X 线检查:是最基本的检查手段和诊断依据,早期股骨头坏死的 X 线片几乎无任何变化,经过很长一段时间以后,才能在 X 线片上发现股骨头某些部分有囊性变或透亮区,点状或片状硬化影,如负重区塌陷,出现台阶征或双边征,后期出现塌陷区软骨下的新月形透亮影。晚期表现为关节炎,关节间隙狭窄,关节退变。

（2）CT 检查:CT 也是股骨头缺血性坏死的重要检查手段,CT 能准确反映股骨头坏死、硬化、囊性变以及软骨下骨断裂的情况,但 CT 不能反映早期病变。

（3）MRI 检查：MRI 是早期诊断股骨头缺血性坏死的重要检查方法，其灵敏度超过核素骨显像和 CT，因股骨头坏死后，局部组织出现炎性水肿反应，所以 MRI 检查可先于 X 线早期反映骨髓的病变。

（4）放射性核素骨扫描（ECT）检查：也能早期诊断股骨头缺血性坏死，在病变区域可见核素浓聚，敏感性很高，但特异性不强，很多疾病都可以有相同的影像表现，故假阳性率高，通常作为筛查和鉴别手段使用，最终的确诊尚需依赖 MRI。

二、鉴别诊断

1. 髋关节骨性关节炎（OA） 髋关节骨性关节炎常见于老年患者，X 线可见关节间隙狭窄，骨赘增生较多。鉴别要点：髋关节骨性关节炎患者首先发生关节间隙狭窄，而股骨头死的患者先发生股骨头的病变。

2. 强直性脊柱炎（AS） 多以骶髂关节疼痛为主要表现，病情发展，出现髋关节疼痛。X 线检查：关节间隙明显狭窄。HLA-B27 检查可阳性。

3. 类风湿性关节炎（RA） 常对称性发病，累及多处关节，以小关节病变为多见，有晨僵、RF、抗 CCP 检查阳性。X 线：关节周围骨赘增生，关节间隙狭窄。

4. 髋关节结核（BT） 有低热，盗汗。髋部可肿胀。X 线可见髋部脓肿征象，股骨颈及髋臼边缘出现骨质破坏，关节间隙狭窄。结合病史，实验室检查可诊断。

5. 髋关节发育不良 发育性髋关节发育不良主要是指出生时髋关节发育不全，在出生后继续恶化的髋关节发育性异常病变。病变主要累及髋臼、股骨头、关节囊。成人发育性髋关节发育不良通常的患者多在 20~40 岁之间出现明显的症状和体征，早期表现为患侧髋关节的酸胀及隐痛，髋关节活动度正常。中晚期表现为髋关节疼痛，出现静息痛，继发跛行，肢体短缩畸形，髋关节活动不同程度的受限。Allis 征阳性，通过 X 线检查，测量 ACM 角、髋臼角、CE 角（中心边缘角）异常可诊断。临床上常用的分型为 Crowe 分型。

三、治疗

1. 非手术治疗

（1）减轻髋关节负重，拄拐行走或者使用轮椅。

（2）药物治疗：

气滞血瘀：治拟活血祛瘀，行气止痛，方用桃红四物汤。

痰瘀阻络：治拟化痰祛湿，祛瘀通络，方用宣痹汤、苓桂术甘汤。

经脉痹阻：治拟祛瘀通络，宣痹止痛，方用身痛逐瘀汤。

肝肾亏虚：治拟补肝益肾，强筋壮骨，方用左归丸。

（3）物理治疗：冲击波治疗可以促进股骨头新的血管生成。高压氧舱的治疗可增加股骨头内的氧的供应，使骨髓水肿减轻。

2. 手术治疗

（1）股骨头髓心减压术：对于早期股骨头缺血性坏死的患者骨髓间质水肿，股骨头内压高，减压可减轻疼痛。减压钉道周围可重新生成微血管，可使死骨被新生骨爬行替代。

（2）人工髋关节置换术：全髋人工关节置换术是 20 世纪中期逐渐发展起来的一种技术，适用于股骨头坏死晚期，髋关节间隙狭窄甚至消失，髋关节活动明显受限的患者。

股骨头缺血性坏死辨证思路流程图

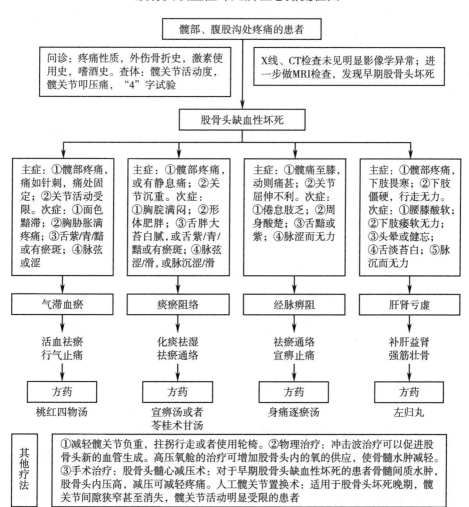

【病例思维程序示范】

病例 张某,男性,63 岁,左髋反复疼痛 1 年余加重 1 个月。患者近 1 年左髋关节反复出现钝痛,口服止痛药后可减轻。1 个月前外出旅行后出现左髋关节疼痛,疼痛逐渐加重,出现左膝关节疼痛,不能深蹲。询问病史:患者有每天饮酒习惯,年轻时从事重体力劳动,无明显外伤暴力病史,无夜间疼痛加重情况,卧床休息后疼痛有缓解。髋膝关节畏冷,夜尿清长。查体:左髋部无肿胀,局部肤温肤色正常,股骨大粗隆外侧叩痛(+-),臀部及腹股沟部位压痛(-),髋关节屈曲至 90°,外旋时髋部疼痛加重,膝关节屈伸活动正常,挺髋试验(+)。舌黯质紫,苔薄白,脉细。影像学检查:X 线片上发现股骨头外形完整,股骨头负重区出现"新月征",关节间隙略有狭窄。诊断:左股骨头坏死。拟方:左归丸加减。

辨证思维程序:

第一步:明确诊断。患者左髋部疼痛,劳累后诱发且加重,当以髋部病变为主证,髋部炎症可导致膝关节放射性疼痛;再结合患者长期饮酒习惯,年轻时重体力劳动情况以及现在深蹲困难,首先考虑患者股骨头缺血性坏死可能。体检当着重注意髋部的活动情况,髋关节周围的压痛情况。体检发现患者臀部无明显压痛点,髋关节在旋转活动时疼痛加重,屈曲可至 90°,尚不能确诊股骨头缺血性坏死,必须进行髋部影像学检查。影像学检查提示:X 线片上发现股骨头外形完整,股骨头负重区出现"新月征",关节间隙狭窄。结合症状体征及影像学检查当可诊断:股骨头坏死。

第二步:确定分期。本病明确分期非常重要,早期患者当以控制诱因,髋部减少负重活动为主,辨证后以中药内服调理;中期患者以中药内服结合物理治疗为主;后期患者当考虑关节置换手术,辅以补益肝肾,益气活血中药调理。本病患者髋膝关节畏冷,夜尿清长,舌质黯,脉细,髋关节活动度受限不严重,影像学提示:股骨头完整,关节间隙狭窄。考虑股骨头缺血性坏死Ⅲ期,证属肝肾亏虚型。

第三步:治疗。以左归丸加减内服;辅以高压氧舱治疗,髋部冲击波治疗。排除手术禁忌证后可建议患者行股骨头髓心钻孔减压术。

第四步:日常生活调摄。忌辛辣厚腻,戒酒;髋部减少负重活动,扶拐行走;减轻体重;

第五步:康复锻炼。①蹬空,仰卧,双手置于体侧,双下肢交替屈髋、屈膝,使小腿悬于空中,反复以屈髋为主做蹬空运动,幅度、次数逐渐增加。②抬高,仰卧,双下肢伸直,双手置于体侧,患肢抬高一定限度,做内收、外展、抬起放下活动,反复进行 5~10min。③屈髋,仰卧,足不离床面,尽量屈膝、屈髋,双手置胸前,以双足跟中心为轴,做外展、内收运动,以外展为主,幅度增加。

【医案、经验方及常用中成药】

一、医案

孟庆云医案

患者,男,51 岁。右髋关节疼痛 60 天,加重 14 天。开始自觉左髋关节疼痛,休息后疼痛缓解,曾服消炎止痛药物。疼痛逐渐加重,放射至膝关节,不能久行,下肢活动受限。诊见:体胖,面色黧黑,跛行,需人搀扶,舌质黯红有瘀斑,苔白腻,脉沉弦。X 线:左侧股骨头密度改变,关节间隙变窄。

诊断:左侧股骨头缺血性坏死。证属肝肾亏虚,寒湿阻络。治宜补益肝肾,驱寒除湿,活血通络。

处方:初诊予以健骨汤加制附子、苍术各 15g。

复诊:10 天后疼痛减轻,苔脉同前,上方加狗脊、香附、威灵仙各 15g,土鳖虫粉 2g

三诊:10 天后疼痛明显减轻,能下床自行活动。效不更方,嘱服 30 剂。

四诊:疼痛基本消失,能步行 500~600 米,上方减制乳香、制没药、土鳖虫、肉桂,改隔日 1 剂。

五诊:30 天后疼痛消失,行走如常人。

按语:股骨头缺血性坏死,现代医学一般采用手术治疗,患者多不易接受。中医认为本病多因素体虚弱,肾精亏耗,骨失所养,骨骼萎弱为其本;外伤或长途跋涉,关节反复损伤,外邪乘虚侵入骨内,寒凝于里,经脉受阻,气血凝滞致使骨失温煦濡养为其标。也有因服激素引起者。本病初期髋关节疼痛较轻,渐加重,疼痛可放射至膝部,跛行,行久或活动后疼痛明显加重,患肢外展、内旋受限,卧床休息疼痛减轻。因病程长,邪入筋骨,故治宜益肾填精,强筋健骨,祛寒除湿,活血通脉。健骨汤中的熟地黄、菟丝子、鹿角胶补血益精填髓;续断、牛膝、骨碎补、透骨草、寻骨风、自然铜补肝肾,强筋健骨;肉桂、独活祛风寒、胜湿止痛;郁金、延胡索、制乳香、制没药活血祛瘀止痛。诸药共奏益肝肾、填精髓、强筋健骨、驱寒除湿、活血通脉之功效,故用于治疗股骨头缺血性坏死症Ⅱ~Ⅳ期疗效较佳,至于股骨头大部分成死骨或有碎骨及股骨头塌陷严重者,宜采用股骨头置换术。

二、经验方

1. 桃红四物汤(《医宗金鉴》)

功能:活血祛瘀,养血行气。

主治:血虚兼血瘀之证。

组成:当归 15g　熟地 15g　川芎 15g　白芍 15g　桃仁 15g　红花 15g

用法:水煎服,日 1 次,分 2 次服。

2. 宣痹汤(《温病条辨》)

功能:辛苦通阳。

主治:湿热蕴于经络。

组成:防己 15g　杏仁 15g　滑石 15g　连翘 9g　山栀 9g　薏苡 15g　半夏 9g(醋炒)　晚蚕沙 9g　赤小豆皮 9g

用法:水煎服,日 1 次,分 2 次服。

3. 苓桂术甘汤(《金匮要略》)

功能:温阳化饮,健脾利湿。

主治:治中阳不足之痰饮之证。

组成:茯苓 12g　桂枝 9g　白术 6g　炙甘草 6g

用法:水煎服,日 1 次,分 2 次服。

4. 左归丸(《景岳全书》)

功能:壮水之主,培左肾之元阴。

主治:真阴肾水不足,不能滋养营卫,精髓内亏,津液枯涸之证。

组成:熟地 24g　山药 12g　枸杞 12g　山茱萸肉 12g　川牛膝 9g　菟丝子 12g　鹿角胶 12g　龟板胶 12g

用法:水煎服,日 1 次,分 2 次服。

三、中成药

可选用金乌骨通胶囊、益肾蠲痹丸等。

第三节　骨质疏松症

【概述】

骨质疏松症(Osteoporosis,OP)是在 1885 年由 Pommer 首先提出,是以骨量低下,骨组织微结构受损,致使骨的脆性增加、骨强度下降,易于发生骨折的全身性骨骼疾病。其病理表现为骨皮质变薄,骨小梁变细、减少以及骨小梁网眼变粗。该病可发于不同性别和任何年龄,但多见于绝经后女性和老年男性。

【主要病因病机】

中医学将骨质疏松症归为"骨痿""腰痛""骨痹"等范畴,多发于老年人,尤其是绝经后女性。认为本病病变在骨,其本在肾,发病与"肾气"密切相关。其病因病机可归纳为以下几个方面。

一、先天不足

肾为先天之本,由于先天禀赋不足,肾脏素虚,致使骨失所养,不能充骨生髓。

二、正虚邪侵

正虚而卫外不固,外邪乘虚而入,气血痹阻,骨失所养,髓虚骨疏,而致不通则痛或不荣则痛。

三、脾肾亏虚

肾受五脏六腑之精而藏之,老年脾胃虚弱,失于运化,肾无所藏,肾阳虚衰,则不能充骨生髓,致使骨松不健;肾阴亏损,精失所藏,不能养髓。

【辨证注意点】

一、抓住本病特点,明确诊断

辨明为原发性或继发性骨质疏松症。

二、根据发病年龄、性别以及患者体质差异,所兼夹之病邪差异,辨证有所侧重

一般年老体弱者多属肝肾亏虚;疲乏困顿,形体消瘦者多属脾胃虚弱;体重节痛,夜间刺痛者多为痰瘀痹阻。

三、骨质疏松症患者注意有无其他伴随疾病

如骨关节炎、甲状腺功能亢进等疾病。骨质疏松症患者易发骨折,注意询问患者有无外伤史。

【辨证思路】

一、明确诊断

1. 病史　多见于老年或绝经后女性。

2. 临床表现　腰背疼痛,早期间断性隐痛逐渐发展为持续性疼痛,晚期可引起全身骨痛,严重者可有身高缩短和驼背。发生骨折时,患部有明显的疼痛、畸形和功能障碍。

3. 体征　腰背部压痛,驼背畸形,部分患者还出现脊柱后凸、鸡胸等胸廓畸形。发生骨折时,伴有局部压痛叩痛等体征。

4. 辅助检查

(1) 骨密度:骨密度的测定成为诊断的主要手段,如双能 X 线吸收测定法是目前公认的诊断骨质疏松症的最佳检查法。1994年世界卫生组织(WHO)设定的诊断标准为:正常值,T>-1.0;骨量减少,$-2.5 \leq T \leq -1.0$;骨质疏松,$T \leq -2.5$;严重骨质疏松,$T \leq -2.5$ 合并脆性骨折。

(2) 血液检查:实验室检查不能单独用于诊断骨质疏松症,但可用于排除引起继发性骨质疏松症的因素,或根据其检验值的变化检测疗效。有钙磷代谢调节指标:甲状旁腺激素(PTH)、降钙素(CT)、维生素 D_3、钙(Ca)、磷(P)等;骨吸收标志物:Ⅰ型胶原羧基末端肽(CTX)、Ⅰ型胶原氨基末端肽(NTX)、尿吡啶啉(Pyr)等;骨形成标志物:碱性磷酸酶(ALP)、骨特异性碱性磷酸酶(BALP)、骨钙素(BGP)、Ⅰ型前胶原氨基末端肽(PINP)等。

(3) 其他:普通 X 线对骨质疏松症早期诊断意义不大,骨量减少达25%~30% 以上时 X 线可见透光度增高。高分辨率 CT 骨量测定、定量磁共振、核素扫描检查等方法,一般用于有特殊需要者。

5. 诊断分型　骨质疏松症分为原发性和继发性,原发性骨质疏松症又分为绝经后骨质疏松症(Ⅰ型)、老年性骨质疏松症(Ⅱ型)和特发性骨质疏松症(包括青少年型)三种。绝经后骨质疏松症一般发生在妇女绝经后 5~10 年内;老年性骨质疏松症一般指老年人 70 岁后发生的骨质疏松;特发性骨质疏松主要发生在青少年,病因尚不明。继发性骨质疏松症是由于疾病或药物等原因引起,临床常分为内分泌代谢疾病、结缔组织疾病、肾脏疾病、消化道疾病和药物所致多见。临床所谓的骨质疏松症主要指原发性骨质疏松症。

二、与骨质软化症、多发性骨髓瘤、成骨不全症等相鉴别

1. 骨质软化症　其特点为骨质钙化不良,骨样组织增加,骨质软化,因而脊椎、骨盆及下肢长骨可能产生各种压力畸形和不全骨折,骨骼的自发性疼痛、压痛出现较早并且广泛,以腰痛和下肢疼痛为甚。全身肌肉多无力,少数患者可发生手足抽搐。X 线片可见骨质广泛疏松;压力畸形如驼背、脊柱侧弯、髋内翻、膝内翻、膝外翻、长骨弯曲;假骨折线(称 Milkman 线或 Looser 线)。横

骨小梁消失,纵骨小梁纤细,骨皮质变薄。不发生骨膜下骨皮质吸收。实验室检查:血钙、磷较低而碱性磷酸酶则升高。

2. 多发性骨髓瘤　临床表现主要为贫血、骨痛、肾功能不全、出血、关节痛。骨骼病变多见于脊椎、颅骨、锁骨、肋骨、骨盆、肱骨及股骨近端,常见的疼痛部位在腰背部,其次是胸廓和肢体。骨质破坏处可引起病理性骨折,多发生于肋骨下胸椎和上腰椎。X线片可见脊柱、肋骨和骨盆等处弥漫性骨质疏松;溶骨病变常见于颅骨、骨盆、脊椎、股骨、肱骨头、肋骨。可出现单发,也可出现多发,呈圆形、边缘清楚如钻凿状的骨质缺损阴影;病理性骨折,以肋骨和脊柱最为常见,脊椎可呈压缩性骨折。实验室检查:骨髓象呈增生性反应,骨髓中出现大量骨髓瘤细胞,此为最主要的诊断依据。一般应超过10%,且具形态异常。高球蛋白血症,主要为"M"成分球蛋白血症或凝溶蛋白尿的表现。

3. 成骨不全症　本病有家族遗传史,高达50%左右。由于周身骨胶原组织缺乏,成骨细胞数量不足,软骨成骨过程正常,钙化正常,致使钙化软骨不能形成骨质,因此骨皮质菲薄,骨质脆弱。由于该病患者的巩膜变薄,透明度增加,使脉络膜色素外露而出现蓝巩膜;因听骨硬化,不能传达音波,而出现耳聋。

三、辨证论治

本病多属肾虚,《素问·痿论》曰:"肾者,水脏也,今水不胜火,则骨枯而髓虚,故足不任身,发为骨痿。"脾为后天之本,气血生化之源,脾气健运,则生化有源;脾气充盈,水谷精微充养于肝,肝主筋藏血,肝有所藏,筋脉得以濡养,坚强有力,伸屈自如。因此补肾壮骨、益气健脾、肝肾同补,活血化瘀为骨质疏松的治疗原则。

根据中医辨证分型,肝肾亏虚治宜滋补肝肾,强筋壮骨,宜痿痹方加减;脾肾阳虚治宜益肾健脾,方选健脾补肾方合金匮肾气丸加减;气滞血瘀治宜活血行气、通络止痛,方选身痛逐瘀汤;脾胃虚弱者治宜益气健脾,补益脾胃,方用参苓白术散合调心通痹方。针对性治疗骨质疏松症的中成药,如由何首乌、淫羊藿、肉苁蓉、骨碎补、黄芪、石斛等制成的复方制剂,人工虎骨、续断、骨碎补提取物制成的单味药制剂等,也可选用。

骨质疏松症辨证思路流程图

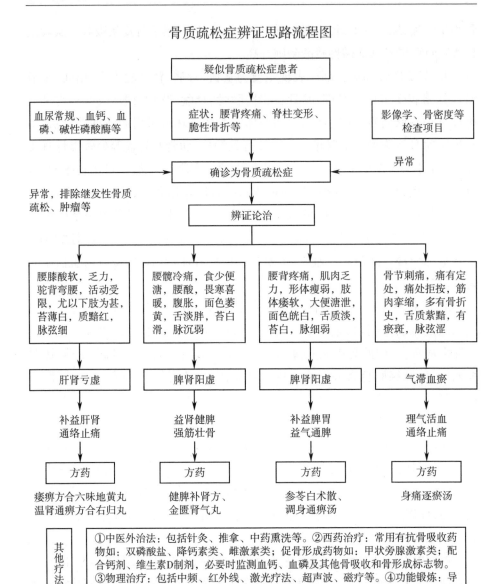

①中医外治法：包括针灸、推拿、中药熏洗等。②西药治疗：常用有抗骨吸收药物如：双磷酸盐、降钙素类、雌激素类；促骨形成药物如：甲状旁腺激素类；配合钙剂、维生素D制剂，必要时监测血钙、血磷及其他骨吸收和骨形成标志物。③物理治疗：包括中频、红外线、激光疗法、超声波、磁疗等。④功能锻炼：导引如五禽戏、八段锦、易筋经、筋骨平衡操等。

四、注意事项

由于骨质疏松时骨骼蛋白质和钙盐均有损失，故应适量补充饮食中的蛋白质、钙盐以及维生素D。鼓励患者作适当的体力活动，以刺激成骨细胞活动，有利于骨质形成。如为继发性或特发性骨质疏松症，在治疗时还需针对原发疾病进行治疗。重视绝经后和随年龄增大而发生的骨量丢失。对已患骨质疏松症的老年人还应加强陪护，预防发生骨折。

【病例思维程序示范】

王某,女,69 岁,2018 年 3 月 7 日就诊。患者腰背部酸痛 1 年,加重伴双下肢抽筋 1 个月。神疲乏力,腿膝酸软,恶风怕冷,纳差,小便调,大便溏,夜寐欠安。辅助检查:骨密度(2018 年 1 月 19 日):L1-4:-2.8;髋部:-3.2。

体检:驼背畸形,腰椎生理曲度变直,活动受限,前屈 60°,后伸 10°,旋转 10°,侧弯 10°,L1-5 棘突及椎旁压痛、叩痛(+),苔薄白质淡红,边有齿痕,脉细缓。

辨证思维程序:

第一步:明确诊断。患者老年女性,驼背畸形,腰背酸痛,下肢抽筋,结合骨密度检查,可以诊断为骨质疏松症。

第二步:进行辨证分型。腰膝酸软,神疲乏力,纳差,大便溏,结合舌苔脉象,辨证为脾肾阳虚。

第三步:辨证论治。患者诊断为骨质疏松症,辨证为脾肾阳虚。治宜益肾健脾,通络止痛,方取健脾补肾方合金匮肾气丸。

处方:党参 12g　骨碎补 18g　淫羊藿 15g　丹参 9g　独活 12g　杜仲 18g　山药 9g　茯苓 12g　熟地黄 9g　山茱萸 9g　牛膝 12g　菟丝子 15g　炙甘草 6g

第四步:根据患者的兼证对上述方剂进行加减。久病关节变形、痛剧者,加全蝎 2g、蜈蚣 2g 以通络活血;食少便溏,甚或脏器下垂者,加升麻 12g、柴胡 12g 以升举清阳;久虚致瘀,局部刺痛者,加三棱 9g、莪术 24g 以破血逐瘀、调气活血。

第五步:辨证选择外治法。本病腰膝酸痛,伴双下肢抽筋。可配合针灸、中药熏洗、中医定向等综合治疗。

第六步:调摄与生活指导。患者老年女性,平素纳差,神疲乏力。嘱忌食生冷,注意补充蛋白质及钙剂,配合中医导引如五禽戏、八段锦等功能锻炼。避免劳累,谨防跌倒。

【医案、经验方及常用中成药】

一、医案

1. 董建华医案(《董建华老年病医案·腰痛》)

刘姓患者,年 66 岁,男,病案号 87869,1987 年 10 月 19 日初诊,腰痛 10

余年,不耐久立远行,劳则痛增,卧则减轻,神疲乏力,脘腹胀满,大便溏薄,舌淡红苔白厚,脉沉细。

诊断:痿证(骨质疏松症);

证属:脾肾两虚,湿邪阻滞;治宜健脾益肾,行气利湿。

处方:黄芪 10g 党参 10g 熟地 10g 山萸肉 10g 杜仲 10g 山药 10g 扁豆 10g 茯苓 10g 生薏苡仁 15g 枳壳 10g 大腹皮 10g

6剂,水煎,每日1剂,早晚温服。

药后腰痛减轻,脘腹稍畅,大便正常。乃守方义,据证出入,继治2个月余,腰痛大愈。

按语:腰为肾府,肾主骨髓,骨髓不充,故腰痛不耐行久立;脾主肌肉,劳则伤肌,致病增剧;脾肾虚则神疲乏力;脾虚湿聚,阻滞中焦则脘腹胀满,下趋于肠则大便溏薄。脉舌则为脾肾虚而兼湿滞之象,肾虚日久,阴阳俱损,故以杜仲、熟地、山萸肉补肾育阴;脾虚日久,气阴两伤,故以黄芪、党参益脾之气;山药、茯苓、扁豆、生薏苡仁既可健中气,又可滋脾阴,尚能祛湿浊;枳壳、大腹皮理气行湿。

2. 施杞医案(《石氏伤科施杞临证经验集萃》)

吴某,女,61岁,2014年5月29日初诊。

患者腰脊酸楚、疼痛,已有6年余,活动牵掣,背伸尚可,前俯困难,直立艰难,坐位尚可,素有食道、胃溃疡,二便正常,四肢少温。

体格检查:脊柱叩痛不显,圆背畸形,腰部活动前屈受限 20°,后伸受限 20°。外院骨密度示:骨质疏松,骨密度:-2.7。X线片示:腰椎脊柱侧弯(代偿性)。舌瘦略红,苔薄,脉细数。

诊断:骨痿(骨质疏松症);

证属:肝肾亏虚;治宜补益肝肾,行气活血。

处方:益肾通痹方加减。炙黄芪 9g 党参 12g 全当归 9g 炒白芍 12g 川芎 12g 熟地黄 12g 柴胡 9g 山茱萸 12g 山萸肉 12g 山药 18g 枸杞子 12g 川牛膝 12g 炙龟板 9g 鹿角片 12g 菟丝子 12g 鸡血藤 12g 香谷芽 12g 羌活 12g 独活 12g 秦艽 12g 大枣 9g 炙甘草 6g

28剂,水煎服,每日1剂,早晚温服。嘱药渣装入毛巾袋中热敷背腰部肾俞部位,每日1~2次,每次待药渣凉后即可。嘱每日操练卧位"十二字养生功"。

按语:该病是全身代谢性疾病,女性绝经期后常见,考虑患者整体气血、脏腑亏虚,表现为骨代谢失衡,故常予中西医结合治疗。但诸多临床现象体现出目前积极药物治疗的效果并非想象那么优良,更多老年人配合口服钙尔奇D、阿仑膦酸钠、维生素D等药物,依然存在明显的周身酸楚疼痛或骨质疏松性骨折。因此从治疗上来看,必须要有宏观结合微观的角度去选择治疗方法。从微观来说,药物治疗补钙、补磷以及调节骨代谢,从宏观来说,则应弘扬中医整体治疗的理念,通过中药内服调整全身体质、通过练功活动调畅全身气血。因此,本病案的治疗方案中,根据舌脉,周身酸楚等表现辨证为肝肾亏虚,气血不充,故予左归丸阴中求阳补益肝肾,配合圣愈汤益气养血调养脾胃,组成益肾通痹汤内服,与此同时,配合十二字养生功,进一步促进病患的全身机能康复,促进疾病康复的同时,让病患尽早恢复社会活动中,从而身心同治,让患者真正得到痊愈。

二、经验方

1. 补肾活血汤(《伤科大成》)

功能:补肾强骨,活血通络。

主治:肾虚血瘀证。腰脊刺痛,腰膝酸软,下肢痿弱,步履维艰,耳鸣,舌质淡紫,脉细涩。

组成:熟地10g 破故纸10g 菟丝子10g 杜仲3g 枸杞3g 归尾3g 山萸肉3g 苁蓉3g 没药3g 独活3g 红花2g

用法:水煎服,日1剂,分2次服。

2. 参苓白术散(《太平惠民和剂局方》)

功能:益气健脾,补益脾胃。

主治:形体瘦弱,食少便溏,气短咳嗽,肢倦乏力,舌质淡,苔白,脉细弱。

组成:党参12g 白术12g 茯苓15g 炒扁豆15g 薏苡仁15g 山药15g 陈皮10g 砂仁10g 莲子肉12g 桔梗10g 甘草6g

用法:水煎服,日1剂,分2次服。

3. 身痛逐瘀汤(《医林改错》)

功能:活血祛瘀,通经止痛。

主治:骨节刺痛,痛有定处,痛处拒按,筋肉挛缩,舌质紫黯,有瘀点或瘀斑,脉涩或弦等。

组成:秦艽3g 川芎6g 桃仁9g 红花9g 甘草6g 羌活3g 没药6g 当归9g 五灵脂6g 香附3g 牛膝9g 地龙6g

用法:水煎服,日1剂,分2次服。

4. 青蛾丸(《普济方》)

功能:延年益气,补肾壮阳。

主治:肾虚腰痛。腰膝酸软,疲乏无力,下肢抽筋,小便频多,舌淡苔白,脉弱。

组成:破故纸 300g 胡桃肉 600g

用法:上药打碎,以蜜调和,盛于瓷器中。旦日以温酒 100ml 调药 15g 服之。或以炼蜜为丸,如梧桐子大,每服 30 丸,以温酒或盐汤送下。

5. 痿痹方(《石氏伤科施杞临证经验集萃》)

功能:补养肝脾,温肾通督。

主治:腰膝酸软,筋脉弛缓,肌肉萎缩,肌力下降,部分患者阳痿遗精,小便滴沥不禁,苔薄腻,质淡体胖,脉细滑。

组成:炙黄芪 15g 党参 12g 当归 9g 白术 12g 川芎 12g 柴胡 9g 熟地黄 12g 山茱萸 12g 巴戟天 12g 肉苁蓉 12g 附子 9g 鹿茸 6g 五味子 9g 麦冬 12g 石菖蒲 12g 茯苓 15g 鸡血藤 15g

用法:水煎服,日 1 剂,分 2 次服。

6. 独活寄生汤(《备急千金要方》)

功能:补益肝肾,通络止痛。

主治:肝肾两虚,痹证日久,腰膝疼痛、痿软,肢节屈伸不利,或麻木不仁,畏寒喜温,心悸气短,舌淡苔白,脉细弱。

组成:独活 9g 桑寄生 6g 杜仲 6g 牛膝 6g 细辛 6g 秦艽 6g 茯苓 6g 肉桂心 6g 防风 6g 川芎 6g 人参 6g 甘草 6g 当归 6g 芍药 6g 地黄 6g

用法:水煎服,日 1 剂,分 2 次服。

7. 健腰密骨颗粒(《施杞教授经验方》)

功能:益气补肾,化瘀通络。

主治:老年性骨质疏松性腰痛。

组成:黄芪 15g 淫羊藿 12g 墨旱莲 12g 丹参 9g 青风藤 9g 牛膝 9g

用法:每日两次,每次一袋,冲服。

三、常用中成药

可选用强骨胶囊、复方补骨脂颗粒、仙灵骨葆胶囊、金天格胶囊、左归丸、右归丸、六味地黄丸等。

第四节　骨关节感染

【概述】

骨关节感染是指病原菌侵入骨关节造成的感染。中医属"无头疽"范畴。疽发于皮肤肌肉之间,漫肿无头,皮色不变,无热少痛,具有难消、难溃、难敛,溃后易伤筋骨等特点,称无头疽,属阴证,多因气血亏虚,寒痰凝滞所致。在《外科正宗》中:"疽者沮也,为阴,属五脏毒攻于内,其发缓而所患深沉,因病原禀于阴分中",即疽为阴,因病源于阴分。疽源于五脏的理论载于《黄帝内经》,在《灵枢·痈疽》认为疽"下陷肌肤,筋髓枯,内连五脏,血气竭"。后清代的王维德《外科证治全生集》明确提出"阴疽"的概念,其划分依据也从"病源于六腑为阳,源于五脏为阴"一说。可见疽病位深为阴证。

骨关节感染比较复杂,发病时间、感染因素、感染部位及局部血供等因素都会影响其症状表现。病理变化以骨组织的炎性改变为主,同时伴有化脓性微生物所致的骨破坏。其高危人群有:严重退行性骨关节炎患者、酗酒、药物滥用、糖尿病患者、HIV 感染者、关节置换术后患者。病原学因素:革兰氏阳性细菌感染为主,其中葡萄球菌属细菌感染居多,革兰阴性细菌感染较少。耐甲氧西林金黄色葡萄球菌(MRSA)感染并不常见。合并其他部位感染(尿路感染、肠道感染、血流感染)是骨关节革兰氏阴性菌感染的独立危险因素。有尿路和肠道感染,植入物时间较长的患者出现骨关节感染时需考虑革兰氏阴性菌感染的可能。

化脓性关节炎是骨关节感染中常见的病种。由化脓性细菌引起的关节内感染,称为化脓性关节炎。儿童较多见。最常累及膝、髋关节,其次为肘、肩和踝关节。

【主要病因病机】

本病起病或为腠理不密寒邪客于经络,或为跌仆闪挫瘀血流注关节,或为疔疮痈疖毒邪走散流注关节,或为外感风寒后表邪未尽,余毒流注四肢关节所致,皆因正气不足,邪得乘之,经脉受阻,乃发本病。正虚邪实,故下陷肌肤,内连五脏,病位深,难消、难溃、难敛,溃后易伤筋骨。根据起病原因的不同,及邪正相争的不同阶段临床上常分为以下几个方面。

一、正虚邪侵。腠理不密,外感暑湿风寒所致。

二、余毒流注。患疗疮疖痈等毒邪后,毒邪走散流注关节所致。

三、瘀血化热。外伤后,瘀血郁而化热,热毒内侵流注关节所致。

本病的主要致病菌为金黄色葡萄球菌,其次为溶血性链球菌、肺炎双球菌和大肠埃希菌等。经血行感染较多,也可因开放性损伤、关节手术或关节穿刺继发感染或从周围软组织感染蔓延而来。其病理过程大致可分为浆液性渗出期、浆液纤维蛋白性渗出期和脓性渗出期三个阶段,是一个演变的过程,但有时并无明确界限;有时某一个阶段可以独立存在。

【辨证注意点】

一、仔细询问起病时的主要症状,伴随情况以及病程长短;详细询问疼痛部位,是否有对称性,疼痛程度,关节活动情况;询问寒战发热情况,胃纳及二便情况等。

二、详细了解患者的既往史,尤其是本病涉及的高危因素

严重退行性骨关节炎病史,近期有无关节腔内注射类固醇类药物;酗酒及滥用药物史;糖尿病病史;严重的皮肤病史,皮肤破溃感染病史;关节置换手术病史等。

三、仔细的体格检查

明确压痛部位及范围,关节肿胀的程度及范围,肤温肤色情况,检查关节的活动度,了解疼痛诱发及加重因素。

四、病原学的检查非常重要

包括关节液的细菌培养 + 药敏,或者是血培养 + 药敏试验,明确导致感染的细菌性质,才能选用针对性的有效抗生素进行治疗。

【辨证思路】

一、明确诊断

1. 病史　病史的采集对化脓性骨关节炎的诊断具有重要意义。

(1)疼痛:疼痛往往是化脓性骨关节炎的首发症状。疼痛多见于膝髋关节,逐渐加重,甚至出现剧痛,关节活动诱发疼痛加重。

(2)肿胀:肿胀逐渐加重,关节部位广泛的肿胀,伴随肤温肤色的改变。

(3)发热:寒战发热,发病后短时间内可出现高热现象。

2. 既往史　既往史往往是判断感染源的重要依据。

3. 体格检查　仔细检查患病关节的压痛情况,触诊明确肿胀程度,肿胀范围,肤温肤色情况;检查关节的活动度。

4. 辅助检查

(1) 实验室检验:关节液分析,可疑患者在抗身素治疗前即行关节液分析,包括革兰氏染色和培养,WBC 计数和分类,PCR,真菌试验,结晶偏振显微镜分析。血液学分析,血 WBC 计数,CBC、ESR、CRP 检测,血培养检查,在抗感染治疗前进行血培养对抗感染有指导意义。降钙素原检测在骨与关节早期感染的诊断中具有较高的诊断价值。组织活检和培养。

(2) 影像学检查:X 线检查,早期关节肿胀、积液,关节间隙增宽;后期可见关节间隙变窄,软骨下骨质疏松破坏;晚期有增生和硬化,甚至脱位。CT 检查,显示较清晰,可发现骨膜下脓肿、骨髓炎症。MRI 检查,为骨科常用检查手段,利于早期发现骨关节感染;可明确化脓性关节液周围骨髓、皮肤及软组织有无感染。

二、鉴别诊断

1. 关节结核　起病缓慢,低热、盗汗等全身症状,有结核病史。关节局部出现肿胀疼痛,活动受限,肤温肤色多无明显改变;X 线可见骨质疏松,关节间隙变窄,并有骨质破坏;结核抗体试验阳性。

2. 类风湿性关节炎　常为多关节发病,累及手足小关节。有对称性,晨僵,严重者小关节可见类风湿结节出现。类风湿因子实验为阳性。

3. 创伤性关节炎　有创伤病史,负重及活动时疼痛加重,休息后缓解,一般无剧烈疼痛,局部无红肿,实验室检查多为阴性结果。

三、治疗

早期诊断,及时正确处理,是治疗的关键。

1. 全身治疗　选用对致病菌敏感的抗生素,根据血培养,关节液培养的结果选取抗生素。5 岁以下儿童多选用对抗金黄色葡萄球菌、链球菌及流感嗜血杆菌的抗生素,如头孢氨甲苯唑、头孢去甲噻肟;对于成人植入人工关节导致的化脓性关节炎,多采用万古霉素和庆大霉素;进行全身支持疗法:以增强机体对化脓性关节炎的抵抗力。①充足的休息,必要时配合镇静、止痛药物;②营养支持,补充体液;③物理降温;④密切观察电解质平衡,避免酸中毒;⑤注意贫血及低蛋白血症情况。

2. 局部治疗

（1）急性期治疗

1）早期关节制动：石膏、夹板或者牵引限制关节活动，固定关节在功能位，可防止感染扩散，有利于炎症消退。肿胀消退后可进行关节功能活动，防止关节粘连；

2）关节穿刺及冲洗：关节腔穿刺吸出关节液培养化验有助于早起诊断；关节冲洗可降低关节内压力，减轻疼痛，减少渗出液减轻对关节软骨的破坏。膝关节可同时用2个针头，一侧注入生理盐水，另一侧针头流出，反复冲洗，直至流出的关节液变为清亮，然后注入抗生素；直至关节液变清、培养转阴、症状及体征消失。

3）关节切开排脓：关节腔冲洗后，全身及局部情况不见好转，或关节液已变为稠厚的脓液时应及时进行关节腔切开引流。直视下彻底冲洗脓液，可置入带抗生素的人工骨，将关节固定于功能位。

4）关节镜治疗：通过关节镜手术可清除关节腔内的脓苔、滑膜和炎性纤维组织，还可清除关节后方的坏死组织及增生滑膜。

（2）恢复期治疗：有控制的功能锻炼，防止关节粘连。关节已发生强直患者可予持续牵引，必要时手术松解恢复关节功能。

3. 中医中药治疗 四诊合参，本病正虚邪实，证候复杂。结合其病因病机，辨证论治，临床多以清热解毒、活血化瘀之法为主，兼以行气、补血。

（1）内服

正虚邪乘：治拟清热解毒为主，方用五味消毒饮。

余毒流注：治拟清热解毒、凉血祛瘀，方用犀角地黄汤。

瘀血化热：治拟活血散瘀，清热解毒，方用活血散瘀方。

（2）外用：未成脓时可用金黄膏外敷，辅以夹板、石膏固定关节；脓熟时当及时切开排脓，关节腔冲洗。

骨关节感染辨证思路流程图

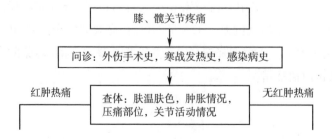

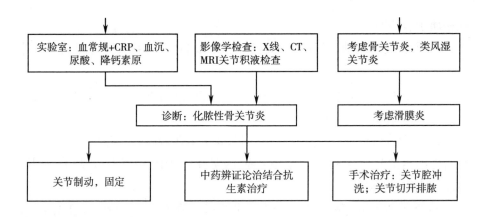

【病例思维程序示范】

董某,女性,31 岁,因外伤致左膝疼痛 3 个月,加重 1 天入院。患者 2017 年 2 月下公交车时不慎滑倒,导致左膝疼痛,活动受限,摄片未见骨折,休息后疼痛无缓解,进一步行 MRI 检查提示:左膝外侧半月板撕裂;于 2017 年 5 月 5 日行左膝关节镜探查清理术加半月板缝合术。术后左膝手术创口疼痛,左膝关节轻度活动受限,膝关节肿胀,体温正常,伤口对合良好,膝关节肤温肤色正常;至术后第 5 天左膝手术创口疼痛好转,左膝关节轻度活动受限,膝关节肿胀消退,肤温肤色正常,体温正常,伤口对合良好,出院。现为术后第 14 天(5 月 19 日),患者出现左膝关节疼痛伴有发热,体温 38.8℃。查体:左膝肿胀,伤口渗出较多,色淡黄。膝关节活动明显受限,被动活动时膝关节疼痛加重。浮髌试验(+)。骨传导痛(−)。实验室检查:白细胞:13.61×10⁹/L;中性粒细胞:76%;CRP:153mg/L;血沉:60mm/h。关节液培养:金黄色葡萄球菌(+++)。

辨证思维程序:

第一步:明确诊断。患者单一关节局部疼痛,有手术病史,膝关节局部出现肤温肤色改变,膝关节活动受限。患者有高热,体温达 38.8℃,血常规:白细胞:13.61×10⁹/L;中性粒细胞:76%;CRP:153mg/L;血沉:60mm/h。关节液培养:金黄色葡萄球菌(+++)。诊断:左膝关节化脓性骨关节。

第二步:进一步检查。可进一步进行膝关节 CT,MRI 检查,了解关节受损程度;监测关节液培养情况,为针对性使用抗生素提供依据。

第三步:治疗。患者发病时间短,膝关节局部红肿热痛症状明显,有高热,病程属于急性期。

1. 予膝关节制动,予膝关节支具外固定限制关节活动,固定膝关节于伸直位。

2. 根据细菌培养及药敏结果给予去甲万古霉素静滴抗感染治疗。

3. 生理盐水、庆大霉素行膝关节冲洗。

4. 患者抗感染治疗后症状有所好转,膝关节疼痛减轻,体温下降。2周后患者体温再次升高至37.8℃,左膝疼痛,肤温升高,MRI检查提示:膝关节周围软组织内窦道形成。

5. 在关节镜下行膝关节清创术。术中可见关节内广泛滑膜炎性增生,可见软骨表面细绒毛样附着物。术后,予膝关节留置两根引流管,持续引流。继续给予去甲万古霉素抗感染。

6. 中药口服,清热解毒,益气利湿。处方:柴胡12g 黄芩9g 半夏9g 党参15g 大枣12g 地骨皮6g 干姜3g 当归9g 黄芪30g 白薇12g 甘草6g 车前子30g

3周后,患者体温37℃,左膝疼痛好转,停用抗生素,停关节腔冲洗。继续口服中药治疗,方药同前。继续观察1周,患者体温平,膝关节无明显疼痛,膝关节无肿胀,活动度正常,予出院。

【医案、经验方及常用中成药】

一、医案

1. 顾伯华医案(《顾伯华外科经验选》)

患者徐某,女,18岁。患者1967年9月下旬出现全身不适,关节酸痛,伴有发热,右下肢活动不利,用过多种抗生素,病情时轻时重。左大腿逐渐粗大,伴有发热,胃纳不香,全身不舒,患肢活动障碍,疼痛日益加剧。1967年12月20日入院,检查:体温38℃,脉率96次/分,血压110/70mmHg。一般尚可,心、肺(-)。右侧大腿中下段骨骼胖肿、粗大,皮色未变,压痛明显。右下肢不能向腹侧弯曲。苔黄腻,脉细数。实验室检测:白细胞总数:12.5×10^9/L,中性粒细胞:91%。

初诊:12月21日。诊断:右附骨疽(化脓性关节炎)。目前疼痛加剧,有化脓之势,毒邪内盛,经脉阻塞,营卫不和,血凝毒聚。拟清热解毒,活血通络。处方:紫花地丁一两;蒲公英五钱;半枝莲五钱;草河车五钱;制苍术三钱;黄柏三钱;川牛膝四钱;当归三钱;赤芍五钱;丝瓜络钱半,丹参四钱。外敷:红灵丹油膏。

二诊:1968年1月15日。发热已退,局部肿胀疼痛仍存,压痛明显。苔薄腻,脉细数。症有化脓破溃之象。拟合营通络,益气托毒为要。方药:丹参四钱;当归三钱;赤芍四钱;汉防己四钱;土茯苓一两;潞党参三钱;生黄芪四钱;炙穿山甲三钱;皂角刺三钱,忍冬藤一两。外治:同初诊。

三诊:2月12日。肿胀疼痛均减轻,屈伸活动已较前进步,压痛不明显。胃纳,二便正常,苔薄白,脉濡。方药:前方去皂角刺、穿山甲。加野赤豆六钱;泽兰三钱。

4月19日痊愈出院。3年后随访:参加体力劳动未受影响。

按语:属中医"附骨疽"范围。急性时清热解毒、和营通络。当发热已退时,内服即可用《医宗金鉴》中托里消毒散加减,方有补益气血、托毒消肿的功效:党参、黄芪、白术、甘草健脾益气,当归、芍药、川芎和营活血,银花、茯苓、白芷清热解毒利湿,皂角针、桔梗有透托作用。本病例用此方加减,远期疗效良好。

2. 何天佐医案(《何天佐医论医案集》)

张某,男,11岁,2015年3月30日入院。主诉:左髋伤痛13天,加重3天。现病史:13天前在家中不慎摔倒致伤左髋部,即感左髋疼痛及下肢行走困难,于成都某医院诊断左髋软组织损伤,给予外敷中药治疗,疼痛有所缓解。3天前,突感左髋关节疼痛加剧,活动明显受限。既往史:既往体健,否认糖尿病史,否认手术史,否认药物,食物过敏史。症状体征:入院时,患者左髋疼痛明显,下肢活动明显受限。体温:38℃,心率:126次/分。左髋关节肿胀,皮温高,左髋压痛,尤以腹股沟中点处压痛明显,左髋外展、外旋、内收、内旋功能障碍,苔薄白燥,质淡稍绛,脉浮数。检查:血常规提示:白细胞:18.26×10^9/L,中性粒细胞:74.24%。左髋MRI检查:左髋关节少量积液。

诊断:左髋附骨痈(左髋化脓性关节炎);证属:正气不足,邪毒深入关节。治疗:益气活血,清热解毒。

处方:金银花20g 紫花地丁20g 蒲公英30g 桔梗10g 石膏30g 知母10g 柴胡15g 生地黄30g 桃仁20g 红花15g 当归10g 川牛膝10g 皂角刺15g 赤芍15g 丹皮20g 芦根30g 生大黄15g 栀子15g 生甘草6g

嘱咐床休息;清淡饮食外敷何氏骨科透骨拔毒散(生大黄、白芷、黄柏、紫花地丁、大戟、芫花、羌活);左下肢皮肤牵引持续2kg。

4月1日查房:患者精神可,纳寐可,二便通畅。左髋关节疼痛有所缓解,活动尚可。查体:体温 37.9℃,心率 100 次/分。左髋皮温稍高,左髋关节肿胀、压痛,尤以腹股沟中点处压痛好转。左髋外展、外旋、内收、内旋功能好转。血常规提示:白细胞:15.26×10⁹/L,中性粒细胞:72.24%。继续效不更方治疗同上。

4月2日查房:体温 37.2℃,心率 92 次/分;左髋疼痛逐渐缓解,活动尚可,二便通畅。复查血常规:白细胞:12.26×10⁹/L,中性粒细胞:71.24%。继续效不更方治疗同上。

4月5日查房:体温 36.8℃,心率 84 次/分;左髋疼痛明显缓解,活动尚可。查体:左髋关节活动功能基本正常。复查血常规:白细胞:8.23×10⁹/L,中性粒细胞:65.15%。苔薄白燥,质淡,脉浮无力。

证属:热邪伤阴,毒邪未清;治则:益气滋阴,清热解毒。

处方:竹叶 15g 天花粉 15g 石膏 30g 知母 15g 连翘 20g 玄参 30g 牛蒡子 10g 桔梗 10g 蝉蜕 10g 僵蚕 10g 姜黄 10g 淡豆豉 10g 栀子 15g 丹参 10g 大青叶 15g 山楂 10g 板蓝根 30g 建曲 15g 枳实 10g 生大黄 10g 生甘草 5g

继续外敷何氏骨科透骨拔毒散,每日 1 次。6 天后,患者左髋关节轻微疼痛,活动自如,苔薄白,质淡,脉缓,治愈出院。

按语:此病中医学称"附骨痈",为机体正气不足、感受邪毒、正不胜邪、邪毒深入关节而成。早期给予仙方活命饮加减方口服,功效:清热解毒、活血止痛、抑菌、抗炎症反应、增加免疫功能;后期给予竹叶石膏汤加减,功效:清热生津、益气和胃,主治:热病后期之余热未清、气津两伤证;外敷何氏骨科透骨拔毒散治疗。通过外敷、内服中药能增强体质,阻断疾病的发生,效果明显,降低复发率,无后遗症。

二、经验方

1. 五味消毒饮(《医宗金鉴》)

功能:清热解毒,消散疔疮。

主治:治疗疮初起。

组成:金银花 15g 野菊花 6g 蒲公英 6g 紫花地丁 6g 紫背天葵子 6g

用法:水煎服,日 1 次,分 2 次服。

2. 犀角地黄汤(《外台秘要》)

功能:清热解毒,凉血散瘀。

主治:治热入血分证。

组成:犀角(水牛角代替)30g　生地 24g　芍药 12g　丹皮 9g

用法:水煎服,日 1 次,分 2 次服。

3. 托里透脓汤(《医宗金鉴》)

功能:益气,解毒。

主治:治疽,气血两虚,将溃之时,紫陷无脓,根脚散大者。

组成:人参　白术(土炒)　穿山甲(炒,研)　白芷各一钱　升麻　甘草节各五分　当归二钱　生黄芪三钱　皂角刺一钱五分　青皮(炒)五分

用法:水煎服,日 1 次,分 2 次服。

4. 仙方活命饮(《校注妇人良方》)

功能:清热解毒,消肿散结,活血止痛。

主治:治阳证痈疡肿毒初起之证。

组成:白芷 3g　贝母 6g　防风 6g　赤芍药 6g　当归尾 6g　甘草 6g　皂角刺 6g　穿山甲(炙)6g　天花粉 6g　乳香 6g　没药 6g　金银花 9g　陈皮 9g

用法:水煎服,日 1 次,分 2 次服。

第五节　骨肿瘤

【概述】

骨肿瘤是发生于骨骼(软骨、骨膜、骨髓等)或其附属组织(肌肉、血管、神经、淋巴管等)的肿瘤。骨肿瘤因其来源不同,分为原发和继发两种。骨肿瘤有良性、恶性之分,良性骨肿瘤多为原发,病程长,易根治,预后佳;恶性骨肿瘤病程短,发展快,预后不佳,死亡率高,至今尚无满意的治疗方法。还有一类骨病在临床上被称为肿瘤样病变,肿瘤样病变的组织不具有肿瘤细胞形态的特点,但其生态和行为都具有肿瘤的破坏性,一般较局限,易根治。

中医学对骨肿瘤的认识自《黄帝内经》就有“以手按之坚,有所结,深中骨,气因于骨,骨与气并,日以益大,则为骨疽”(《灵枢·刺节真邪》)的记载。唐代孙思邈在其所著《备急千金要方》中已经将肿瘤分类记载,将肿瘤分为瘿瘤、骨瘤、脂瘤、石瘤、脓瘤、血瘤及息肉 7 种类型,此为较早的肿瘤分类记载。

【主要病因病机】

患者正气不足,抵抗力下降,不能抵御外邪侵入,从而导致骨肿瘤疾病的

发生。所谓肾主骨、骨生髓,肾虚损则邪易侵犯骨髓而成骨肿瘤。当然,其他脏腑的虚损,气血不足,也是导致骨肿瘤发生和疾病发展的重要因素。肿瘤的免疫分为特异性免疫和非特异性免疫。肿瘤细胞是机体正常的细胞恶变产生的,会不断增殖,在体内通过血行等多种方式进行转移。在身体健康,免疫功能正常的情况下,免疫系统可以有效监视并杀死肿瘤细胞,若免疫功能降低,机体对局部细胞的分化、增殖失去了"免疫监督",免疫系统不能随时将突变的细胞消灭,这就导致了肿瘤的产生。这与中医学重视体质因素是一致的。结合现代医学的研究,骨肿瘤患者整体呈现虚实夹杂的状态。其发病机制主要是气血不足、阴阳失调、脏腑功能紊乱、加之寒湿毒邪等乘虚而入,导致正虚邪实、气血瘀滞,痰毒内结、瘀毒热邪蕴于骨骼,日久积滞而成。

【辨证注意点】

一、抓住本病的特点,明确肿瘤的性质诊断。

二、患者早期多因正气充实,以攻为主,攻中兼补。在肿瘤的中期,正盛邪实,故要攻补兼施,以补为主。晚期多属于正虚邪实,故应先补后攻。对于放化疗的患者,多需配合解毒、泻下药以排出体内堆积的毒素。

三、骨肿瘤应该注意辨证与辨病相结合

由于骨肿瘤恶性程度较高,有的在早期即可以发生转移,因而造成本病的治愈率及预后不良。所以须结合现代医学的手术、化疗、放疗等方法;通过中医药的治疗,能起到增强体质,提高机体免疫力,调节脏腑气血功能,从而改善临床症状,延长生存期,提高生存质量的作用,并减轻化疗、放疗后的不良反应。

四、骨肿瘤的预后因素

关键在于早诊断、早治疗,以及手术前后的化疗和放疗。此外,还有瘤细胞的组织类型、肿瘤大小、手术前后血清碱性磷酸酶增加的变化以及是否累及局部淋巴结等。随着外科学理论与技术的发展,骨肿瘤治疗理念的更新,许多学者对骨肿瘤的治疗多采用较积极的治疗措施,以减少肿瘤负荷,提高患者的生活质量。但肿瘤的切除是否能够延长患者的生存期目前尚未肯定,但对于预后较好的肿瘤,应尽早采取外科干预,消除症状,改善生活质量。

五、良性骨肿瘤大多数可以痊愈,其对机体的危害性较小。恶性骨肿瘤根据其病理程度不同预后也不尽相同,但是保持健康乐观的心理,规则的作息习惯,合理膳食和营养,避免过劳过累对延缓病情的发展和提高生活质量至关重要。

【辨证思路】

一、明确诊断

骨肿瘤早期往往无明显的症状,即使有轻微的症状也容易被忽略。随着疾病的发展,可以出现一系列的症状和体征,其中尤以局部的症状和体征更为突出。具体的临床表现因疾病的性质、部位以及发病的阶段不同而有较大的差异。

1. 病史 病史的采集对骨肿瘤的诊断具有重要意义,而对于骨肿瘤的典型表现更需要详细询问以作出鉴别诊断,尤其是以下几方面。

(1)疼痛:这是恶性骨肿瘤的早期症状,同时,一些压迫重要器官或神经的良性骨肿早期也可有此表现。疼痛多由间歇性的轻微疼痛,逐渐加重为持续性的剧烈疼痛。特别是夜间痛,严重影响患者的生活质量。这是使骨肿瘤发现的常见原因之一。通常一些无明显临床表现的肿瘤在患者经受外伤后出现症状,而后通过 X 线检查发现,最常见的就是病理性骨折。因此,应当重视并仔细的询问患者损伤的原因、程度、疼痛情况等,避免遗漏和误诊。

(2)肿胀或肿块:询问肿块出现的时间、大小及疼痛情况等。位于骨膜下或表浅的肿块出现较早,可触及明显的肿块。而髓内肿瘤或转移性肿瘤可能完全没有肿胀。一个长期存在却没有症状的骨肿瘤突然变大,需要当心其是否发生恶变。

(3)功能障碍:骨肿瘤后期,因疼痛肿胀,患部功能将受到障碍,可伴有相应部位的肌肉萎缩。而关节功能,也会当肿瘤邻近关节时受到限制。

(4)压迫障碍:随着肿瘤的生长,可以压迫邻近器官组织而出现相应障碍。特别是脊柱肿瘤,轻则产生排便、排尿困难或步态不稳,严重者可导致瘫痪,甚至死亡。因此在病史采集时,切不可忘记就此展开询问。

(5)全身症状:骨肿瘤,特别是恶性肿瘤,是一种消耗性疾病,除了患者出现贫血、进行性消瘦,甚至恶病质的表现外,多还伴随精神萎靡、失眠、纳差等精神情志方面的症状。

(6)既往史:既往史需要详细询问与骨系统有关的既往病史,如骨折、骨结核、骨髓炎等。进行系统回顾时,应注意询问其他系统肿瘤史及治疗情况,即使是几十年前的良性肿瘤也不要遗漏。这些都有助于对骨肿瘤进行明确诊断和鉴别诊断。

（7）其他：其他不同肿瘤都有好发年龄，所以应注意患者的年龄；对于长期接触射线的人员，骨肿瘤的发病率较高，因此职业和工作生活环境也需要重点的了解；诸如多发性骨软骨瘤病等具有典型的遗传倾向，也不要忘记询问家族史。

2. 临床症状　良性肿瘤早期，患者少有明显症状。恶性肿瘤的患者可伴有疼痛。之后渐渐渐出现食欲不振、精神萎靡、消瘦、贫血等全身营养状况下降的症状，晚期出现恶病质表现。

3. 体征　体征望诊可见患者营养不良，甚至全身衰竭的征象，患处可出现肿胀、皮肤色素沉着、浅静脉怒张、皮肤溃破、肢体畸形等表现。切诊可及肿块，此时应注意肿块的大小、质地软硬、边界是否清晰、活动度是否良好、表面是否光滑、是否有搏动感、是否与皮肤粘连等。操作时应注意动作轻柔，避免挤压过重。

4. 辅助检查

（1）X线检查：X线检查是骨肿瘤重要的检查方法，它将对骨肿瘤的性质、种类、范围，以及治疗方案的确定提供影像学支持。但是，骨肿瘤的X线表现并不是恒定不变的，必须结合患者的临床表现和病理检查，才能作出准确诊断。良性骨肿瘤形态规则，与周围正常骨组织界限清楚，以硬化边为界，骨皮质保持完整；恶性肿瘤的影像不规则，边缘模糊不清，溶骨现象较明显，骨质破坏，变薄，断裂，缺失。

（2）CT与MRI检查：发生在骨盆、脊柱等部位的肿瘤，普通X线片不能很好地显示时，CT扫描、磁共振、ECT等新型显像技术可以帮助判明肿瘤的部位和范围，能较早发现病变组织，准确率高。其中CT增强有助于发现病变与主要血管神经的关系，以此鉴别恶性肿瘤；MRI显示软组织范围、软组织的肿瘤及相应的骨髓水肿方面具有明显的优势。

（3）放射性核素检查：骨扫描可以在普通X线片尚未有阳性改变时即显示出原发、继发性骨肿瘤的存在。可用于骨转移瘤的早期诊断。

（4）病理检查：病理组织学检查被认为是一种准确率最高的诊断方法，但如取材部位不当，也能造成诊断上的失误，所以病理检查尚须结合临床及X线检查。常用取材及检查方法有针吸活检、切开活检、冰冻切片、石蜡切片等。

（5）实验室检查：某些肿瘤的诊断中，其具有一定的帮助，如成骨肉瘤患者碱性磷酸酶可以增高；发性骨髓瘤患者可有贫血、尿本周蛋白阳性；棕色瘤患者有血钙、血磷异常,血沉加快等。骨肉瘤,成骨性转移性骨肿瘤碱性磷酸酶可增高。

（6）B超检查:主要对软组织肿瘤具有一定的诊断意义。

总之,本病的诊断主要依据临床症状及放射线检查,对于难以确诊者,病理检查具有决定性意义,但应注意取材部位要恰当。

二、鉴别诊断

良性和恶性肿瘤的治疗与预后是有所不同的,因此有必要确定肿瘤的良恶程度,需要根据症状体征及影响、实验室检查等资料进行鉴别(表4-1)。

表4-1　良性与恶性肿瘤主要鉴别点

		良性骨肿瘤	恶性骨肿瘤
病史	年龄	成年	青少年,成年多见转移性肿瘤
	肿块生长	较慢	较快
	伴随症状	多无明显症状	疼痛严重,发热,消瘦,甚至恶病质
体征	肿块压痛	不明显	明显
	肿块性质	质地中等,活动性好,边界清楚,表面光滑	质地硬,活动性差,边界不清楚,表面粗糙
	皮肤	正常	发热,血管扩张,甚至皮肤组织粘连
影像学检查	X线	轮廓清楚,无骨膜反应,少有软组织包块影	常用骨质破坏,骨膜反应,见大片低密度影
	CT和MRI	边界清楚,偏心性膨胀生长,骨皮质完整,无骨膜反应,多不累及软组织,增强扫描无明显强化	边界不清,浸润性生长,骨膜反应明显,呈放射状向周围扩展,多累及软组织,增强多呈不均匀强化
实验室检查		多正常	多见血红蛋白、白蛋白降低 骨髓瘤:球蛋白升高,本周蛋白(+) 骨肉瘤:碱性磷酸酶升高 骨转移瘤:血钙磷、酸性磷酸酶升高
常见疾病		骨瘤、软骨瘤、骨软骨瘤、骨样骨瘤、滑膜瘤、滑膜软骨瘤	骨肉瘤、软骨肉瘤、纤维肉瘤、尤文肉瘤、多发性骨髓瘤、脊索瘤、骨转移瘤

三、辨证论治

鉴于骨肿瘤发展演变的特殊性,中医中药在针对骨肿瘤的治疗时,多以辨证与辨病相结合,注重骨肿瘤发展演变过程中的正邪消长情况,扶正祛邪、攻补兼施。但由于骨肿瘤恶性程度较高,有的在早期即可发生转移,因而造成了本病的治愈率低及预后不良。所以须结合西医学的手术、化疗、放疗等法。通过中医药的治疗,能起到增强体质,提高机体免疫力,调节脏腑气血功能,从而改善临床症状,延长生存期,提高生存质量的作用,并能减轻化疗、放疗后的不良反应。

1. 辨病位　骨肿瘤的病位在表则位于骨及肌肉;病位在里则在脏腑,主要涉及肾、脾、肝。中医理论认为,骨肿瘤是全身疾病在局部体现。故临床治疗骨肿瘤多表里兼顾。

2. 辨病性　在辨别骨肿瘤疾病病情的性质上,据八纲辨证,首辨该疾病的阴、阳、表、里、寒、热、虚、实。如一般以无痛无痒,软硬如核,长成难消,久则溃烂翻花者,畏寒肢冷,蜷卧不动者属阴证;而红肿疼痛、心烦口渴,甚则高热烦躁不安者则属阳证。

恶性肿瘤多是在正虚基础上发病的,临床上患者表现为虚证的同时,亦会有气滞、血瘀、痰浊、湿聚、毒火之实证的表现;正虚者则以先天之肾气及后天之脾气不足为主,至疾病后期甚至可发展成全身气血阴阳的虚衰。气滞血瘀可以与痰湿相搏结,在肿瘤发展迅速时,又常见瘀热、痰热、湿热等化火之病机,毒火与气血痰湿互结,进一步又耗伤正气。

3. 辨舌脉　中医四诊中,舌脉在辨证中占有重要位置,可以反映机体疾病的变化情况。脉象弦滑数大者,多属气滞血瘀、痰热壅盛、湿热鸱张、毒火亢盛,为实证、病情进展之象。脉象细弱缓者,多属气血亏虚、精伤夹湿等证候,为正虚之象。若患者体质虚弱而脉盛,见于癌症迅速发展之时,则表示预后较差。

舌质淡、舌体胖大,边有齿痕、舌中有裂纹者均属虚证。舌质青赤或黯、或有斑或有瘀点者为夹有瘀血。舌质红绛者为内有毒火。舌苔白属寒,黄属热;腻苔为痰湿内蕴。

四诊合参,骨肿瘤正虚邪实,证候复杂。结合其病因病机,辨证论治,临床多以清热益气、化痰软坚散结之法为主,兼以行气、补血、活血之法。

骨肿瘤辨证思路流程图

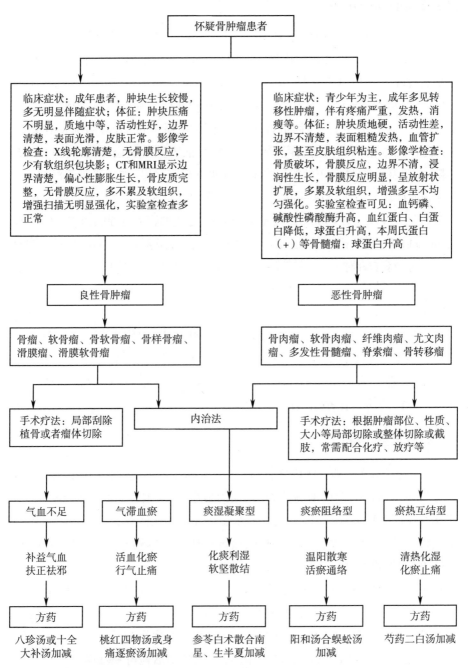

【病例思维程序示范】

周某,男,59岁,2010年4月19日初诊。主诉:颈肩部疼痛伴左上肢麻木1个月,加重1周。患者颈部疼痛史1年余,近1个月来出现颈肩部疼痛加重,伴左上肢麻木。2010年4月19日患者感颈肩部疼痛难耐,伴咳嗽时左上肢麻木加重,无精细动作障碍,无恶心、呕吐,无踏棉花感。辅助检查:颈椎X线:颈椎X线:生理弧度变直,项韧带骨化C2/3椎体前缘骨桥形成,钩椎关节增生。颈椎CT:C3-6椎间盘突出,伴后纵韧带骨化,椎体骨质疏松。胸片:两肺纹理增粗,右侧胸壁胸膜病变可能。胸部CT:两侧胸膜增厚,胸廓诸骨弥漫多发穿凿样骨质破坏。血沉:114mm/h↑,生化:总蛋白:112.5g/L↑,球蛋白:75.5g/L↑,白球比例:0.49↓,ALT:80U/L↑,AST:45U/L↑,胱抑素C:1.69mg/L↑,血清钙:2.55mmol/L↑,血清磷:1.46mmol/L↑;痰培养:正常菌落生长(++);抗酸杆菌阴性。血常规:红细胞3.36×10^{12}/L↓,血红蛋白117g/L↓,红细胞比容:32.6%↓。血清蛋白电泳:Y区出现M条带,提示多发性骨髓瘤可能。骨髓活检:多发性骨髓瘤IgG型。

体格:颈部活动受限,C3-6棘突、横突、斜方肌、肩胛上区压痛(+),叩痛(+),左侧臂丛N牵拉T(+),左肱二头肌、肱三头肌肌力Ⅳ级,左手握力Ⅲ+级。双肱二头、肱三头肌腱反射、桡骨膜反射(++),Hoffmann(-)。大便秘结、小便赤黄,舌红,苔薄黄腻,脉滑数。

辨证思维程序:

第一步:明确诊断。国内文献对2 547例确诊为多发性骨髓瘤的患者回顾性分析显示该病的误诊率高达69%,误诊最主要的原因为多发性骨髓瘤首发症状及体征多种多样,临床表现复杂多样。首发症状涉及骨痛、贫血、发热、肾功能损害、高球蛋白血症、高钙血症、血沉加快等。本病例患者主要表现为颈部的疼痛,伴咳嗽时左上肢麻木加重,根据颈椎CT显示,极容易误诊为神经根型颈椎病。但患者经过常规的保守治疗后疼痛改善不明显。结合患者检查显示有轻度贫血,高血清钙、胱抑素C升高提示肾功能损害,咳嗽提示呼吸系统感染,转氨酶升高提示肝功能损害、高球蛋白血症,血沉快等,怀疑多发性骨髓瘤的可能性较高,因此进行血清蛋白电泳以及骨髓活检得到确诊。

第二步:积极内科治疗。主要是化疗和支持疗法。具体方案可参考中国多发性骨髓瘤诊治指南(2017),由血液科制定相关的化疗方案。

第三步:辨证论治。患者颈肩部疼痛,伴左上肢麻木刺痛。刺痛拒按,面色黧黑,或萎黄无泽,发热口干。舌质紫黯,舌苔黄腻或薄苔,脉象细数或弦。证属瘀热阻络型,治拟清热化湿、化瘀止痛。方用芍药二白汤加减

处方:赤芍 15g 白芍 15g 桃仁 9g 制狗脊 15g 炒续断 15g 补骨脂 9g 白花蛇舌草 30g 鸡血藤 30g 蒲公英 15g 徐长卿 15g 炒桑枝 12g 川石斛 9g 胆南星 5g 炒谷芽 12g

第四步:根据患者兼证对上述方剂进行加减。患者疼痛较为剧烈,并且麻木,加延胡索 6g、地龙 9g、全蝎 6g 止痹痛。

第七步:调摄与生活指导。少食辛辣之物及肥甘厚腻之品;忌食鱼腥发物;保持大便通畅;多饮清凉饮料;避免烈日暴晒;保持心情舒畅,增强治病的信心。

【医案、经验方及常用中成药】

一、医案

1. 魏克民医案(《魏克民治疗多发性骨髓瘤经验》)

患者陆某,男,66 岁,因反复腰骶部疼痛于 2012 年 9 月 10 日就诊。患者曾在外院确诊为:多发性骨髓瘤,经过 3 次 VAD(长春新碱、阿霉素、地塞米松)方案化疗,未获缓解,且无法耐受化疗不良反应,遂慕名寻求魏老师中医药治疗。刻诊:自诉腰骶部疼痛明显,面色苍白,神疲乏力,纳呆,舌红、少苔,脉细虚。

诊断:多发性骨髓瘤;证属气血两虚型;治以补气健脾、补肾益精、扶正祛邪、清热解毒、软坚散结、化瘀通络。

处方:生黄芪 30g 黄精 15g 党参 15g 杜仲 15g 枸杞子 15g 三棱 12g 莪术 12g 炮山甲 12g 先下 干蟾皮 12g 全蝎 3g 肿节风 30g 山海螺 15g 三叶青 30g 香茶菜 30g 藤梨根 30g 白花蛇舌草 30g 猫爪草 30g 鱼腥草 30g 夏枯草 30g 岩柏 30g 蚤休 15g 山豆根 15g 半边莲 15g 半枝莲 15g 蛇莓 15g 羊蹄 15g 黄芩 15g 生地 15g 怀山药 5g 山茱萸 15g 茯苓 15g 猪苓 15g 芡实 15g

14 剂,水煎服,日 1 剂,分 2 次服用。

二诊:患者自诉精神好转,胃纳渐佳,面色较之前有所红润,舌质变淡,脉相明显改善,但睡眠欠佳,无恶心呕吐,无腹痛腹泻,舌淡、苔薄白,脉细。予原方去生地、山药、山茱萸、茯苓、猪苓、芡实,改酸枣仁 15g 合欢皮 15g 夜交

藤 15g　制首乌 15g　珍珠母 15g　灵磁石 15g 先下。继服 14 剂。

三诊：患者自诉睡眠尚可，但腰背部有酸痛，舌淡苔薄白，脉细。予原方去酸枣仁、合欢皮、夜交藤、制首乌、珍珠母、灵磁石，改伸筋草 30g　千年健 30g　续断 15g　怀牛膝 15g　白僵蚕 15g　钩藤 15g。继服 14 剂。此后，患者多次门诊随访治疗，辨证调整用药，病情稳定。

按语：魏老根据多年治病经验，拟定多发性骨髓瘤辨证主方，分别予以补肾益精、补气健脾、扶正祛邪、清热解毒、软坚散结、化瘀通络等法治疗，多发性骨髓瘤主方用生黄芪、黄精、太子参（男多用）、党参（女多用）、女贞子（女多用）、杜仲、枸杞子、鲜铁皮枫斗等补气健脾，补肾益精，扶正祛邪；干蟾皮、全蝎、肿节风、山海螺、三叶青、香茶菜、藤梨根、白花蛇舌草、猫爪草、鱼腥草、夏枯草、岩柏、蚤休、山豆根、半边莲、半枝莲、蛇莓、羊蹄、黄芩等清热解毒；三棱、莪术、炮山甲等软坚散结、化瘀通络。

魏老认为，肿瘤多迁延日久，"久病多瘀，久病入络"，必然会导致气滞血瘀，故常用三棱、莪术、炮山甲、炙鳖甲等软坚散结、化瘀通络，柴胡、枳壳、陈皮、青皮、厚朴、炒木香、广郁金、制香附等理气化滞。肿瘤是一种慢性消耗性疾病，发展过程缓慢，一般都会经历三个阶段，第一个阶段是邪气亢盛为主，第二个阶段是邪正相争，第三个阶段是正气虚弱为主，不管疾病发展到哪一阶段，都是正气虚弱，邪气旺盛的表现。久病必然耗气伤津，气为血之帅，气虚则血虚，脾胃气虚则血失统摄而出血，津液大伤，必然出现阴虚为主的表现，"留得一分津液，便有一分生机"，但凡舌红、苔薄白，脉细数均可采用补气养阴为治疗大法。故喜用生黄芪、黄精、太子参（男多用）、党参（女多用）、南沙参、北沙参、女贞子（女多用）、杜仲、枸杞子、鲜铁皮枫斗、熟地、当归、白芍、赤芍等补气养阴之药。

2. 蒋士卿医案（《蒋士卿教授运用阳和汤加蜈蚣治疗原发性恶性骨肿瘤经验》）

孙某，男，52 岁，2015 年 12 月 21 日初诊。患者 1 年前发现胸壁处一肿块进行性增大，于当地医院行肿块穿刺活检，病理结果显示：软骨肉瘤，侵犯临近横纹肌组织。后就诊于河南省人民医院，行 PET-CT 提示胸骨体周围软组织灶，代谢环行增高，未见其他部位转移征象。于 2015 年 5 月 28 日在北京大学第一医院行胸骨软骨肉瘤扩大切除加胸壁重建术，术后恢复尚可。2015 年 9 月复查提示双肺转移，给予依托泊苷胶囊口服化疗 2 周期后，因出现血小板降低等不良反应，不能耐受而停用。就诊时症见：面色微白，胸闷，气喘，咳嗽，咳白黏痰,腰膝酸软,乏力,纳差,无食欲,进食生冷后易腹泻,平素怕冷,眠一般,二便尚可,舌淡黯,苔白腻,舌下脉络怒张,颜色紫黯,脉细涩。

诊断:软骨肉瘤术后;证属脾肾阳虚,痰瘀络阻证;治法:温阳散寒,活瘀通络。

处方:阳和汤合蜈蚣汤加减。熟地黄 30g 鹿角胶(烊化)15g 麻黄 6g 炒白芥子 20g 干姜 15g 肉桂 15g 甘草 6g 大蜈蚣粉(冲服)3g 仙鹤草 50g 砂仁(后下)15g 鸡内金 30g 生白术 50g 炒枳壳 18g 紫苏叶(后下)15g 杏仁 15g 川厚朴 15g

7剂,每日1剂,三餐后温服。同时予中成药华蟾素胶囊、小金胶囊口服。患者服用4剂后因两嘴角糜烂前来就诊,诉咳嗽、咳痰较前缓解,余无改善,上方加盐黄柏 30g,继服7剂。三诊时,嘴角糜烂已减轻,体力改善,咳嗽、咳痰减轻,但仍感胸闷,动则气喘,无食欲,守上方加清半夏 15g,陈皮 15g,茯苓 50g,继服7剂。四诊时嘴角糜烂已愈,纳食改善,偶有咳嗽,无痰,胸闷减轻,但仍动则气喘,守上方去盐黄柏、紫苏叶、陈皮、茯苓,加赤芍 30g,柴胡 12g,葶苈子 20g,继服7剂。后患者再次来诊时诉气喘减轻,在原方基础上加减继服。现患者间断来诊,病情基本稳定,复查CT双肺病灶稳定,未见他处转移灶。

按语:阳和汤原是治疗外科阴疽的要方,其功用是温阳补血,散寒通滞。基于"异病同治"的中医学思想,现已用于治疗临床许多疾病。方中熟地黄补血养阴,益精生髓;鹿角胶补肝肾,壮元阳,与熟地黄合用以达"阳中求阴,阴中求阳"之意;肉桂温通经脉;炮姜性温而能散寒解凝;白芥子化痰散结;麻黄散寒解表;生甘草既解毒,又调和诸药。诸药合用共达破阴通阳,祛瘀通滞之效,切合病机。现代临床药理研究证实阳和汤具有一定的抗肿瘤作用,能够干扰肿瘤细胞生长周期,诱导肿瘤细胞的分化、凋亡。因此,无论是理法方药,还是现代药理研究,阳和汤对骨癌的治疗都是合乎其理的。

叶天士谓:"久则邪正混处其间,草木不能见效,当以虫蚁疏逐。"在此理论指导下,蒋老师在治疗肿瘤时,常加蜈蚣、全蝎、水蛭、僵蚕等虫类药入方。治疗骨癌时,在阳和汤的基础上,又加入蜈蚣,常从小剂量开始,起始量为3g,逐步加量,最大可加至60g。蜈蚣辛温,有毒,归肝经。张锡纯认为:"蜈蚣,走窜之力最速,内而脏腑,外而经络,凡气血凝聚之处皆能开之,性有微毒,则专善解毒,凡一切疮疡诸毒,皆能消之。"蒋老师加入蜈蚣并重用蜈蚣,其意有三:第一,蜈蚣具有攻毒散结、通络止痛的功效。痰瘀互结是恶性骨肿瘤病理演变过程中的重要机制,而且痰瘀也是发生骨肿瘤转移的关键因素之一,加入蜈蚣,恰是针对痰瘀,唐容川说:"动物之功利,尤甚于植物,以其动物之本性能行,而且具有攻性。"故以蜈蚣"能行""能攻"的特性,来增强整个方药活瘀散结,祛瘀止痛之效。第二,蜈蚣为多足动物,善走窜,其搜风剔骨之力极其猛烈,而风邪又是发生肿瘤转移的重要因素之一,研究表明,风药可以抑制肿瘤转移,因此加入风药蜈蚣可以祛除深藏机体的风邪,消除肿瘤转移的媒介,以未病先防。第三,现代药理研究已证实,蜈蚣有效部位或其提取物可以抑制肿瘤的生长,具有抗肿瘤的功效。蒋老师言方中阳和汤既已温阳补血、破阴通阳、散寒通滞,药效明显,然再加蜈蚣,虽一味药,但却四两拨千斤,令全方"活"起来了,并且后劲十足,祛邪力量大增。

二、经验方

1. 阳和汤加减(《外科证治全生集》)

功能:温阳补血,散寒通滞。

主治:阴疽。肿瘤或转移瘤引起的疼痛,多阴雨天加剧,遇寒则重,得温暂缓,疼痛多昼轻夜重,形寒肢冷;或漫肿无头,皮色不变,酸痛无热,口中不渴,舌淡苔白,脉沉细或迟细。或贴骨疽、脱疽、流注、痰核、鹤膝风等属于阴寒证者。

组成:熟地 30g　肉桂(去皮研粉)3g　麻黄 2g　鹿角胶 9g　白芥子 6g　姜炭 2g　生甘草 3g　山慈菇 9g　全虫 9g　乳香 9g　没药 9g

用法:水煎服,日 1 次,分 2 次服。

2. 八珍汤加减(《正体类要》)

功能:益气养血,活血解毒。

主治:气血两虚、瘀毒互结证。隐隐作痛,绵绵不绝,劳累后加剧,常伴面色苍白或萎黄,头晕目眩,四肢倦怠,气短懒言,心悸怔忡,饮食减少,舌淡苔薄白,脉细弱或虚大无力。

组成:人参 9g　白术 9g　白茯苓 9g　当归 9g　川芎 9g　白芍药 9g　熟地黄 9g　甘草(炙)各 6g　山慈菇 9g　蜈蚣 2 条　全虫 9g　白花蛇舌草 30g　半枝莲 30g

用法:水煎服,日 1 次,分 2 次服。

3. 骨痛灵方(《徐振晔治癌经验》)

功能:温肾健骨、活血止痛。

主治:各种恶性肿瘤骨转移的常见症状骨癌痛。

组成:淫羊藿 15g　骨碎补 9g　炙蜈蚣 2g　制川乌 9g　制草乌各 9g　煅自然铜 9g

用法：水煎服，日 1 次，分 2 次服。

三、中成药

可选用华蟾素胶囊、消癌平片、复方斑蝥胶囊、慈丹胶囊、蛇莲胶囊、威麦宁胶囊、康力欣胶囊、鸦胆子油口服乳液、芪珍胶囊。

参 考 文 献

［1］高翔,吴弢,叶秀兰,等.施杞从痹论治强直性脊柱炎经验举隅［J］.上海中医药杂志, 2010,44（7）:16-18.

［2］邱志济,朱建平,马璇卿.朱良春治疗强直性脊柱炎用药特色选析——著名老中医学家朱良春教授临床经验系列之二十三［J］.辽宁中医杂志,2001,28（11）:656-657.

［3］董建华.董建华老年病医案［M］.北京:世界图书出版社,1994.

［4］王拥军,吴弢.石氏伤科施杞临证经验集萃［M］.北京:人民卫生出版社,2016.

［5］顾伯华.外科经验选［M］.上海:上海科学技术出版社,1985.

［6］王勇,马云.何天佐医论医案集［M］.北京:中国中医药出版社,2016.

［7］符陆帅,魏克民.魏克民治疗多发性骨髓瘤经验［J］.江西中医药大学学报,2014,26 （4）:18-20.

［8］徐鑫,张孟哲,杜如辛,等.蒋士卿教授运用阳和汤加蜈蚣治疗原发性恶性骨肿瘤经验［J］.中医学报,2017,32（2）:174-177.